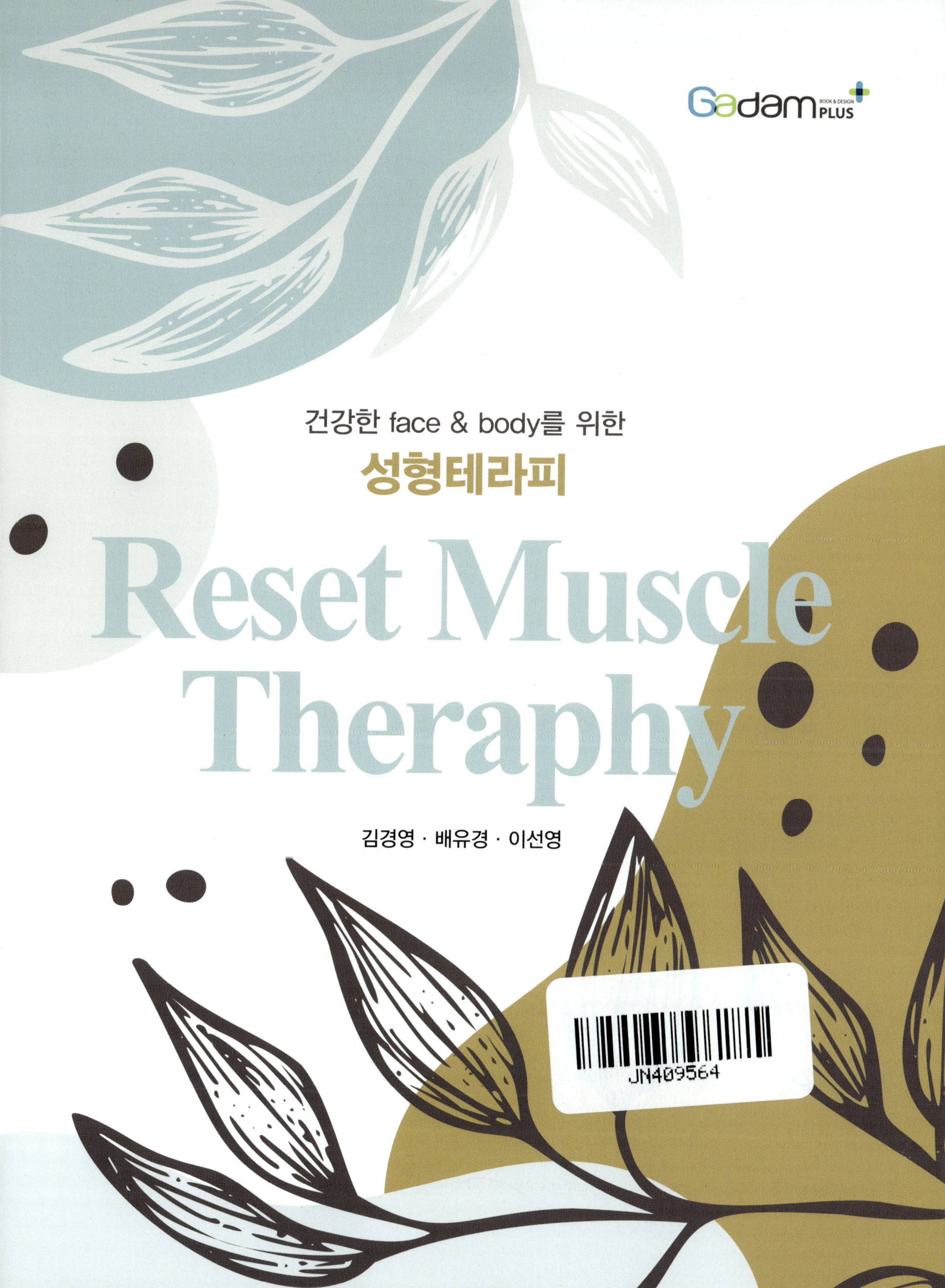
Gadam BOOK & DESIGN PLUS
건강한 face & body를 위한
성형테라피
Reset Muscle
Theraphy
김경영 · 배유경 · 이선영
JN409564

성형테라피 머리말

실전에서 고객들을 관리하면서 아름다움은 건강에서 나온다는 사실을 깨닫게 되었습니다. 건강을 소홀히 하면 얼굴, 몸, 피부의 다양한 문제들이 나타나며 예전의 모습을 잃어가게 되는 것을 느끼게 되었고, 건강의 중요성을 절감하게 되었습니다.

근육 문제는 얼굴 형태와 체형의 변화를 초래하며 더 나아가 신체 전반의 다양한 부위에서 느껴지는 통증이 나타납니다. 특히 표층의 근육보다는 깊은 근육 문제가 골격을 변형시키고 얼굴과 체형의 불균형을 초래하며 통증을 동반하게 됩니다.

오랜 시간 에스테티션으로서 다양한 수기 관리 기술을 배우고 습득하고, 이를 고객들에게 적용함으로써 얻게 된 다양한 임상 결과를 적용하여 관리사의 건강을 해치지 않으면서도 고객들의 관절과 근육을 보호하고 만족스러운 결과를 도출해내는 테크닉을 개발하게 되었습니다. 이 기술을 "R.M.T(Reset Muscle Theraphy)"로 명명하며, 건강과 아름다움을 동시에 얻을 수 있는 새로운 방법으로 제시하게 되었습니다.

R.M.T(Reset Muscle Theraphy)가 에스테티션이 길을 걸어가는 여러 동료와 후배들에게 보다 효과적이고 체계적인 기술로 전달되기를 바라며, 본 책을 통해 몸과 마음의 균형을 유지하며 더 풍요로운 삶을 살아갈 수 있기를 희망합니다.

2024년 6월
저자 일동

Reset Muscle Theraphy

건강한 face & body를 위한 성형테라피

Reset Muscle Theraphy

건강한 face & body를 위한

성형테라피

Part 2. 성형테라피 실기 33

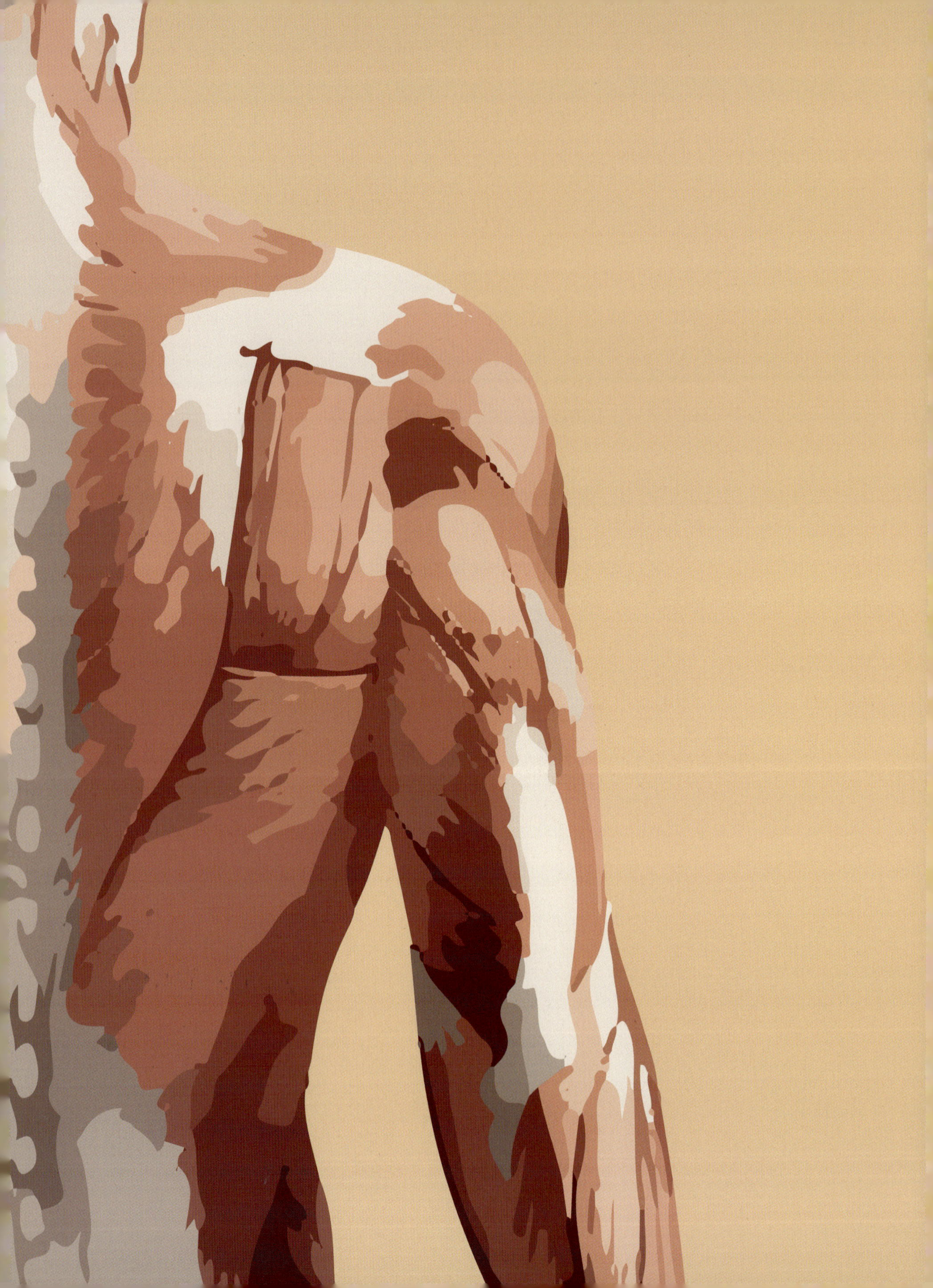

Part. 1

성형테라피 이론

CHAPTER 01

근육이란?

근육은 체중의 약 40~50%를 차지하며, 피부의 표피, 진피, 피하지방 층의 아래에서 피부를 지탱하고 있다. 근육은 근육힘살, 힘줄, 널힘줄 그리고 근막으로 구성되어 있는데, 우리가 몸을 움직일 수 있는 것은 신경에 의한 근육의 이완과 수축을 통해 이루어지는 것이다.

1. 근육의 분류

근육의 움직임은 일상생활의 활동이나 운동 등과 같이 자신의 의지대로 수행할 수도 있고, 심장박동이나 소화와 같이 자신의 의지와는 상관없이 움직이는 근육도 있다. 즉, 근육은 자신의 의지에 따라서 통제되는가(맘대로근/제대로근), 현미경으로 보면 줄무늬가 있는가(가로무늬근육/민무늬근육), 몸체와 팔다리에 위치하는가 아니면 내장에 있는가(몸근육/내장근육)에 따라 뼈대가로무늬근육, 심장가로무늬근육, 민무늬근육으로 분류된다. 뼈대근육은 수축을 자신의 의지대로 조절할 수 있는 맘대로근(수의근, voluntary muscle)인데 비해 심장근육과 민무늬근육은 자신의 의지대로 조절할 수 없는 제대로근(불수의근, involuntary muscle)이다.

우리는 근육의 적절한 움직임을 통해 인체 내 기관들의 고유 기능을 수행하기도 하고, 외적으로는 피부를 움직여서 감정을 표현하는 얼굴 표정을 만들기도 한다.

표1-1 근육의 분류

형태에 따른 분류	부위에 따른 분류	운동성에 따른 분류
가로무늬근육(횡문근)	뼈대근육(골격근)	맘대로근(수의근)
	심장근육(심근)	제대로근(불수의근)
민무늬근육(평활근)	내장근육	
	혈관근육	
	동공근육	

2. 근육의 구조

근육은 기본적으로 한 뼈에서 일어나 다른 뼈에 부착하는데, 같은 뼈에 부착하게 되면 운동이 발생하지 않는다. 그러나 일부 근육은 피부에서 일어나 피부에서 끝나거나 뼈에서 일어나 피부에서 끝나는데 이것을 피부근육(피근, cutaneous muscle)이라고 하며, 얼굴의 표정 근육이 여기에 속하다.

근육은 신체 중심에서 가까운 쪽을 갈래(근두, head), 중심에서 먼 쪽을 꼬리(근미, tail), 중앙부위를 힘살(근복, belly)이라고 한다. 또 갈래가 부착하는 장소를 이는 곳(기시, origin), 꼬리가 부착하는 장소를 닿는 곳(정지, insertion)이라고 한다. 그러나 어느 쪽이 이는 곳이고 어느 쪽이 닿는 곳인지 분명하지 않은 경우도 있다.

갈래가 여러 개인 경우 그 수에 따라 두갈래근(이두근, biceps), 세갈래근(삼두근, triceps), 네갈래근(사두근, quadriceps)이라고 하며, 이외에도 다양한 형태의 근육들이 있다.

근육의 끝에는 대부분 힘줄(건, tendon)이 있어 뼈에 부착된다. 힘줄은 아교원섬유(콜라겐원섬유, collagenous fibril)가 정연하게 배열된 강인한 결합조직으로, 근육 내부에 상당히 파고 들어가 뼈의 바탕질인 아교원섬유와 연결됨으로써 힘줄을 뼈에 고정시킨다.

힘줄(건, tendon)
힘줄은 골격근의 양끝을 이루는 결합조직으로 근육이 뼈에 붙는 부위를 말한다. 흔히 '건'이라고 표현하는 부위이다. 힘줄은 아교원섬유(콜라겐원섬유)가 정연하게 배열된 강인한 결합조직으로, 근육내부에 상당히 파고들어가 뼈의 바탕질인 아교원섬유와 연결됨으로써 힘줄을 뼈에 고정시킨다.

관절(joint)
관절은 가동성을 가지고 있으며 뼈와 뼈를 결합한다. 관절만으로는 뼈가 서로 떨어지게 되므로 관절주머니(관절낭)나 인대가 주위를 보강한다.
관절의 속공간은 윤활유에 해당하는 윤활액(활액)을 함유하는데 윤활액은 히알루론산을 함유하며 윤활막(활막)에서 분비된다.

3. 근막(Fascia muscle)

근막은 신체에서 가장 넓게 분포된 조직의 형태이다. 신체의 모든 근육은 머리에서 발끝까지 서로 이어져 있는 삼차원의 거미줄 망과 같은 강인한 결합조직의 막에 의해 둘러싸여 있다. 이것을 근막(Fascia muscle)이라고 하는데 근육의 작용과 방향은 근막의 배열상태와 두께를 결정한다. 근막은 많은 근섬유를 묶어서 하나의 덩어리로 만드는 역할을 한다. 이 덩어리는 연부조직의 지지대로써 신체의 외부와 내부의 형태를 형성하며, 순환계, 신경계, 림프계, 혈관, 모세혈관과 같은 신체의 다른 모든 조직의 구조학적 기틀을 제공한다.

근막은 신체와 신체 부분의 모양을 형성하고 경계선을 제공함과 동시에 제자리에 고정시켜 근력을 증가시킨다. 또한 근막은 감염의 확산을 억제하고 건(힘줄)과 인대의 회복을 도우며, 결합조직이 적당한 두께를 유지하도록 만든다.

근막은 근육의 움직임에 영향을 받는다. 오랜 시간 앉아서 공부하거나 근무하는 사람, 특정한 움직임을 반복하는 업무를 하는 사람, 바르지 못한 자세, 무리한 활동 등으로 근육과 근막은 많은 스트레스를 받을 수 있고, 이로 인해 특정 근육과 근막은 짧아지거나 늘어진 채로 굳어지게 되는데 이와 같은 불균형이 지속되면 근섬유 위에 미세한 유착 현상이 발생하게 된다. 이 유착현상이 많이 생기다 보면 그 부분을 주변으로 통증 유발점(trigger point)라는 것이 생기게 된다. 통증유발점은 작지만 과민한 지점으로 그 부분을 압박했을 때 다른 부위까지 연관

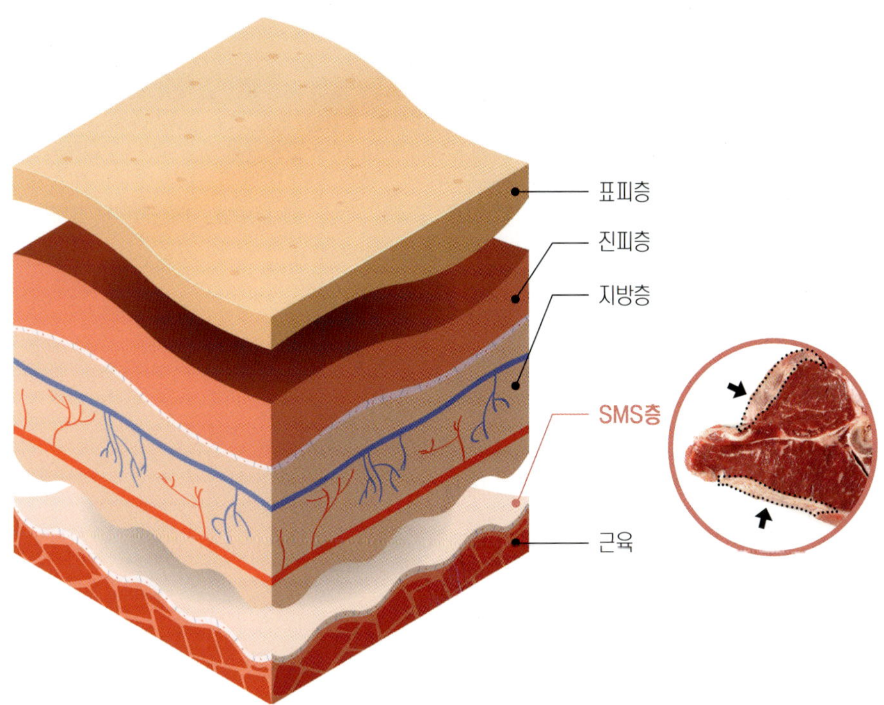

SMS층(Superficial Muscular Aponeurotic System, 표층근건막체계)

통을 유발하는 지점을 말한다.

통증유발점 때문에 목 주변을 눌렀는데 머리까지 아플 수도 있고 어깨를 눌렀는데 팔이나 손까지 아플수도 있으며, 엉덩이를 눌렀는데 다리까지 저릴 수도 있는 것이다. 이러한 통증을 "근막통증증후군"이라고 한다.

통증유발점(trigger point)
신체에 외상으로 인한 멍이나 다른 상처는 없지만 신체를 마사지할때나 근육기능을 평가하기 위해 누를 때 통증을 호소하는 부위이다.

과민반응점(hyperirritable spot)
통증유발점을 촉진할 때 국소적으로 압통을 나타내는 부분을 말한다.

근육통

우리가 운동을 심하게 하거나, 지나친 노동을 하게 되면 많이 사용했던 근육이 아프고 딱딱해져서 움직임이 어려워진다. 근육에 나타나는 이러한 통증을 통칭하여 근육통이라고 하는데, 근육 안쪽을 누르면 아픈 단단한 끈이나 띠가 있어 이것이 통증을 유발한다. 근육통은 운동이나 노동 뿐 아니라 스트레스나 외상으로도 생길 수도 있다.
근육통의 원인은 근육 내에 쌓인 젖산때문인데, 근육이 운동할 때 사용하는 에너지원은 ATP이며, ATP를 만들기 위해 체내의 글리코겐과 지방산이 사용되면 젖산이 형성되고, 이것이 근육 내에 쌓여 통증을 일으킨다.

4. 근육계통의 구성

근육계통은 그 근육이 위치하는 장소에 따라 분류된다.

표1-2 근육계통의 분류

몸통근육	배쪽근육(복측근)	머리근육(두근) 목근육(경근) 가슴근육(흉근) 배근육(복근)
	등쪽근육(배측근)	얕은등근육(천배근) 깊은등근육(심배근)
팔다리근육	팔근육(상지근)	팔이음뼈근육(상지대근) 위팔근육(상완근) 아래팔근육(전완근) 손근육(수근)
	다리근육(하지근)	다리이음뼈근육(하지대근) 넙다리근육(대퇴근) 종아리근육(하퇴근) 발근육(족근)

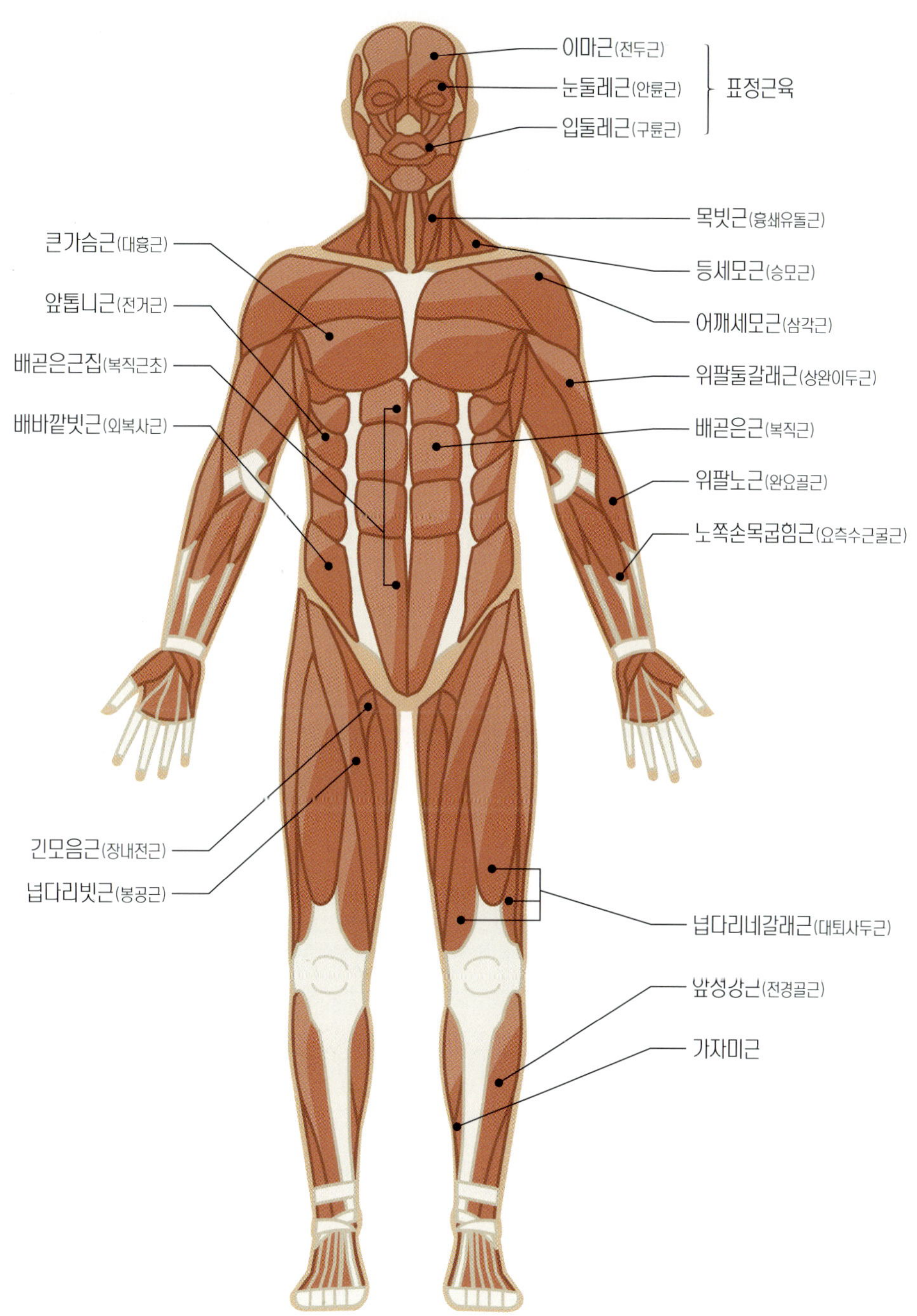
이마근(전두근)
눈둘레근(안륜근)
입둘레근(구륜근)
표정근육
목빗근(흉쇄유돌근)
큰가슴근(대흉근)
등세모근(승모근)
앞톱니근(전거근)
어깨세모근(삼각근)
배곧은근집(복직근초)
위팔두갈래근(상완이두근)
배바깥빗근(외복사근)
배곧은근(복직근)
위팔노근(완요골근)
노쪽손목굽힘근(요측수근굴근)
긴모음근(장내전근)
넙다리빗근(봉공근)
넙다리네갈래근(대퇴사두근)
앞정강근(전경골근)
가자미근

전신 주요 근육(앞)

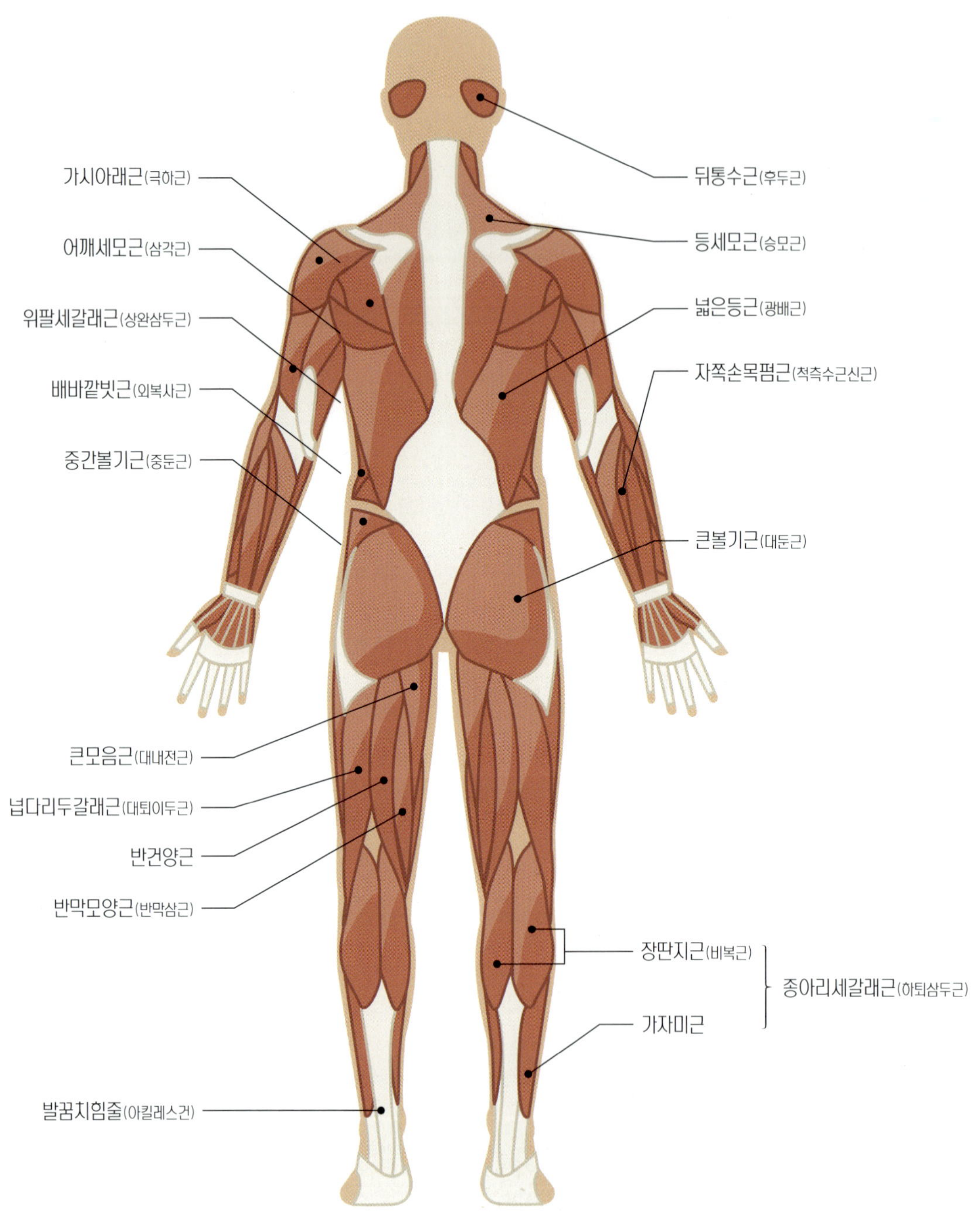
가시아래근(극하근)
어깨세모근(삼각근)
위팔세갈래근(상완삼두근)
배바깥빗근(외복사근)
중간볼기근(중둔근)
큰모음근(대내전근)
넙다리두갈래근(대퇴이두근)
반건양근
반막모양근(반막삼근)
발꿈치힘줄(아킬레스건)
뒤통수근(후두근)
등세모근(승모근)
넓은등근(광배근)
자쪽손목폄근(척측수근신근)
큰볼기근(대둔근)
장딴지근(비복근)
가자미근
종아리세갈래근(하퇴삼두근)

전신 주요 근육(뒤)

1) 머리 근육

머리근육은 얼굴 표정을 만들어 내는 표정근육과 저작 작용을 위한 씹기 근육의 두 무리로 나뉘며 모두 뼈대근육이다.

① 표정근육(얼굴근육, facial muscle)

표정근육은 일반적인 근육과 달리 뼈에서 시작해서 근육의 한쪽 끝은 피부에 부착하는 피부근육(피근, cutaneous muscle)으로, 특히 사람에게서는 표정을 만드는 근육으로 발달하여 20개 정도의 작은 근육으로 나뉜다. 피부근육은 포유류에서는 일반적으로 몸통의 피부 밑에 발달하지만, 사람에서는 몸통의 피부 근육은 퇴화되고 표정근육이 잘 발달해 있다.

얼굴 근육을 표정근육이라고 부르는 이유는 사람의 의사소통능력 발달과 관계가 있기 때문이다. 우리는 기쁨이나 슬픔을 느낌 때 마다 표정의 변화를 만들어 내는데, 표정은 근육이 만들어내고 또한 그 표정을 파악하기 위해서 뇌의 기능이 중요하다. 즉, 뇌의 표정을 파악하는 능력과 표정 근육의 발달은 서로 관련이 있다고 할 수 있다.

표1-3 주요 표정근육과 기능

주요 표정 근육	기능
이마근(전두근)	이마에 주름을 만든다.
눈둘레근(안륜근)	눈을 감게 한다.
눈썹주름근(추미근)	눈썹에 주름을 만든다.
코근(비근)	콧망울을 움직이게 한다.
입둘레근(구륜근)	입을 다물게 한다.
입꼬리당김근(소근)	미소를 짓게 한다.
큰광대근(대관골근)	입술을 가쪽과 위쪽으로 움직이게 한다.
위입술올림근(상순거근)	윗입술을 올린다.
입꼬리내림근(구각하제근)	입꼬리를 끌어내린다.

② 씹기근육(저작근)

씹기 근육이란 아래턱을 끌어올려 좌우로 움직여서 씹기(저작)를 하는 근육이다.

표1-4 주요 씹기 근육과 기능

근육	기능
관자근(측두근)	아래턱뼈를 올리거나 뒤쪽으로 당긴다.
깨물근(교근)	아래턱뼈를 올린다.
안쪽날개근(내측익돌근)	아래턱뼈를 올리거나 옆쪽으로 움직이게 한다.
가쪽날개근(외측익돌근)	아래턱뼈를 앞쪽으로 돌출시키거나 옆쪽으로 움직이게 한다.

2) 목근육

피부밑목근육(광경근), 옆목근육(목빗근), 앞목근육(목뿔위근육과 목뿔아래근육), 뒤목근육(목갈비근육과 척추앞근육)의 네무리로 이루어진다. 다만 목뼈(경추)의 가로돌기(횡돌기)뒷면에서 일어나는 근육은 등근육에 속한다.

표1-5 주요 목근육

분류	근육	기능
피부밑목근육	넓은 목근(광경근)	얼굴근육과 같은 계통의 근육이다.
옆목근육	목빗근(흉쇄유돌근)	얼굴을 돌리게 하거나 위를 올려다 보게 하며, 턱을 당기는 작용을 한다.
앞목근육	목뿔위근육(설골상근)	삼킴동작에 관여하며, 아래턱뼈를 아래로 당겨 입을 벌리게 한다.
	목뿔아래근육(설골하근) 피부밑목근육	목뼈를 아래로 당긴다.
뒤목근육	목갈비근육(사각근)	목을 움직이는 쪽으로 구부리게 하거나 턱을 앞으로 구부리게 한다.
	척주앞근육(추전근)	목을 앞으로 구부리게 한다.

3) 가슴근육

가슴근육은 얕은 가슴근, 깊은가슴근, 가로막의 세무리로 나뉜다.

얕은 가슴근은 가슴에 있는 팔이음뼈(상지대, shoulder girdle)의 근육이며 깊은 가슴근은 호흡근이다. 가로막(횡경막)은 가슴안과 배안을 경계로 하는 얇은 근육판으로 가슴안(흉강)을 향해 부풀어 오른다.

표1-6 주요 가슴근육

분류	근육	기능
얕은 가슴근	큰가슴근(대흉근)	위팔을 모으거나 안쪽으로 돌리며 보조호흡에 작용한다.
	작은가슴근(소흉근)	어깨뼈를 앞쪽 아래로 당겨 보조호흡에 작용한다.
	빗장밑근(쇄골하근)	빗장뼈를 고정한다.
	앞톱니근(전거근)	어깨뼈를 앞쪽 아래로 당겨 보조호흡에 작용한다.
깊은 가슴근	바깥갈비사이근(외늑간근)	갈비뼈를 올려 들숨근육(흡기근)으로 작용한다.
	속갈비사이근(내늑간근)	갈비뼈를 내려 날숨근육(호기근)으로 작용한다.

4) 배근육

앞배근육(전복근), 옆구리근육(측복근), 뒤배근육(후복근)의 세무리로 나뉜다.

앞배근육(전복근)에는 배곧은근(복직근), 배세모근(추체근)이 있다. 배곧은근(복직근)은 아래끝이 다소 좁아지는 긴 사각형 근육으로 앞배를 똑바로 내려가서 두덩뼈위가지(치골상지)에 이른 다음 배곧은근집(복직근초)에 싸인다. 근육 중간에는 3~4개의 나눔힘줄(건획)이 관찰되는데, 몸을 앞으로 구부리게 하고 갈비뼈를 내리며 배압을 상승시키는 작용을 한다.

옆구리근육에는 배바깥빗근(외복사근), 배속빗근(내복사근), 배가로근(복횡근)이 있다.

뒤배근육에는 허리네모근(요방형근)이 있다.

표1-7 주요 복부근육

분류	근육	기능
앞배근육	배곧은근(복직근)	몸통을 앞으로 구부리게 하고 갈비뼈를 내리며 배압을 상승시킨다.
옆구리근육	배바깥빗근(외복사근)	몸통을 뒤틀거나 배압을 높인다.
	배속빗근(내복사근)	
	배가로근(복횡근)	몸통을 회전시킨다.
뒤배근육	허리네모근(요방형근)	허리뼈를 옆으로 구부리게 하거나 갈비뼈를 아래로 끌어내린다.

5) 등근육

등에 있는 근육중 얕은 등근육으로는 등세모근(승모근), 마름근(능형근), 어깨올림근(견갑거근),넓은등근(광배근)이 있으며, 깊은 등근육으로는 척주세움근(촉지기립근),갈비올림근(늑골거근), 널판근(판상근) 등이 있다.

표1-8 주요 등근육

분류	근육	기능
얕은 등근육	등세모근(승모근)	어깨뼈를 안쪽 위나 아래로 당긴다.
	마름근(능형근)	어깨뼈를 안쪽 위로 끌어 올린다.
	어깨올림근(견갑거근)	어깨뼈를 위로 당긴다.
	넓은등근(광배근)	위팔뼈를 모으고 엎친다.
깊은 등근육	척주세움근(척주기립근)	엉덩갈비근(장늑근), 가장긴근(최장근), 가시근(극근)을 통틀어 이르는 말이며, 척주를 지지하고 세우며, 뒤쪽으로 젖힌다.
	가로돌기가시근(횡돌기극근)	척주를 뒤로 굽히거나 반대쪽으로 회전한다.

6) 팔근육

팔근육은 크게 팔이음뼈근육, 위팔근육, 아래팔 근육, 손근육의 네무리로 이루어진다.

표1-9 주요 팔근육

분류	근육	기능
팔이음뼈 근육	어깨세모근(삼각근)	위팔을 벌리는 가장 강력한 근육이다.
	가시위근(극상근)	위팔을 벌린다.
	가시아래근(극하근)	위팔을 바깥으로 돌림과 동시에 모은다
	큰원근(대원근)	위팔을 모으고 안쪽으로 돌린다.
위팔근육	위팔두갈래근(상완이두근)	팔꿈치를 구부린다(일명 '알통'근육)
	부리위팔근(오훼완근)	위팔을 앞쪽으로 올린다.
	위팔근(상완근)	팔꿉관절을 굽히는 가장 강력한 근육이다.
	위팔세갈래근(상완삼두근)	팔꿈치를 편다.
아래팔 근육	원엎침근(원회내근)	팔꿉관절을 굽히고 아래팔을 엎친다.
	위팔노근(상완요골근)	아래팔을 굽히고 회전시킨다.

7) 다리근육

다리이음뼈근육, 넙다리근육, 종아리근육, 발근육의 네무리로 나뉜다.

표1-10 주요 다리근육

분류	근육	기능
다리이음뼈 근육	엉덩허리근(장요근)	넓적다리를 고정하거나 몸통을 앞으로 쓰러뜨린다.
	큰볼기근(대둔근)	선자세를 유지하는 가장 강력한 근육이다.

넙다리근육	넙다리빗근(봉공근)	넓적다리를 앞으로 올리거나 바깥으로 돌리며 무릎관절을 구부린다.
	넙다리네갈래근 (대퇴사두근)	무릎관절을 편다.
	두덩근(치골근)	넓적다리를 앞으로 들거나 모은다.
	두덩정강근(박근)	넓적다리를 모으거나 종아리를 굽혀 안쪽으로 돌린다.
	넙다리두갈래근 (대퇴이두근)	넓적다리를 뒤로 당기거나 종아리를 굽혀 바깥으로 돌린다.
종아리근육	종아리세갈래근 (하퇴삼두근)	발을 바닥쪽으로 굽히고 발꿈치를 올린다.
	오금근(슬와근)	무릎관절을 굽히고 종아리를 약간 엎친다.
	앞정강근(전경골근)	발을 발등쪽으로 굽히고 그 안쪽 모서리를 올린다.

뼈대의 이해

기능적 측면에서 보면 뼈는 근육과 함께 넓은 의미에서 운동계통에 속한다.

인체는 약 200개의 뼈(bone)를 가지고 있으며, 체중의 15%를 차지하고, 뼈가 서로 결합하여 인체의 '틀'을 만드는데 이것이 뼈대(골격, bone skeleton)이다. 우리 몸의 구조와 형태를 지지하는 기능을 하고 있는 것이다.

뼈대는 위치에 따라 몸통뼈대(체간골격)와 팔다리뼈대(사지골격)로 나뉜다. 몸통뼈대는 23개의 머리뼈(두개골), 1개의 목뿔뼈(설골), 26개의 척추뼈(척추골), 25개의 가슴우리뼈(흉곽골)로 이루어져 있다. 팔다리뼈대는 4개의 팔이음뼈(상지대), 60개의 팔뼈(상지골), 2개의 다리이음뼈(하지대), 60개의 다리뼈(하지골)로 이루어져있다.

뼈대(골격)는 골격 자체 보다 5배나 무게가 더 나가는 620여개 근육과 기관들을 직립 상태로 유지시켜준다. 뼈는 근육이나 인대의 부착부가 될 뿐 아니라 인체 내부의 장기를 보호해주는 역할을 한다. 즉, 두개골은 뇌를 안전하게 보호하며, 흉곽은 심장과 폐를 감싸준다.

뼈와 뼈는 인대로 연결되어 있고, 또 뼈와 근육은 건(힘줄)로 연결되어 있기 때문에 근육이 늘어나거나 줄어들거나 하면서 움직일 수 있는 것이다.

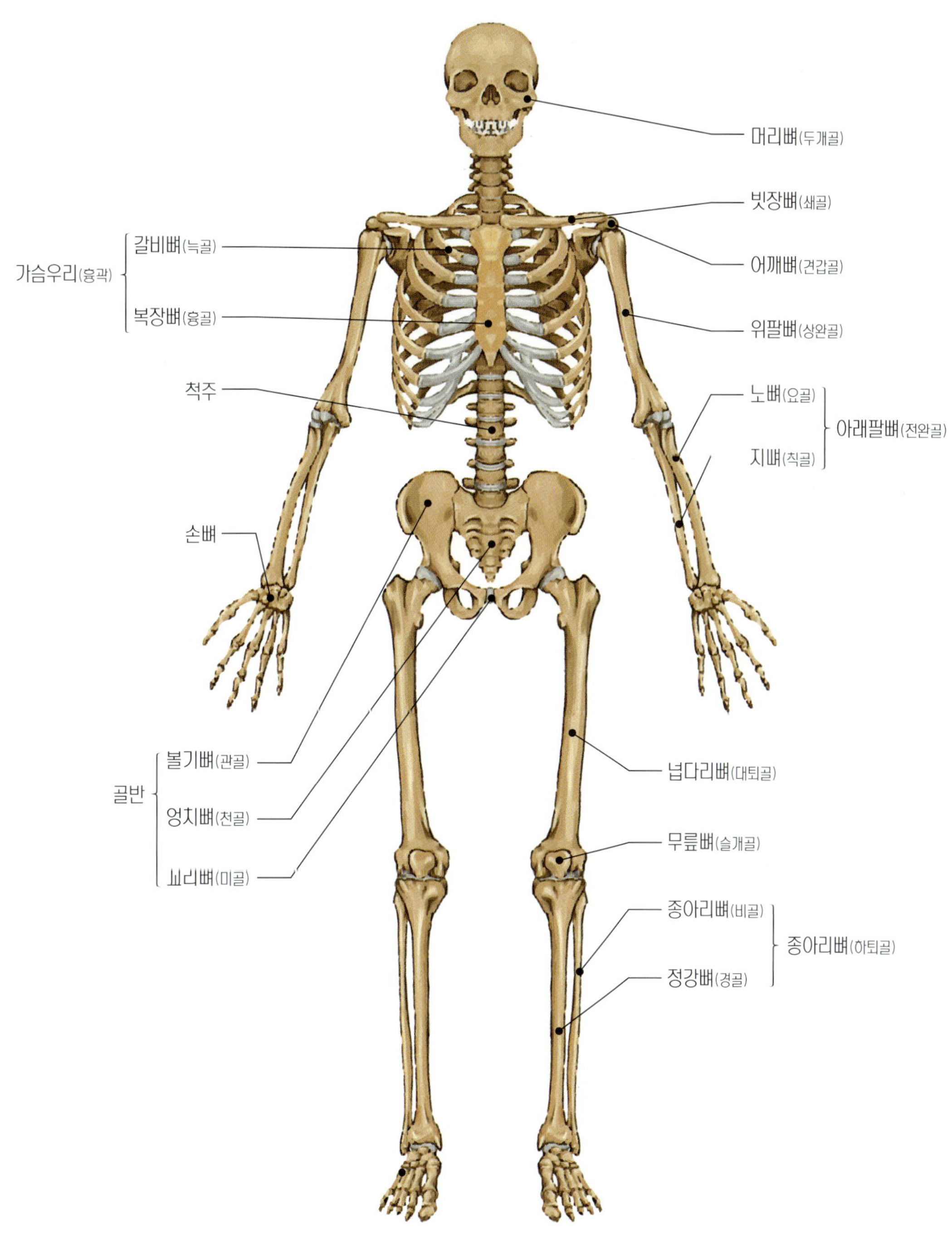
머리뼈(두개골)
빗장뼈(쇄골)
가슴우리(흉곽)
갈비뼈(늑골)
어깨뼈(견갑골)
복장뼈(흉골)
위팔뼈(상완골)
척주
노뼈(요골)
아래팔뼈(전완골)
자뼈(척골)
손뼈
볼기뼈(관골)
넙다리뼈(대퇴골)
골반
엉치뼈(천골)
무릎뼈(슬개골)
꼬리뼈(미골)
종아리뼈(비골)
종아리뼈(하퇴골)
정강뼈(경골)

전신 주요 뼈(앞)

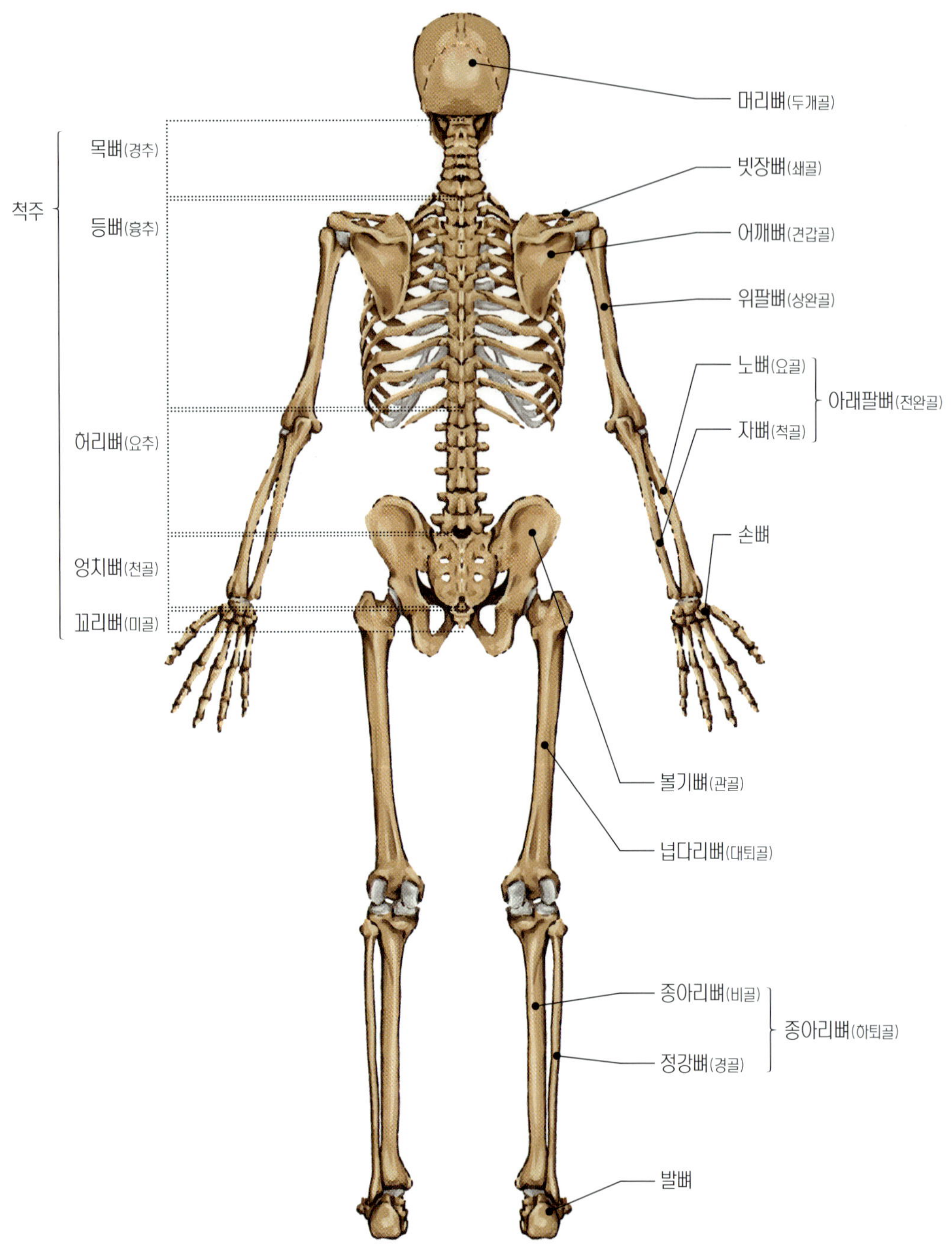
머리뼈(두개골)
빗장뼈(쇄골)
어깨뼈(견갑골)
위팔뼈(상완골)
노뼈(요골)
아래팔뼈(전완골)
자뼈(척골)
손뼈
볼기뼈(관골)
넙다리뼈(대퇴골)
종아리뼈(비골)
종아리뼈(하퇴골)
정강뼈(경골)
발뼈
척주
목뼈(경추)
등뼈(흉추)
허리뼈(요추)
엉치뼈(천골)
꼬리뼈(미골)

전신 주요 뼈(뒤)

5. 근육의 작용

근육은 수축함으로서 신체의 각 부분에 다양한 움직임을 일으키는데 이것이 근육의 작용이다.

예를 들어 관절을 구부려서 관절의 각도가 감소하는 것을 굽힘(굴곡, flexion), 굽힘의 반대동작으로 관절을 다시 펴는 것을 폄(신전, extension)이라고 하고, 각각의 작용을 일으키는 근육을 각각 굽힘근(굴근, flexor muscle), 폄근(신근, extensor muscle)이라고 한다. 또 굽힘근과 폄근처럼 상반되는 작용을 하는 근육을 대항근(길항근, antagonistic muscle)이라고 하고, 여러 근육이 같은 작용을 일으키는 경우에는 협동근(공동근, synergist)이라고 한다.

근육은 굽힘과 폄 작용 외에 다음과 같은 작용도 한다.

· **외전**(abduction, 벌림)**과 내전**(adduction, 모음)

외전은 팔다리를 몸통으로부터 멀리 떨어지게 하는 운동으로 신체 중심선 즉 정중면에서 멀리 움직이는 동작을 벌림이라고 한다. 반대로 내전은 사지를 몸통으로부터 가깝게 하는 운동으로 팔다리를 신체 중심선 방향으로 움직이는 동작을 모음이라고 한다.

· **뒤침**(supination, 회외)**과 엎침**(pronation, 회내)

팔다리에서 엄지 쪽을 가쪽으로 돌리는 운동을 뒤침, 그 반대를 엎침이라고 한다.

· **올림**(sublation, 거상)**과 내림**(depression, 하제)

위로 올리거나 아래로 내린다.

· **조임**(sphincter, 괄약)**과 확대**(dilator, 산대)

구멍을 오므리거나 넓힌다.

· **회전**(rotation, 돌림)

신체의 어느 부분에서 장축을 중심으로 하여 도는 운동이며, 외측회전과 내측회전이 있다.

CHAPTER

02

성형테라피란?

(R.M.T : Reset Muscle Theraphy)

R.M.T는 Reset Muscle Theraphy의 약자로서, 심층 근육과 결합조직을 자극하여 건강을 증진시키는 수기요법이다. 오랜 현장 경험의 임상 결과를 바탕으로 관리사의 몸을 보호하고 고객에게는 효과와 최상의 만족감을 주는 테크닉으로 재탄생 되었다.

이 기법은 딥티슈 마사지, 근막이완, 경락, 에너지기법(M.E.T), 관절 가동술 등 다양한 수기요법에 영향을 받아 개발되었으며. 이 수기 요법은 관리사의 체력을 소모하지 않으면서 고객에게 최상의 효과를 제공하는데 중점을 두고 있다.

1. 성형테라피 이론적 배경

1) 딥티슈 마사지

딥티슈 마사지는 깊은 조직에 집중적인 자극을 가하는 마사지 기법으로, 1929년 독일의 여성 수기 물리치료사인 Dr. Elisabeth Dicke가 개발한 기법이다. 이 기법은 결합조직 마사지(Connective Tissue Massage)의 원리를 기반으로 하며,

주로 결합조직과 심부 연부조직에 집중적으로 작용하여 혈관, 신경, 피부, 지방, 근육, 근막, 인대, 골격상태의 제한점을 다룬다. 딥티슈 마사지는 근막과 근섬유의 결합을 따라 표층에서 심부층까지 점차적으로 이완시키면서, 신체 구조의 조정과 균형을 목표로 한다.

2) 근막이완

근막이완은 근막이라는 구조에 작용하여 긴장을 완화시키는 마사지 기법이다. 근막은 밴드(Band)처럼 느껴지는 조직으로, 섬유아세포에 의해 교원섬유와 탄력섬유로 형성되며 전신에 3차원적인 구조로 이어져 있는 강한 결합조직으로 천층, 심층, 최심층으로 분류된다. 천층은 진피밑에 위치하며, 심층은 근육, 뼈, 신경, 혈관, 내장을 둘러싸고 있고 최심층은 뇌와 중추신경계를 싸고 있는 두개천골계를 말한다.

근막이완 마사지는 주로 심층근막에 영향을 주는 기술로, 근골격계의 통증을 조절하고 근막을 최대한 이완시킴으로써 신체의 길이를 늘려주는 효과를 갖는다. 이를 통해 뼈로 된 구조물, 신경, 혈관, 내장의 공간이 확장되어 인체의 불균형을 균형된 상태로 조정하며, 편안하고 안정된 자세를 유도하는 기법이다.

3) 경락마사지

경락이란 기.혈 순환의 통로인 경락과 경락의 기가 반응하는 구멍인 경혈을 자극하여 기와 혈의 흐름을 원활하게 소통시켜 음양의 평형상태를 소통시켜 장기의 기능을 활성화하고 자율신경의 실조를 회복하여 인체의 자연 치유력을 회복시키는 중국의 경락이라는 이론을 바탕으로 한국의 대표적인 마사지이다.

경락마사지는 경락이라는 기혈 순환의 통로와 경락의 기가 반응하는 구멍인 경혈을 자극하여 기와 혈의 흐름을 원활하게 소통시켜 음양의 평형상태를 유지하며, 장기의 기능을 활성화하고 자율신경의 실조를 회복하여 인체의 자연 치유력을 촉진하는 중국의 경락 이론을 기반으로 한 대표적인 마사지이다.

경락은 기혈의 흐름을 조절하는 경로로서, 인체 전반에 퍼져 있는데 이 경로상에 위치한 경혈을 자극함으로써 기와 혈의 순환이 원활하게 이루어지도록 돕고 이를 통해 음과 양의 균형을 유지하며 장기의 기능을 활성화시켜 시켜 자연 치유력을 증진 시킨다.

한국에서는 경락의 이론을 기반으로 경락마사지가 발전되었는데, 이 기법은 손가락, 손바닥, 팔꿈치 등을 이용하여 경혈을 자극하여 건강과 활력을 증진시키는 효과를 가져온다. 이러한 경락마사지는 전통적인 중국의 경락 이론을 기반으로 하면서도 한국의 문화와 요구에 맞게 발전되어 다양한 건강을 제공하는 마사지 기술 중 하나이다.

2. R.M.T(Reset Muscle Theraphy)의 효과

성형테라피(R.M.T)는 다양한 작용을 통해 몸의 구조와 기능을 최적화 하여 건강한 아름다움을 회복시켜주며, R.M.T(Reset Muscle Theraphy)의 효과는 다양한 신체부위에 나타난다.

① 혈액순환이 원활해져 심부근육층부터 중층혈관까지의 영양과 산소 공급이 잘 전달되고, 독소는 체외로 배출된다.

② 자율신경계에 영향을 주어 교감신경과 부교감신경의 조절이 개선되어 고객의 심신이 안정되고 불안감 및 긴장이 감소한다.

③ 감각신경과 운동신경의 자극으로 통증을 빠르게 완화시키며, 지속력이 길어진다.

④ 얼굴형이 대칭적으로 작아지며, 얼굴 라인이 매끄러워지고 탄력과 리프팅 효과가 느껴진다.

⑤ 몸이 가벼워지고 유연성이 증가하며, 움직임과 가동범위가 증대되어 근육 문제로 인한 체형 변화가 빠르게 개선된다.

⑥ 관리 후 고객의 몸은 최상의 컨디션을 유지하며 상쾌한 느낌을 받아 호의적인 반응을 보이며, 충성도가 높아지는 경향이 있다.

3. R.M.T(Reset Muscle Theraphy) 기법

1. 쓸어주기(stroke, effleurage, 경찰법)는 손가락이나 손바닥 또는 전완부위를 이용하여 근육섬유결을 따라 또는 가로질러서 비교적 부드럽고 가벼운 정도의 압으로 길고 넓게 행해지는 기법이다.

2. 문지르기(friction, 마찰법)은 손가락이나 주먹 또는 손바닥, 전완부위등을 이용하여 근육섬유 결방향이나 근섬유끼리 교차하듯이 또는 둥글게 나선형을 그리면서 피부의 중간깊이 정도의 압박을 가해 반복적으로 마찰하듯이 행해지는 기법이다.

3. 누르기(Compression, 압박법)는 손가락, 손바닥, 주먹 또는 전완부위또는 팔꿈치를 이용하여 90도나 사선방향에서 피부조직에 목적에 따라 압의 정도는 조절하여 행해지는 기법이다.

통증이 있을 경우 통증 유발 부위에 깊은 압박을 가하는 것을 "허혈성 압박(Ischemic Compression)"이라 한다. 허혈성 압박은 통증 유발 부위에 허혈을 유발하여 관리사가 압박을 제거하면 통증 유발 부위로 혈류가 파도처럼 밀려오게 하여 통증이 사라지게 하는 효과가 있다.

4. 끌어올리기(lifting)는 손바닥이나 전완을 이용해 근육섬유 결방향으로 피부를 끌어올리는 기법이다.

5. 패시브스트레칭(Passive stretching, 신장하기)은 수동적 스트레칭이라 하며 근육과 관절 및 인대의 유연성을 증가시키기 위해 결합조직막과 근육의 결을 펴나가듯이 신장시켜주는 방법으로 행해지는 기법이다.

6. 녹이기(Melting)은 손가락이나 손바닥 또는 전완을 이용하여 근육과 근막의 기시점과 정지점에 압을 주어 녹이듯 이완시키는(스트레칭) 방법으로, 압통점을 소멸시키는 효과적인 기법이다.

4. R.M.T(Reset Muscle Theraphy) 테크닉 시행 시 주의할 점

① 관리사의 자세가 중요하며, 관리 전후에는 몸과 관절을 풀어주는 스트레칭과 같은 동작을 통해 몸의 긴장을 풀고 손, 손가락, 어깨, 관절에 무리한 힘을 주지 않고 체중, 작업방향, 각도(신체역학)로 압을 조절해야 한다. 특히 관리사는 자신의 신체에 무리가 되는 동작을 피하며, 특히 관리사의 관절이 과신전 되는 테크닉 대신 다른 방법으로 찾도록 노력해야 한다.

② 관리사의 몸이 다치거나 무리한 동작, 약한 부위에는 특히 주의하여 시행하시 않도록 한다. 관리시는 몸의 힘을 빼고 본인의 체중을 이용하여 압을 가해야 하며, 무게와 중력을 활용한 신체 역학을 적절히 활용하여 힘을 주어야 한다. 필요한 경우는 베드나 의자 등을 이용하여 관리하는 위치와 압력을 조절한다.

③ 관리시 오일을 소량 사용하며, 미끌림이 강한 오일보다는 뻑뻑하고 무거운 오일을 사용한다.

④ 압을 주는 것을 시작할 때에는 천천히 피부에 진입하면서 조직을 녹이듯(melting) 이완시키고, 단단한 결절이나 띠가 촉진될 경우에는 잠시 멈추고 풀릴 때까지 대기한다.

⑤ 통증을 강하게 느낄 때에는 수직 압보다는 신경과 혈관을 덜 압박하지 않도록 비스듬한 방향으로 시행한다.

⑥ 주로 근육의 정지부위를 마사지하거나 근육의 기시 부위를 자극하도록 한다.

급성통증과 만성통증

급성통증은 주로 신체 조직의 손상에 의해 유발되는 통증으로 비교적 쉽게 제거되며, 원인이 되는 손상이 다시 유발되지 않는 한 통증 역시 재발하지 않는다.

반면, 만성통증은 일반적으로 3개월 이상 지속되는 통증을 말하며, 치료되지 못한 만성통증은 수면장애와 피로감, 기분의 변화 등을 동반하며 우울증까지 나타나는 경우가 많다. 만성통증은 통증이 100% 제거되기 쉽지 않으며, 통증의 90%가 완화되고 10%의 통증만 남아 있다고 하더라도 여전히 고통스럽다고 호소하는 경우가 많다. 따라서 만성통증의 경우는 '치료'라는 단어보다는 '관리' 또는 '적응'이라는 단어들이 더 적합하다고 말할수 있으며, 만성통증은 '관리'의 관점에서 반드시 적절한 도움이 필요하다.

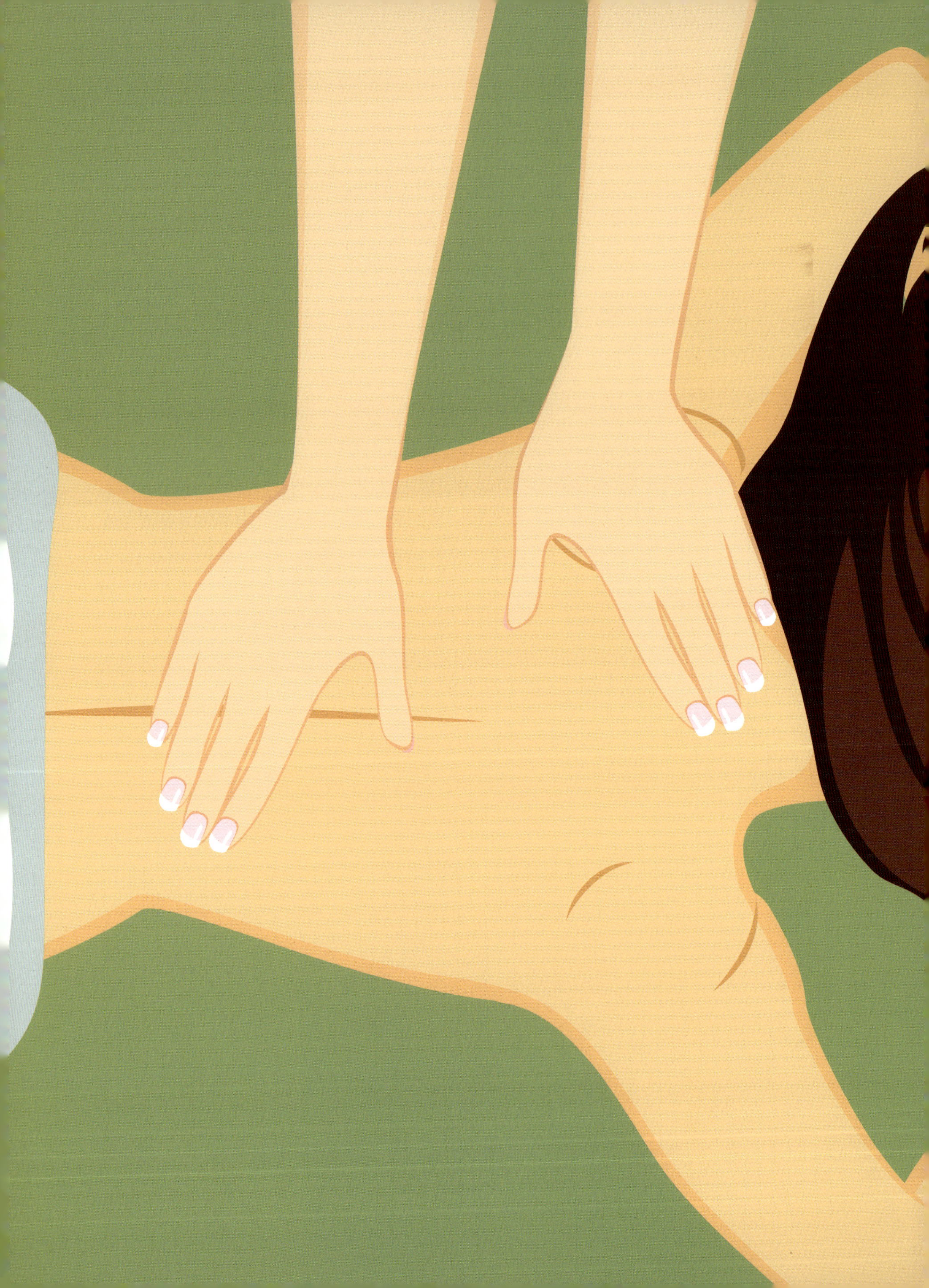

Part. 2

성형테라피 실기

CHAPTER 03

얼굴 성형테라피

1. 얼굴과 목의 근육

얼굴의 근육은 표정을 짓는 중요한 역할을 하는 근육이다.

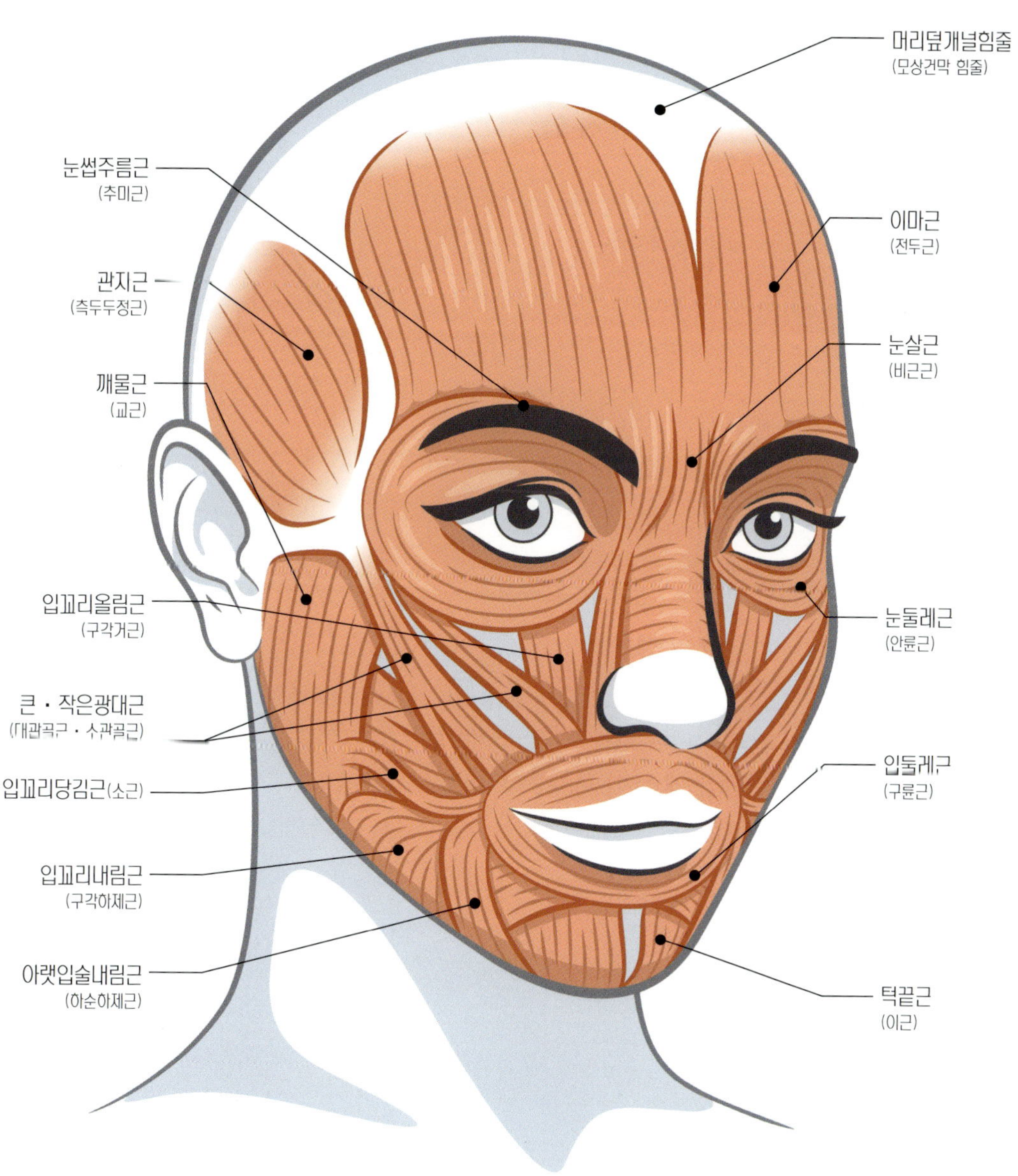

1) 이마근(전두근, Frontails muscle)

이마근(전두근)은 머리의 앞부분을 차지하고 있으며, 이마의 주름이나 눈을 찌푸릴 때 사용되는 근육으로, 눈썹을 위로 올리고 이마에 주름을 만든다. 눈썹부위와 미간의 피부와 피하에서 시작하여 정수리의 머리덮개널힘줄(모상건막)에 닿고, 뒤통수근(후두골)과 연결된다. 두피를 앞으로 잡아당기고, 눈의 근육과도 연결되어 있어 두피 전체를 긴장시키고 두통을 유발하는 근육이다.

기시부(origin)	머리덮개널힘줄
종지부(insertion)	눈썹과 피부

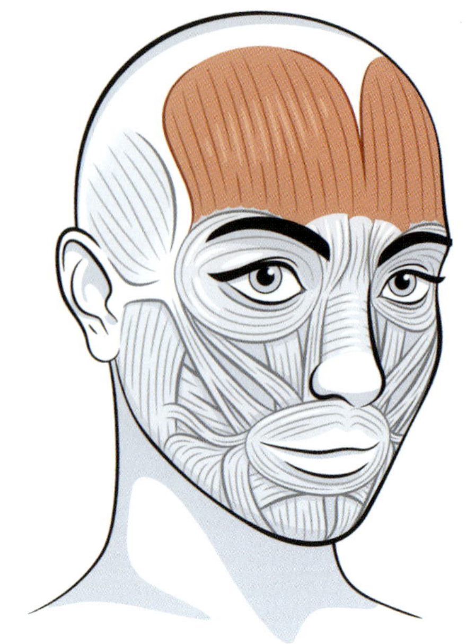

2) 눈썹주름근(추미근, Corrugator Supercili)

눈썹주름근(추미근)은 눈썹을 아래와 안쪽으로 잡아당기는 근육으로, 눈이 부실 때 눈을 가느스름하게 뜨게 한다. 수축하면 미간에 세로로 주름을 만들어서 찌푸리는 인상을 짓게 하는 근육이기도 하다. 미간에서 눈둘레근(안륜근)에 덮여 비스듬히 위쪽으로 사선모양으로 배치되어 있다.

기시부(origin)	눈확 위 모서리 안쪽 끝부분
종지부(insertion)	눈썹 안쪽 피부

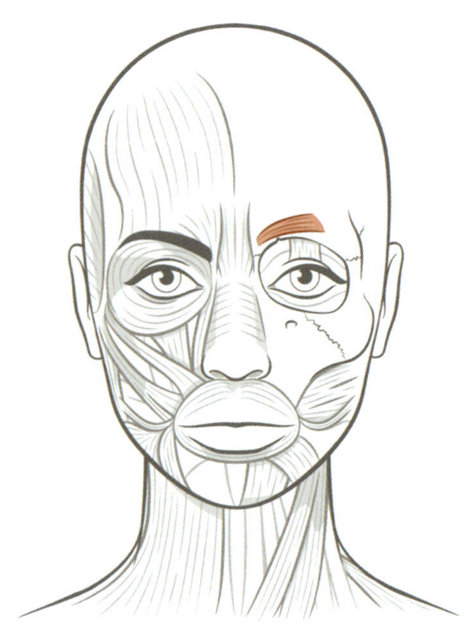

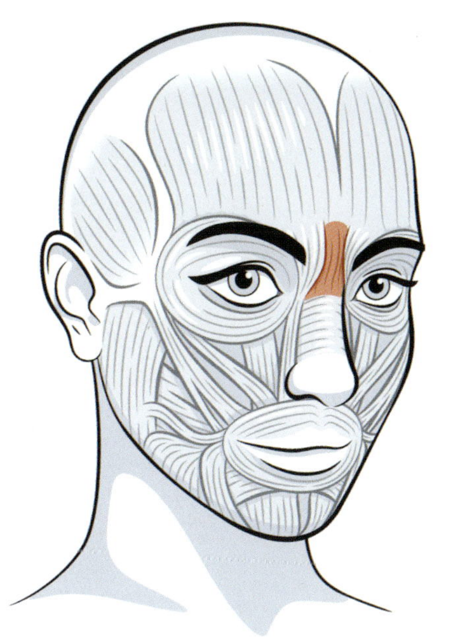

3) 눈살근(비근근, Procerus)

눈살근(비근근)은 콧등 바로 위쪽의 미간 사이에 위치하는 근육이다. 눈살에서 일어나 위로 올라가 이마근과 혼합되어 미간의 피부에 퍼진다. 콧등에 가로주름을 만드는 근육으로, 미간의 피부를 아래로 당겨 눈썹을 아래로 내리는 역할을 한다.

기시부(origin)	코뼈, 가쪽코연골
종지부(insertion)	눈썹 사이의 피부

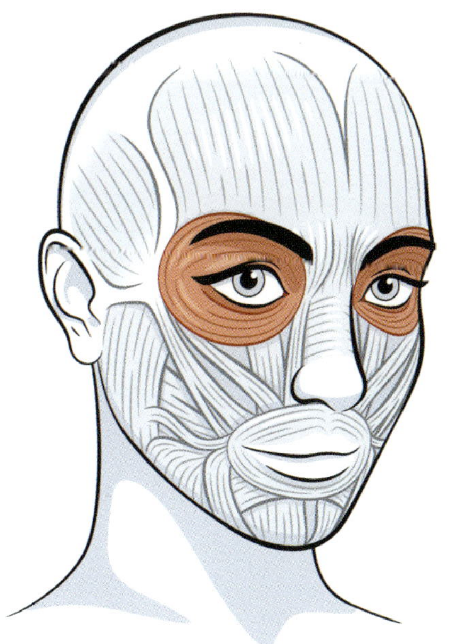

4) 눈둘레근(안륜근, Orbicularis Oculi)

눈둘레근(안륜근)은 눈을 둘러싸고 있는 근육으로, 눈꺼풀, 눈확, 눈물주머니로 구성되어 있다. 눈꺼풀을 채우고 눈확 주위를 둘러싼 타원형 모양의 근육으로, 웃거나 강하게 수축하여 눈꺼풀을 내려 자동적으로 감기게 하거나 눈살을 찌푸리게 하며, 눈물주머니를 여는 기능을 한다.

기시부(origin)	눈확의 안쪽 모서리
종지부(insertion)	눈 주변의 피부

5) 입꼬리올림근(구각거근, Levator Anguli Oris), 작은광대근(소협골근, Zygomaticus Minor), 큰광대근(대협골근, Zygomaticus Major)

입꼬리올림근(구각거근), 작은광대근(소협골근), 큰광대근(대협골근)은 모두 입꼬리를 올리는 근육으로, 웃게 만들기 때문에 미소근육이라고 한다. 작은 광대근은 윗입술을 위쪽이나 뒤쪽으로 올리는 역할을 하며, 큰광대근은 윗입술을 위쪽, 바깥쪽으로 올리는 기능을 한다.

입꼬리올림근 (구각거근)	기시부(origin)	눈확의 안쪽 모서리
	종지부(insertion)	눈 주변의 피부

작은광대근 (소협골근)	기시부(origin)	눈둘레근의 근육섬유
	종지부(insertion)	입꼬리

큰광대근 (대협골근)	기시부(origin)	광대뼈
	종지부(insertion)	입꼬리

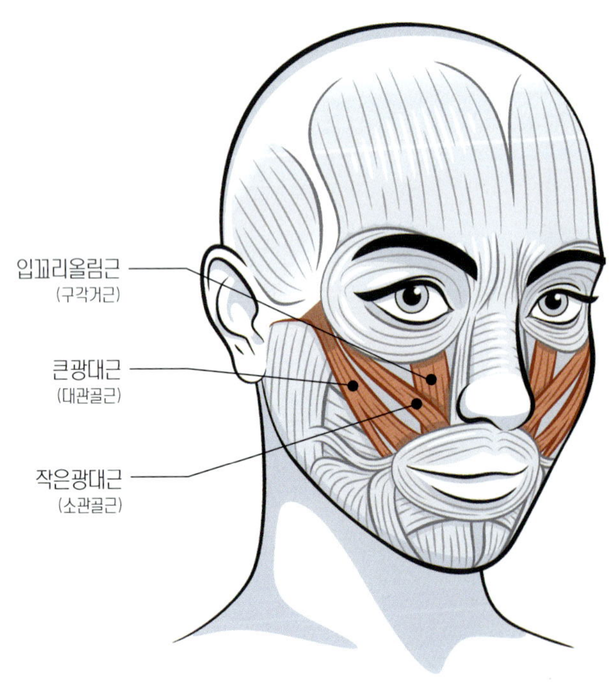

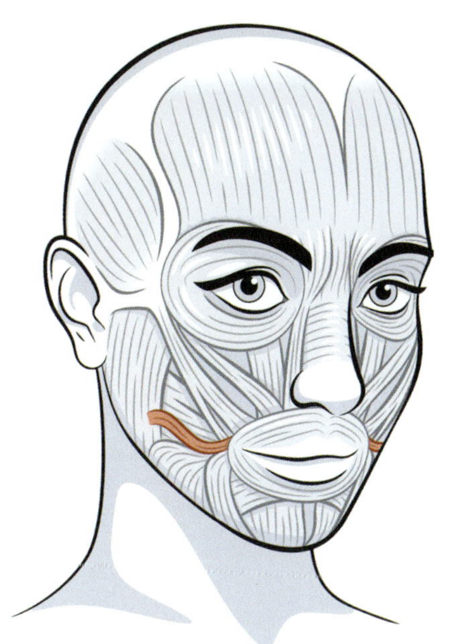

6) 입꼬리당김근(소근, Risorius)

입꼬리당김근(소근)은 넓은목근(광경근) 안면부 위에 있으며, 입꼬리와 몸쪽 피부를 향해 뻗어 있으며, 수축하면 웃는 표정이 나타나 볼에 보조개가 생기게 하여 보조개 근육이라고도 한다. 입꼬리를 바깥쪽으로 살며시 당겨 미소를 짓는 역할을 한다.

기시부(origin)	깨물근 위의 근막
종지부(insertion)	입꼬리의 피부

7) 입꼬리내림근(구각하제근, Deperssor Anguli Oris), 아래입술내림근(하순하제근, Depressor Labii Inferioris)

일굴에 표정을 만드는 표정근 중 하나로, 입꼬리내림근(구각하제근)은 아래모서리 가운데부분에서 입꼬리를 향해 뻗어있다. 입꼬리를 내리는 역할을 하는데, 주로 기분이 좋지않거나 불쾌할 때 입꼬리를 아래로 내려 슬픈 표정을 짓게 한다.

또다른 표정근으로 아랫입술내림근(하순하제근)은 아래턱뼈 앞쪽에 있는 턱뼈구멍의 아래쪽에서 아랫입술을 향해 나 있으며, 입꼬리와 아랫입술을 아래쪽으로 당겨 내리는 역할을 한다.

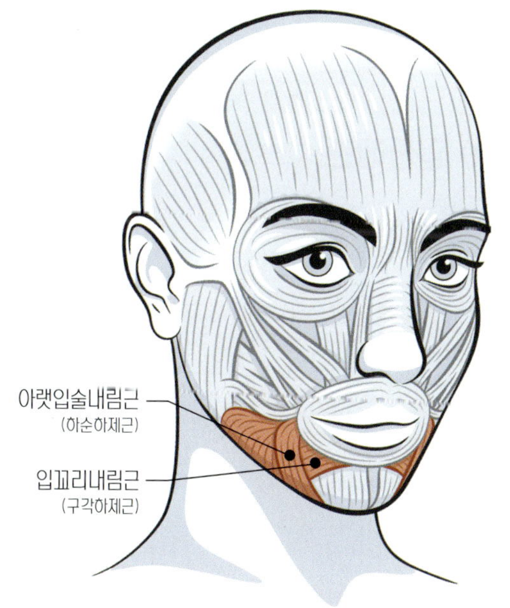

입꼬리내림근	기시부(origin)	아래턱뼈 빗선 위의 넓은 목근
	종지부(insertion)	입둘레근이나 이곳의 피부
아래입술내림근	기시부(origin)	아래턱뼈 가쪽면
	종지부(insertion)	아랫입술의 피부

8) 턱끝근(이근, Mentalis)

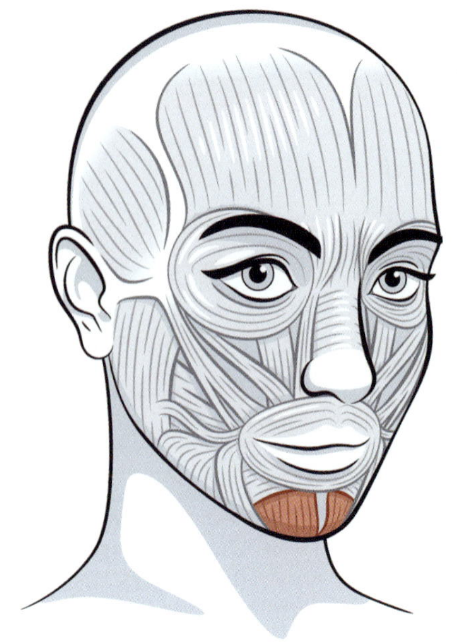

턱끝근(이근)은 아래턱뼈에서 시작되어 양쪽이 만나 턱끝 부분의 피부 안으로 들어간다. 턱을 아래로 끌어내리는 역할을 하며, 아랫입술을 내밀 때 사용한다. 턱끝 부분의 피부를 아래로 잡아당겨 턱에 주름을 만드는 작용을 주로 하며, 주로 얼굴을 찡그리거나 턱 피부를 위로 올릴 때 사용한다.

기시부(origin)	아래턱뼈
종지부(insertion)	턱의 피부

9) 입둘레근(구륜근, Orbicularis Oris)

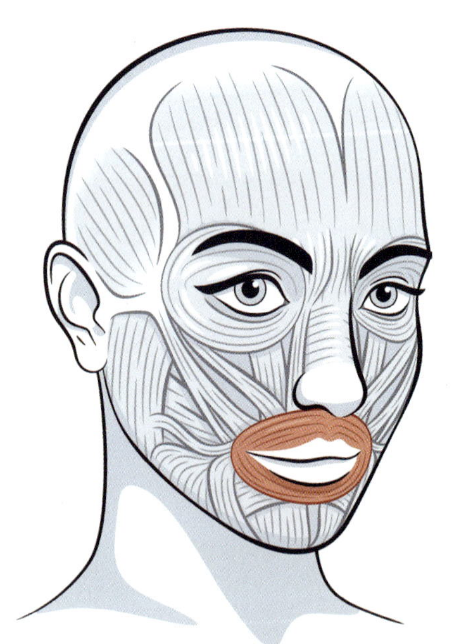

입둘레근(구륜근)은 눈둘레근처럼 둥글게 생긴 근육으로 입 주위를 동그랗게 둘러싸고 있는 모양이다. 상하좌우 네 부분으로 이루어져 있으며, 입을 다물거나 입술을 오므릴 때, 입안의 음식물을 비우는 역할을 하고 있다.

기시부(origin)	입술 주위 근육섬유
종지부(insertion)	입술의 피부와 점막

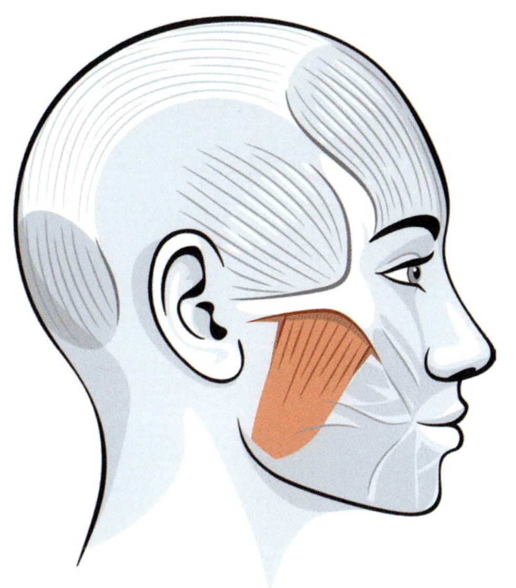

10) 깨물근(교근, Masseter)

깨물근(교근)은 음식물을 씹을 때 사용하는 저작근 중 가장 대표적인 사각형 모양의 근육으로, 얼굴 근육 중 가장 강한 근육이다. 위턱과 아래턱을 연결하는 직사각형의 두꺼운 근육으로 깊은층과 얕은층으로 나누어진다. 아래턱을 위로 올리고 음식을 씹는 역할을 하며, 이 근육에 문제가 있으면 턱관절과 이명의 원인이 되기도 한다. 깨물근이 발달하면 사각턱이 되기도 하고 얼굴의 비대칭을 일으키는데, 특히 한쪽으로만 씹는 버릇이 있다면 턱의 불균형으로 비대칭 얼굴이 되며 두통을 유발하기도 한다.

기시부(origin)	깊은층은 광대뼈와 광대활 뒤쪽 1/3, 얕은층은 광대뼈와 광대활 전면 2/3
종지부(insertion)	아래턱각 외측면

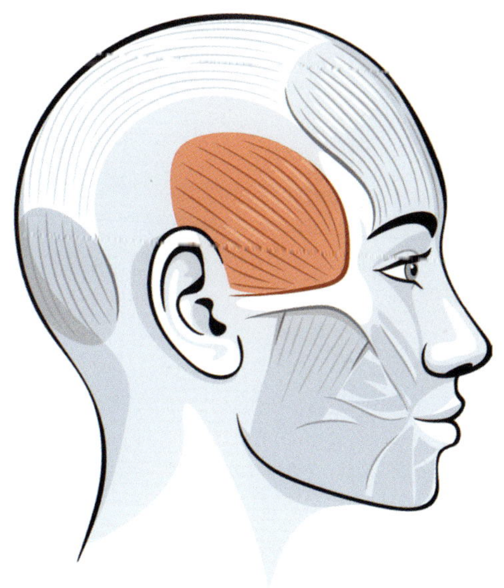

11) 관자근(측두근, Temporalis)

관자근(측두근)은 머리 옆면에서 부채꼴 모양으로 넓게 퍼지는 삼각형 모양의 근육으로, 턱을 다물 때 관자놀이에서 만져진다. 깨물근처럼 음식물을 씹을 때 사용하는 저작기능을 하고 있어 음식물을 씹을 때 깨물근과 함께 관자놀이 부근에서 확인이 가능하다. 아래턱을 올려 입을 다물게 하고, 턱을 뒤쪽으로 당기는 역할을 하며, 하악골을 안정자세로 유지시키는 역할을 한다. 이를 갈거나 턱을 꽉 다무는 동작, 딱딱한 음식을 오래 씹으면 손상되는 근육이기도 하다. 두통과 턱관절의 문제, 치통을 유발하기도 한다.

기시부(origin)	관자우묵
종지부(insertion)	아래턱뼈의 구상돌기와 아래턱뼈의 상행지

12) 넓은목근(광경근, Platysma)

넓은목근(광경근)은 목의 주름을 만들거나 이중턱, 안면 비대칭과 깊은 관련을 갖는 얼굴과 목에 넓게 분포되어 있는 근육이다. 빗장뼈(쇄골)를 넘어 어깨까지 넓게 퍼져있는 근육으로 목에 있는 근육 중 가장 바깥쪽에 분포되어 있다. 음식물을 씹을 때 저작운동을 도와주고, 놀랐을 때 표정을 연출해 준다. 주로 목과 가슴 부분에 주름을 만들며 입꼬리를 아래쪽으로 당겨 처지게 만드는 역할을 한다.

넓은목근의 문제는 입꼬리 처짐, 목주름, 얼굴부종, 목과 머리의 통증, 코골이 등으로 나타나기도 한다.

기시부(origin)	빗장뼈
종지부(insertion)	아래턱뼈

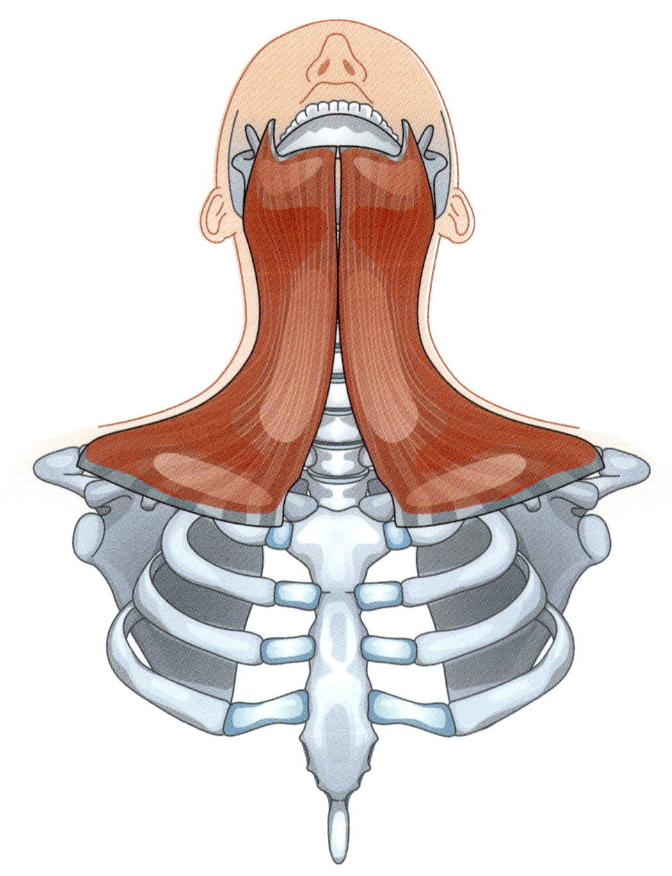

13) 목빗근(흉쇄유돌근, Sternocleidomastoid)

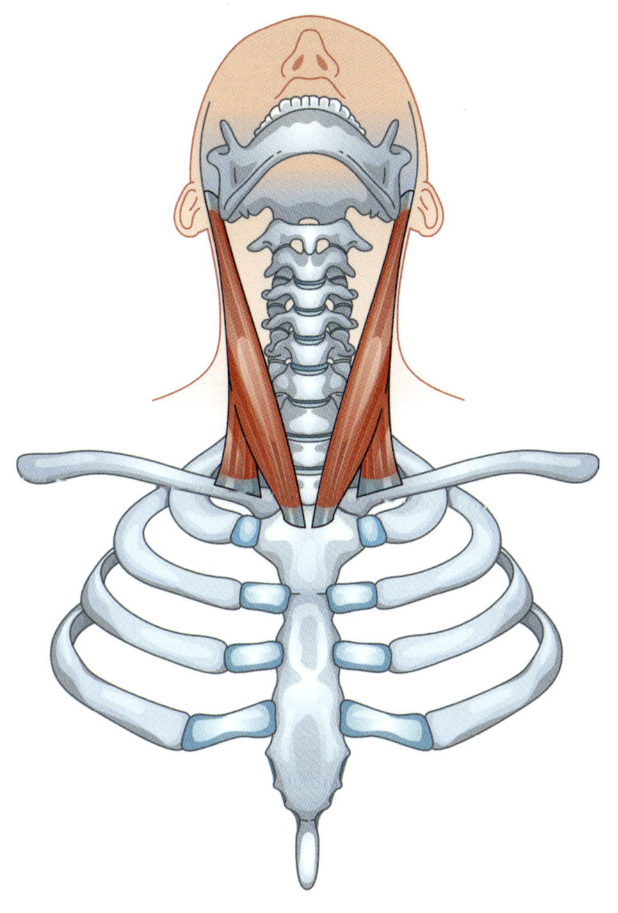

목빗근(흉쇄유돌근)은 목을 구부리게 하는 근육으로 목 앞에서부터 귀 뒤쪽으로 이어지는 두 갈래의 근육이다. 굵은 띠 모양의 근육으로 흉골, 쇄골, 유양돌기에 부착되어 있어 흉쇄유돌근(목빗근)이라고 한다. 한쪽만 수축할 경우 머리를 반대쪽 위쪽으로 돌리게 한다. 주로 두개골과 얼굴의 균형을 잡아주는 역할을 한다.

휴대폰이나 컴퓨터 모니디를 장시간 사용하는 현대인들이 가장 혹사시키는 근육으로 장시간 사용시 피로를 많이 느끼고 두통을 유발하기도 한다. 높은 베개를 사용하거나 강한 충격, 한쪽으로 고개를 돌려 오래 유지할 경우 문제가 생길 수 있는 근육으로, 목빗근 자체에서 통증이 나타나는 경우는 드물고 뻣뻣한 감각이 느껴진다. 좌우 귀의 높이를 확인하면 목빗근의 좌우 불균형을 확인할 수 있다. 긴장성 두통이나 안면통이 있을 때 흉쇄유돌근이 자극이 효과적이다. 그러나 흉쇄유돌근 주위에선 임파선 분포가 많으므로 너무 깊고 강한 자극으로 임파선들이 손상되는 것을 조심하여야 한다.

기시부(origin)	복장뼈머리
종지부(insertion)	꼭지돌기(유양돌기)의 외측부

14) 목갈비근(사각근, Scalenes)

목갈비근(사각근)은 목을 측면으로 기울어지게 만드는 근육으로, 목의 바깥쪽 깊은 곳에 비스듬히 위치하고 있다. 목갈비근은 앞목갈비근(전사각근), 중간목갈비근(중사각근), 뒤목갈비근(후사각근)의 3개의 근육으로 구성되어 있다.

사각근의 이상은 어깨와 팔 통증의 원인이 된다. 목갈비근 사이로 신경얼기와 동맥이 지나기 때문에 목갈비근에 문제가 있을 경우 신경과 근육이 신경과 혈관을 압박하여 어깨저림, 팔꿈치나 손까지 통증이 나타나기도 한다. 특히 목의 측면이 저리는 증상은 목갈비근과 깊은 관련이 있다. 앞목갈비근과 중간목갈비근 사이 공간으로 팔로 가는 신경들이 지나간다. 따라서 전앞목갈비근과 중간목갈비근이 지나치게 긴장되어 단축되는 경우 신경을 압박하여 엄지손가락까지 통증이 나타날 수 있다.

앞목갈비근 (전사각근)	기시부(origin)	C3~C6 가로돌기 전결절
	종지부(insertion)	1번 갈비뼈의 사각근결절
중간목갈비근 (중사각근)	기시부(origin)	C2~C7 가로돌기 후결절
	종지부(insertion)	빗장뼈밑동맥 뒤 1번 갈비뼈 윗면
뒤목갈비근 (후사각근)	기시부(origin)	C5~C7 가로돌기 후결절
	종지부(insertion)	2번 갈비뼈 외측면

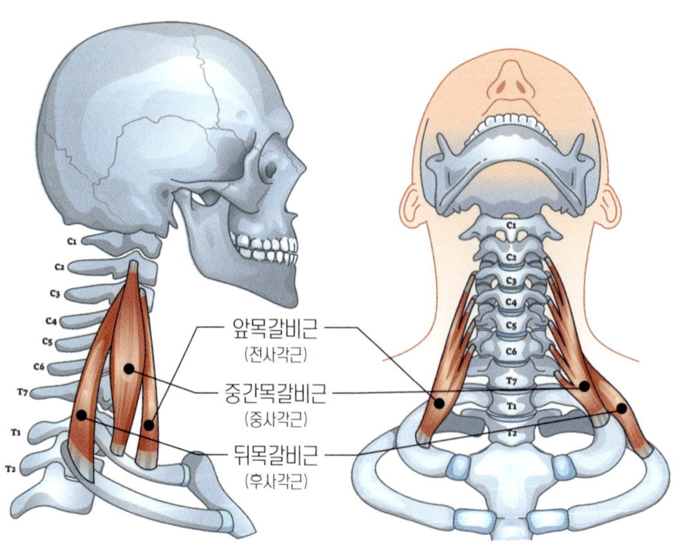

일자목

바른자세의 경우 목부위 척추뼈 7개는 앞쪽으로 볼록하고 뒤쪽으로 오목한 C자 모양의 커브를 이루어 머리 무게를 효과적으로 지탱하고 충격을 완화하는 것이 정상이다.

그러나 5~7kg이나 되는 머리를 앞으로 내밀고 숙인 자세는 목 부위 척추 뼈의 관절과 목 주위 근육들 특히 머리를 뒤쪽으로 신전시키는 근육들에 과긴장과 부담을 주게 된다.

우리가 스마트폰을 보거나 책을 읽을 때 흔히들 취하는 머리를 앞으로 내밀고 숙인 자세가 지속되면 근육들의 수축에 의해 목의 척추뼈가 이루는 커브가 C자 모양에서 점차 똑바른 일자로 변형되고 만성적인 통증의 원인이 된다. 일자목이 개선되지 못하면 목 디스크로 발전할 가능성이 크고, 머리와 목의 불균형이 몸의 기둥 역할을 하는 척추 뼈 전체에 영향을 미쳐 몸 전체의 불균형을 유발하므로 허리 디스크까지 발전할 수도 있다.

거북목(Forwardhead posture)

마치 거북이 목처럼 목이 앞으로 튀어 나왔다고 해서 '거북목'이라고 하는데 우리들이 컴퓨터 할 때의 모습이기도 하다.

인간의 몸은 장시간 앉아 있는 생활에 맞춰서 진화하지 못하였는데 컴퓨터나 핸드폰을 수로 사용하는 요즘의 환경 적응에 의한 신체 변화 중 하나가 바로 거북목과 라운드 숄더이다.

거북목은 생활습관과 환경에 의해 생기는 경우도 많지만 보행의 문제에 의해 생기기도 한다. 기본적으로 보행 중 발목의 안정성, 족저근막의 유연성, 발바닥의 아치를 당겨주는 힘이 필요한데 이중 하나라도 부족하게 되면 기능적 무지 제한증이 발생하고 이로 인해 거북목이 생기기도 한다.

해당 근육에 색칠하시오.

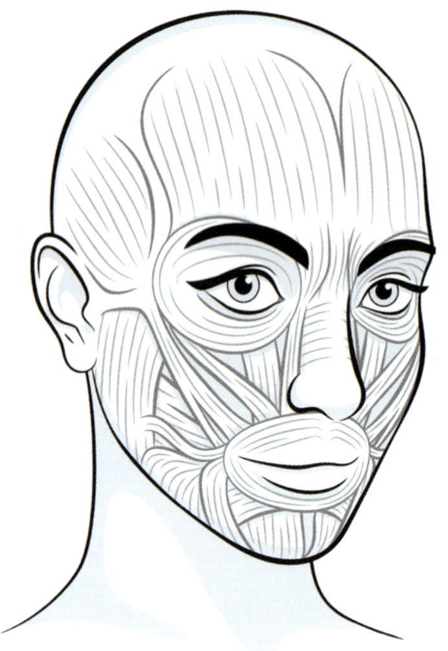

a. **이마근**(전두근, Frontails muscle)

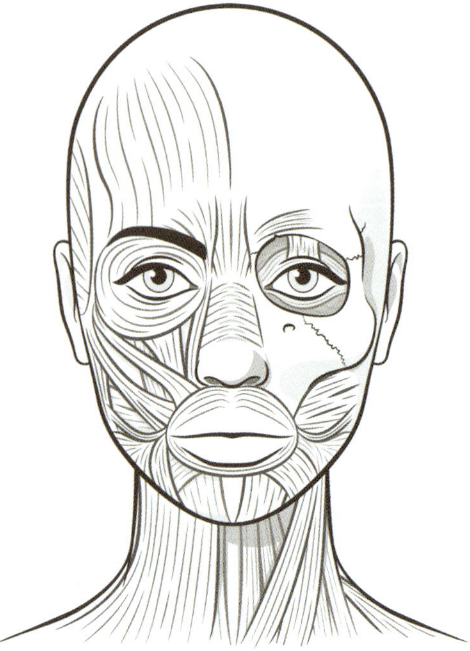

b. **눈썹주름근**(추미근, Corrugator Supercili)

c. **눈살근**(비근근, Procerus)

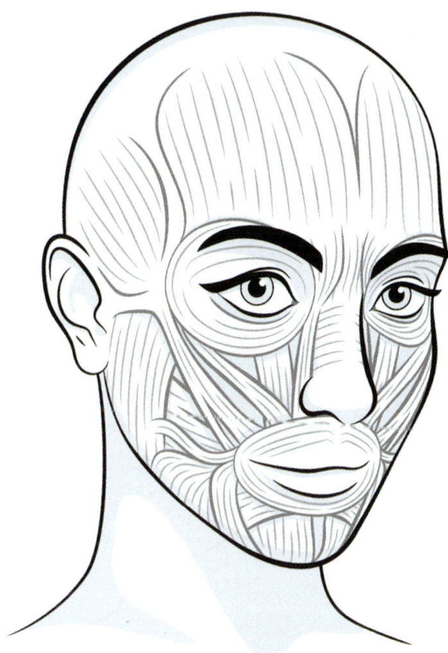

d. **눈둘레근**(안륜근, Orbicularis Oculi)

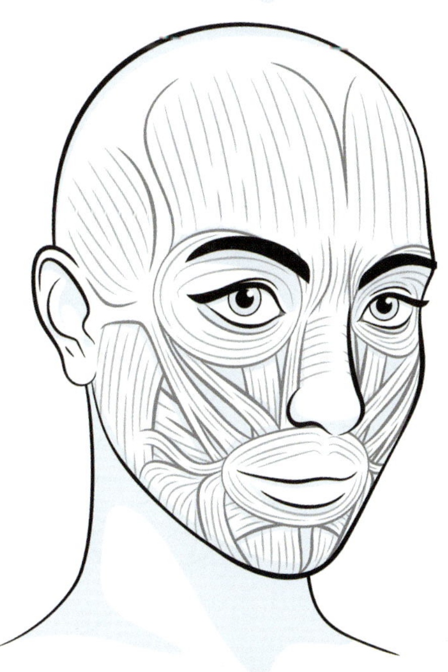

해당 근육에 색칠하시오.

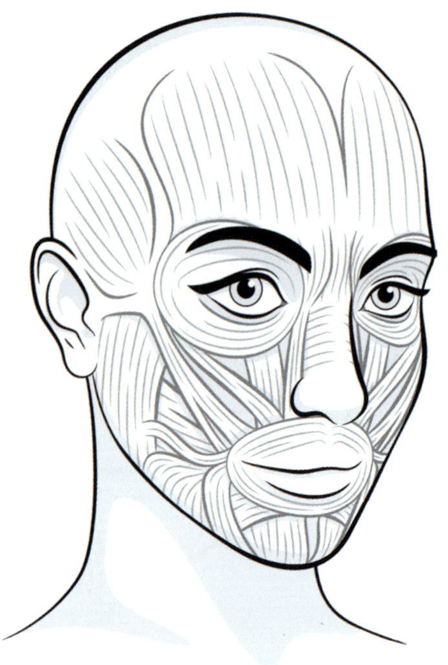

e. **입꼬리올림근**(구각거근, Levator Anguli Oris)

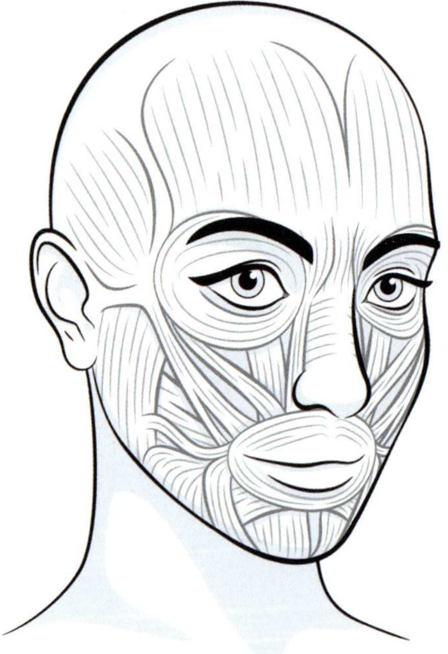

f. **작은광대근**(소협골근, Zygomaticus Minor)

g. 큰광대근(대협골근, Zygomaticus Major)

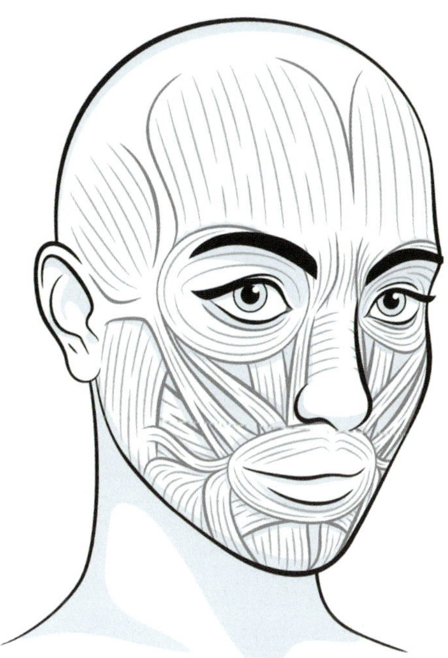

h. 입꼬리당김근(소근, Risorius)

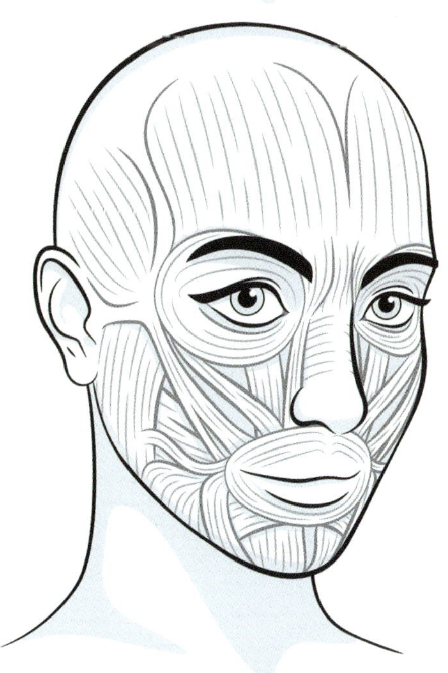

해당 근육에 색칠하시오.

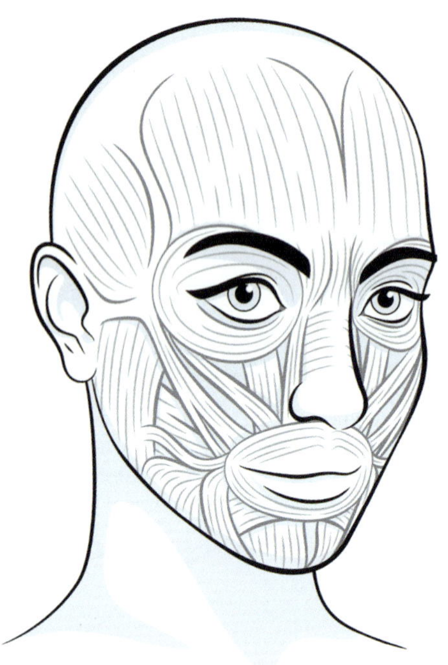

i. 입꼬리내림근

(구각하제근, Deperssor Anguli Oris)

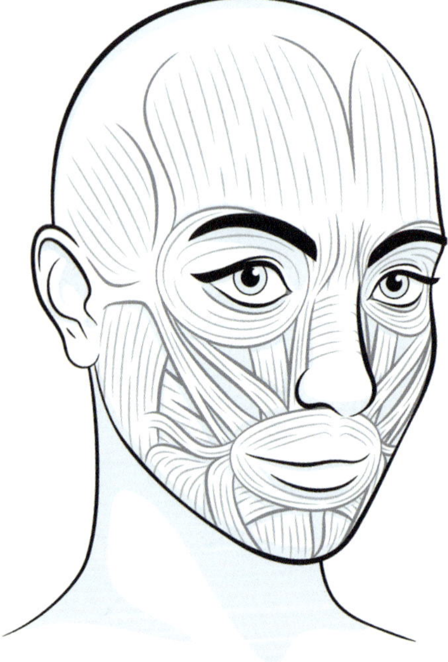

j. 아래입술내림근

(하순하제근, Depressor Labii Inferioris)

k. 턱끝근(이근, Mentalis)

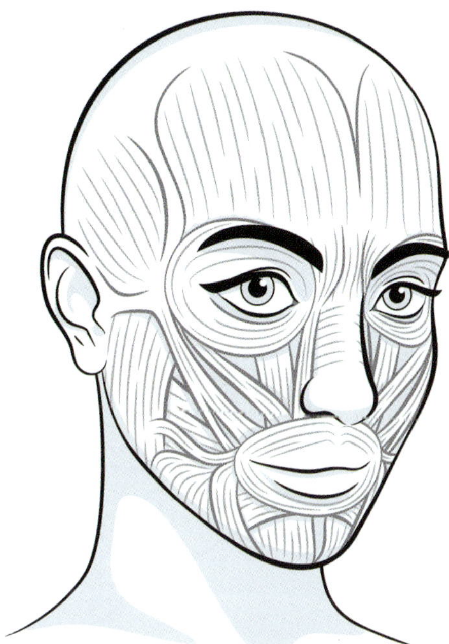

l. 입둘레근(구륜근, Orbicularis Oris)

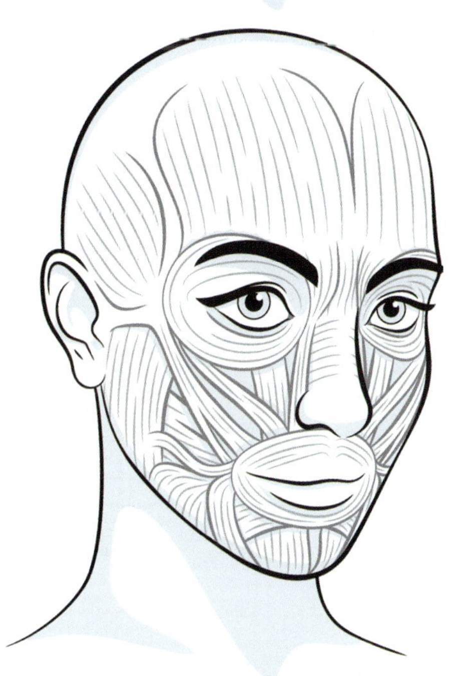

해당 근육에 색칠하시오.

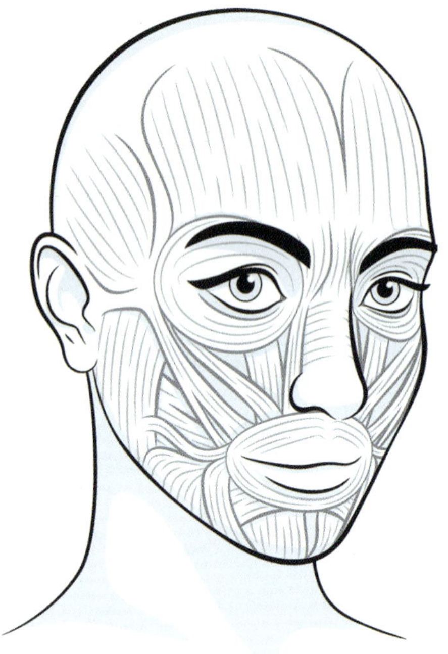

m. 깨물근(교근, Masseter)

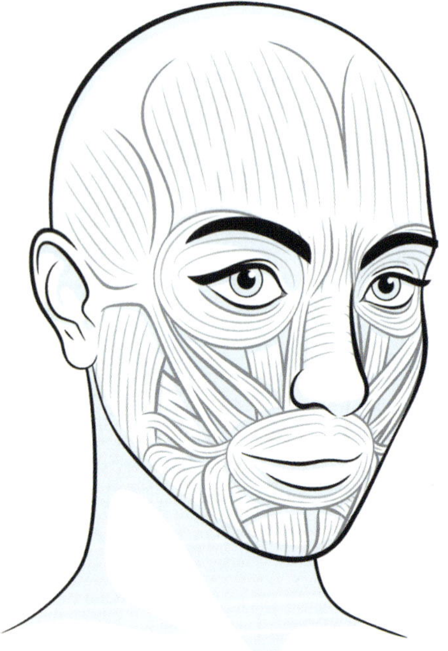

n. 관자근(측두근, Temporalis)

o. **넓은목근**(광경근, Platysma)

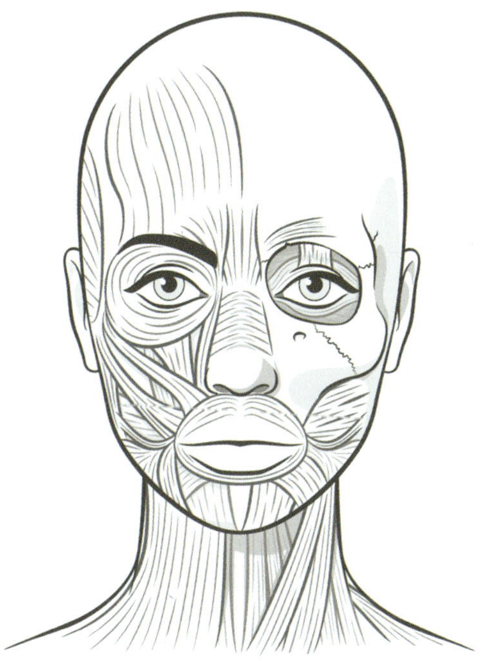

p. **목빗근**(흉쇄유돌근, Sternocleidomastoid)

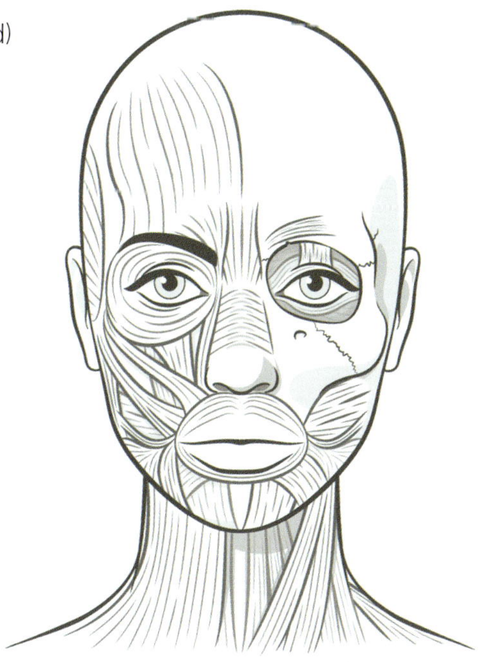

해당 근육에 색칠하시오.

[목갈비근(사각근)**]**

q. **앞목갈비근**(전사각근)

r. **중간목갈비근**(중사각근)

s. **뒤목갈비근**(후사각근)

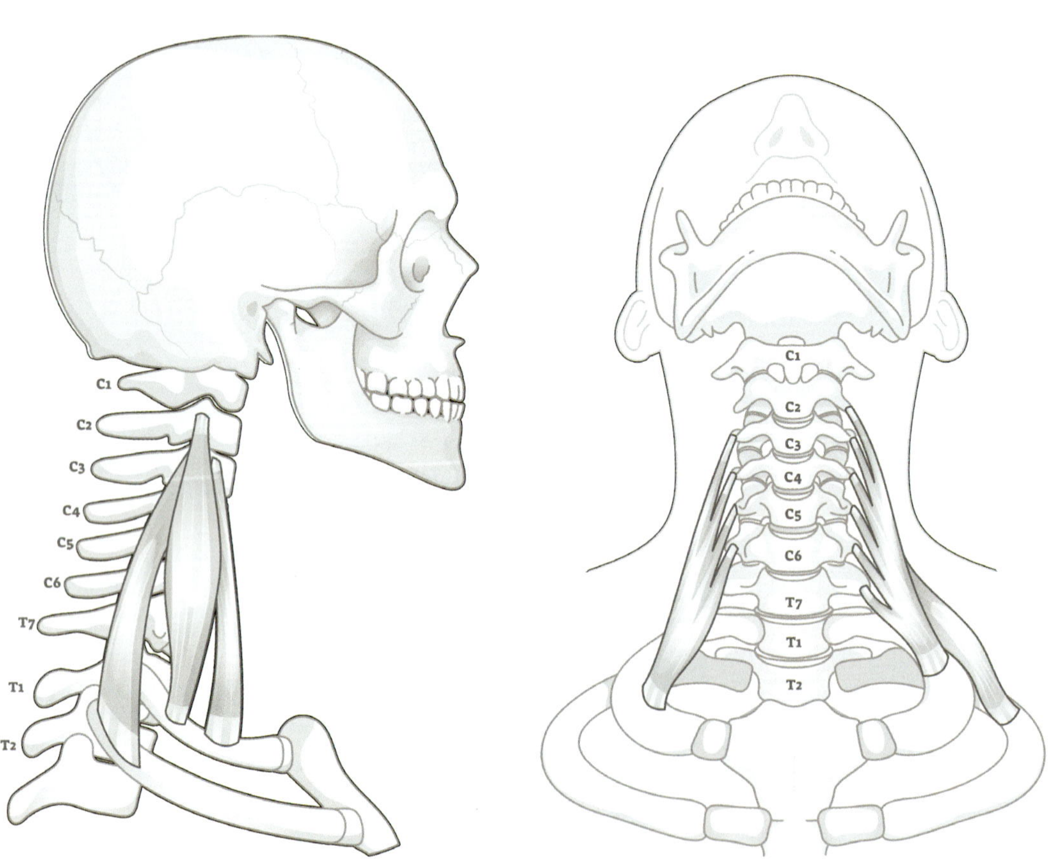

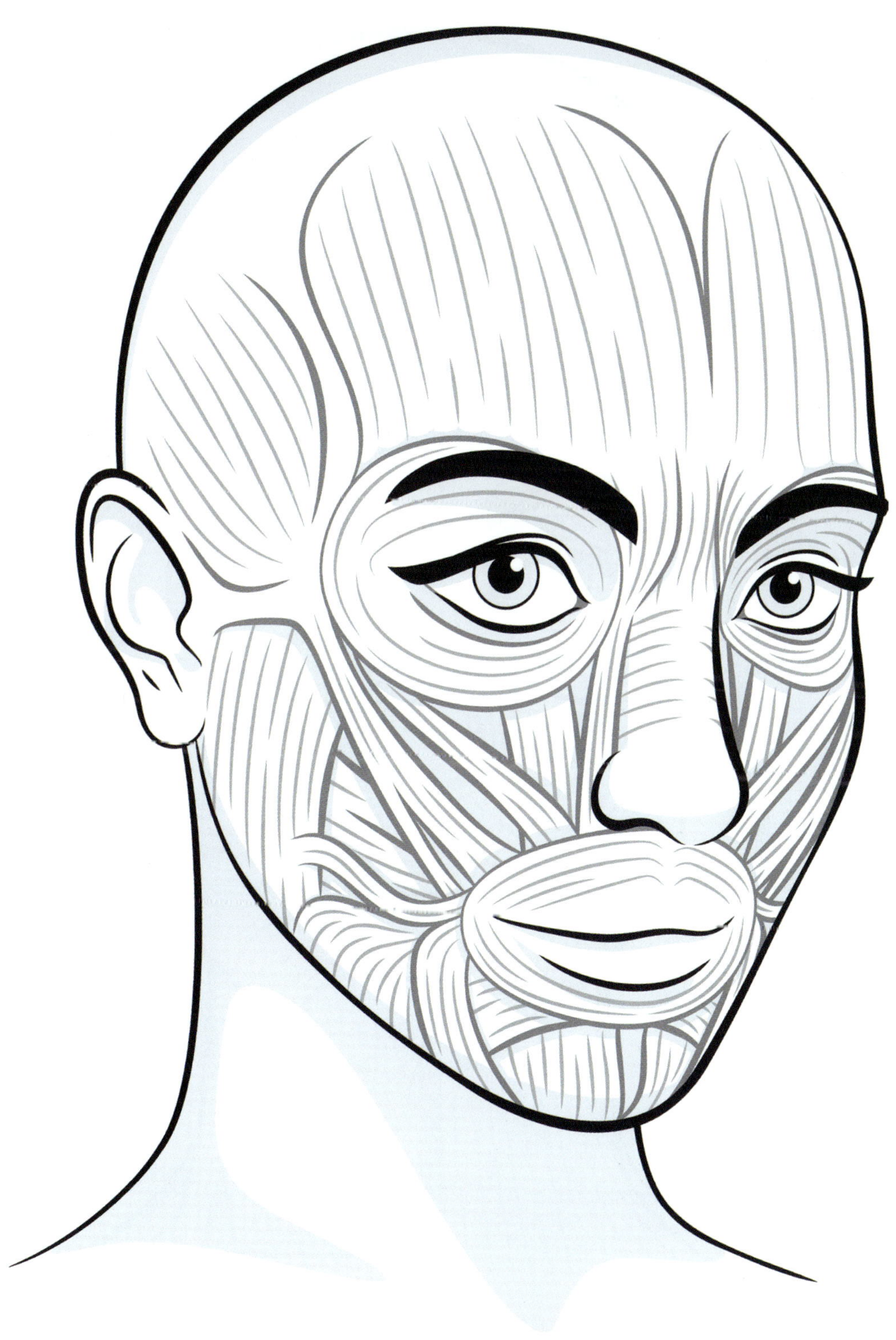

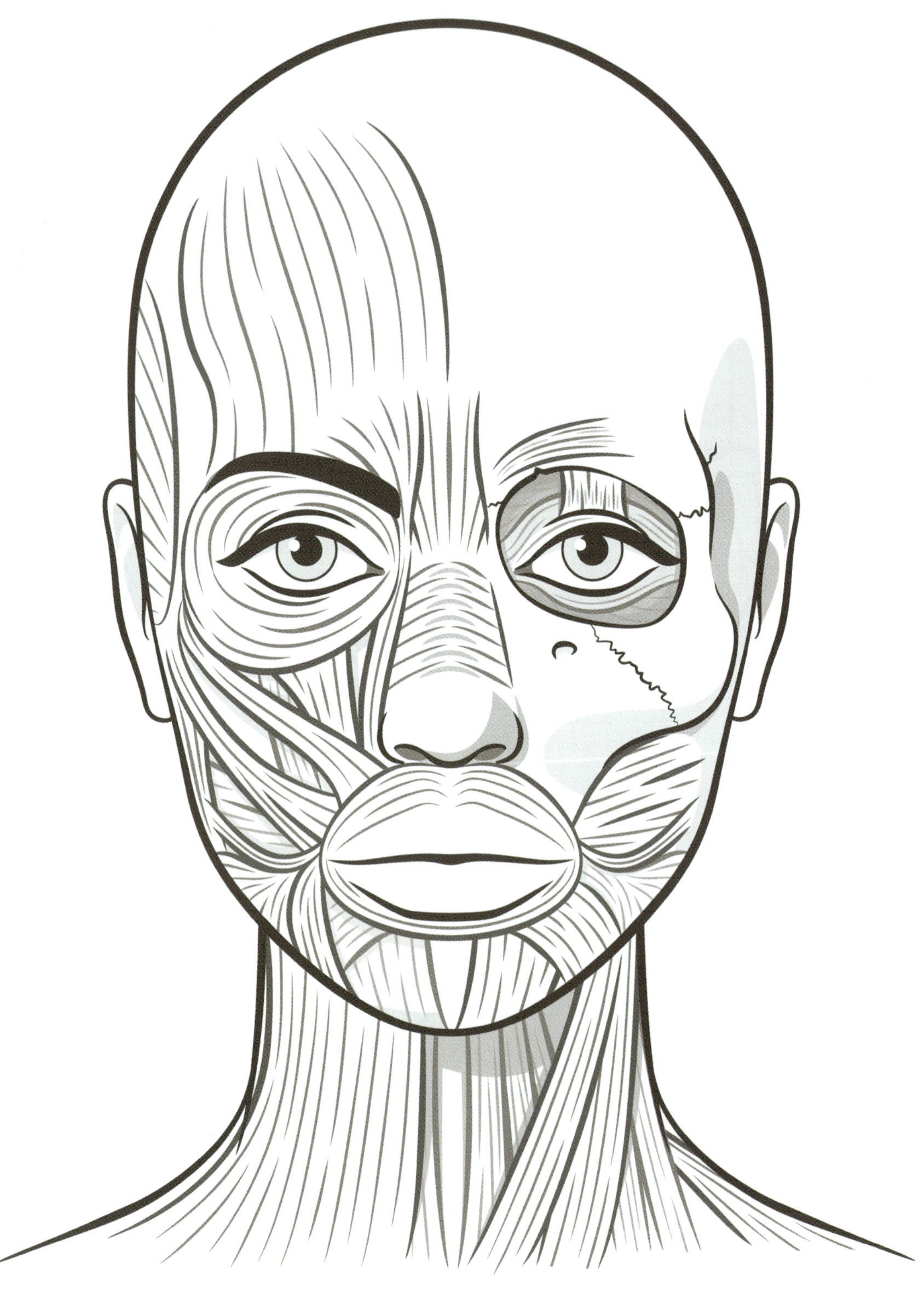

2. 얼굴 성형테라피 테크닉

목과 어깨 관리, 두상관리, 얼굴관리 순서로 관리를 실시한다.

[목, 어깨, 액와 관리]

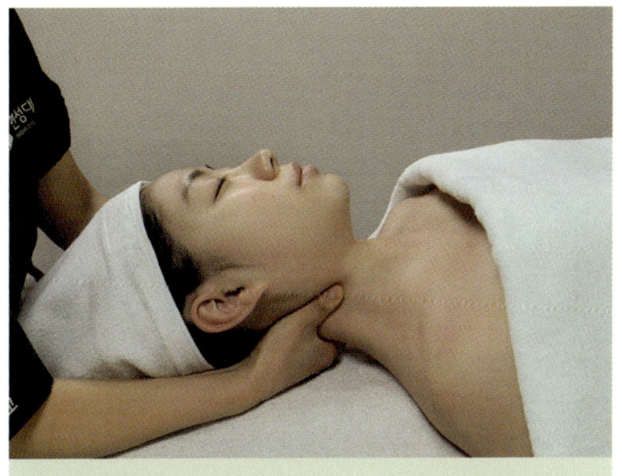

1. 데콜테 부위에 소량의 오일을 도포한다.

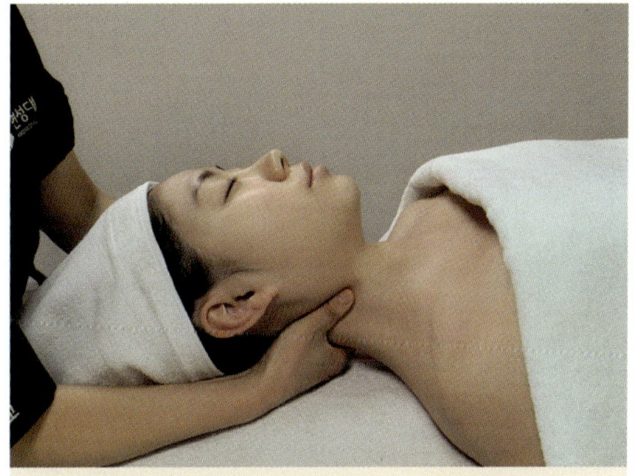

2. 경추 전체를 손가락끝을 이용하여 쓸어올리면서 후두골까지 천천히 쓸어준다.

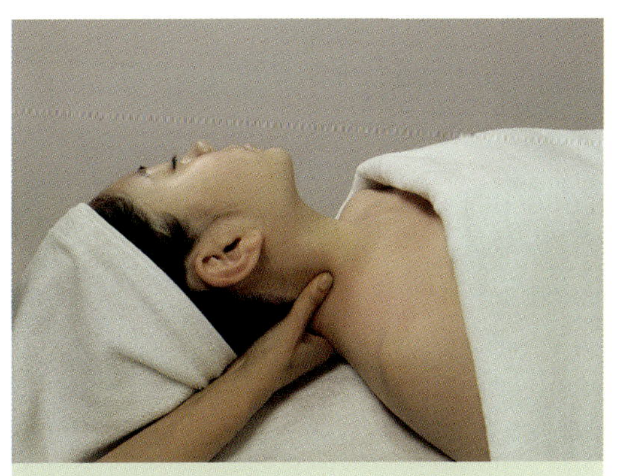

3. 후두하근을 양손 번갈아 끌어올리며 문지른다.

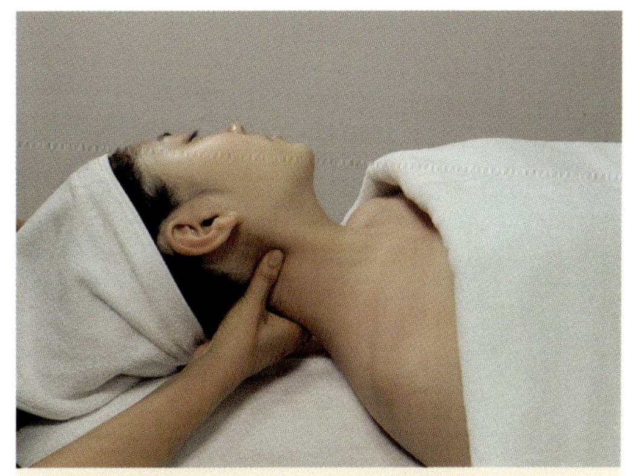

4. 흉쇄유돌근과 사각근을 풀어준다.
   고개를 돌린 상태에서 엄지를 이용하여 유양돌기에서 아래방향으로 멜팅하며 쓸어준다.
   (반대쪽 반복)

[목, 어깨, 액와 관리]

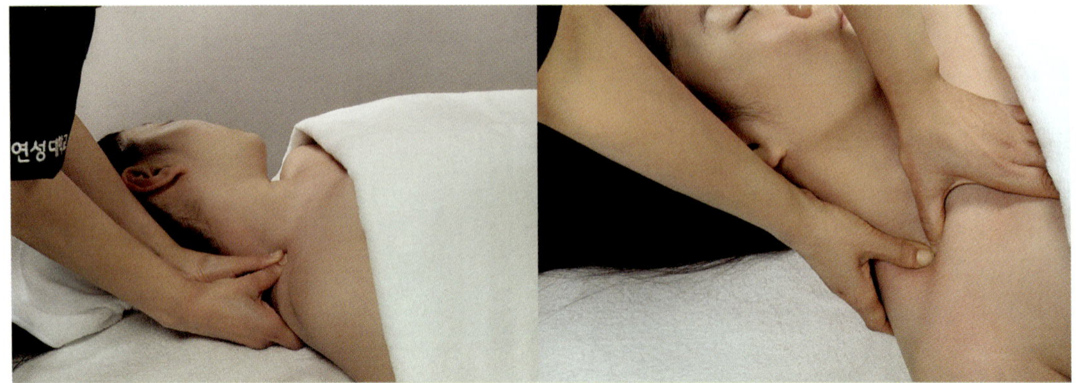

5. 쇄골안쪽과 어깨쪽 근육들을 집어서 근육이 풀어질 때까지 멜팅하면서 수동신장한다.
이때 관리사는 천천히 고객의 어깨 가동범위를 넓히면서 신장시킨다.

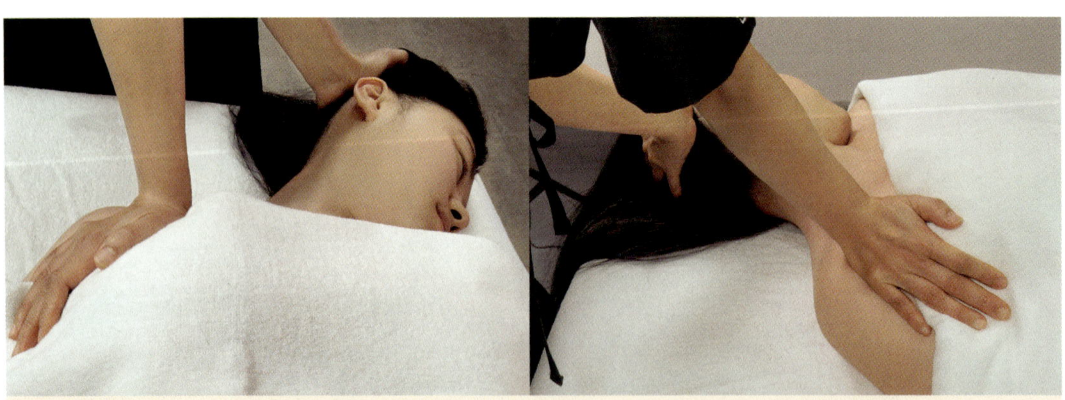

6. 목 측면근육 전체를 수동신장한다.

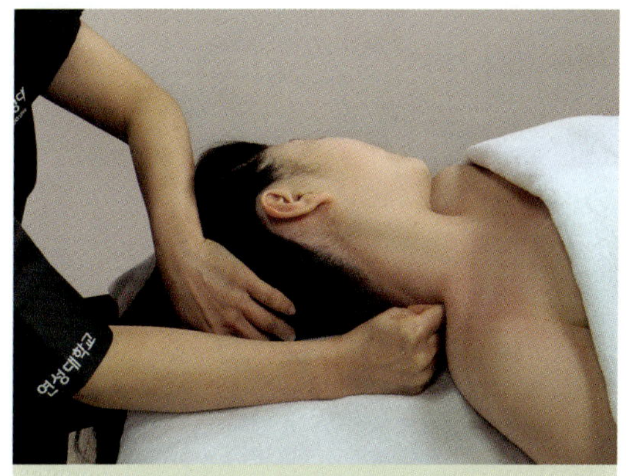

7. 중수지관절(너클)로 목과 어깨라인을 천천히 반복 스트로킹 한다.

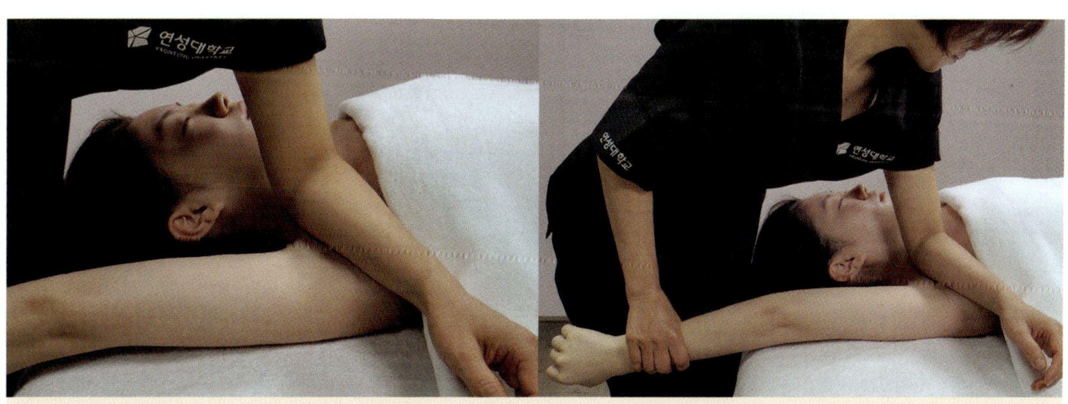

8. 팔을 내회전한 상태에서 소흉근을 압박한다.

[목, 어깨, 액와 관리]

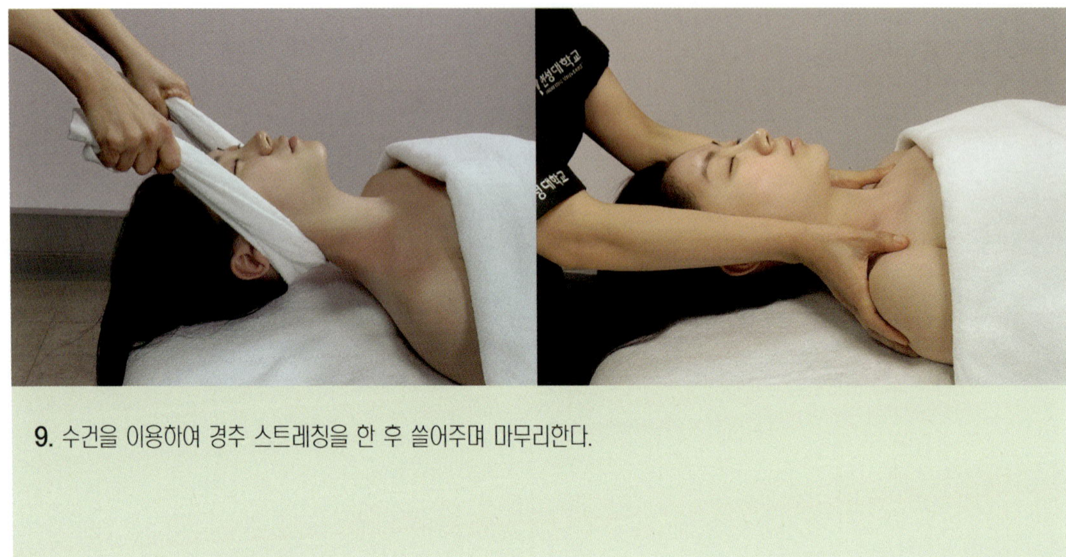

9. 수건을 이용하여 경추 스트레칭을 한 후 쓸어주며 마무리한다.

[두상관리]

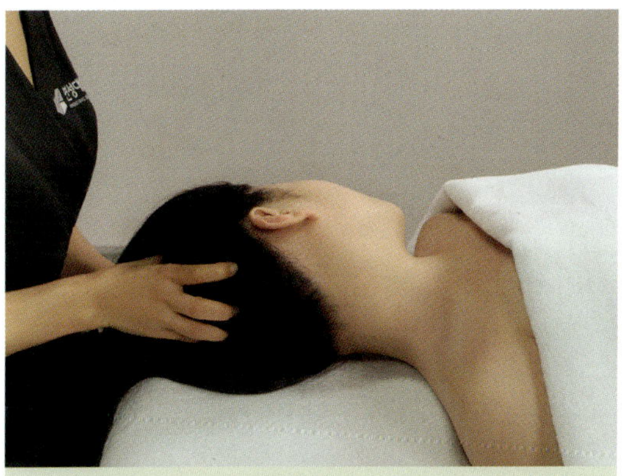

1. 고개를 옆으로 돌린 상태에서 2, 3, 4지의 손가락 끝을 이용하여 두피 전체를 아래에서 위의 방향으로 나선형으로 굴리면서 풀어주고 두피 전체를 손가락으로 쓸어준다.

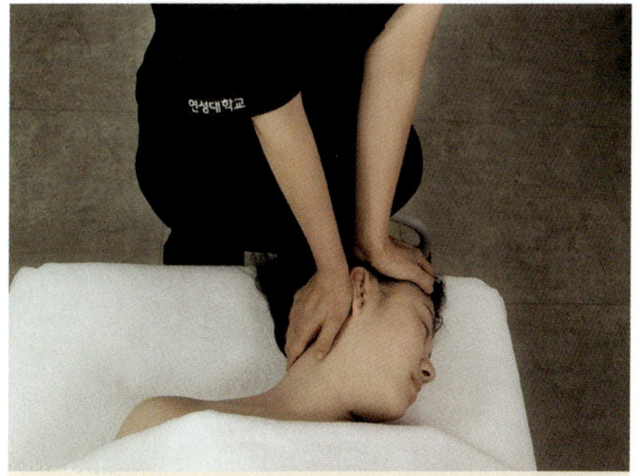

2. 수근을 이용하여 소뇌부위쪽을 압해준다.

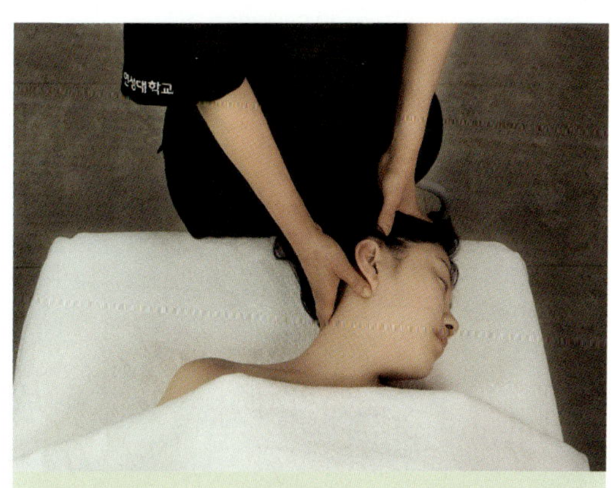

3. 유양돌기부터 흉쇄유돌근을 따라 엄지를 이용하여 문지른다.

[두상관리]

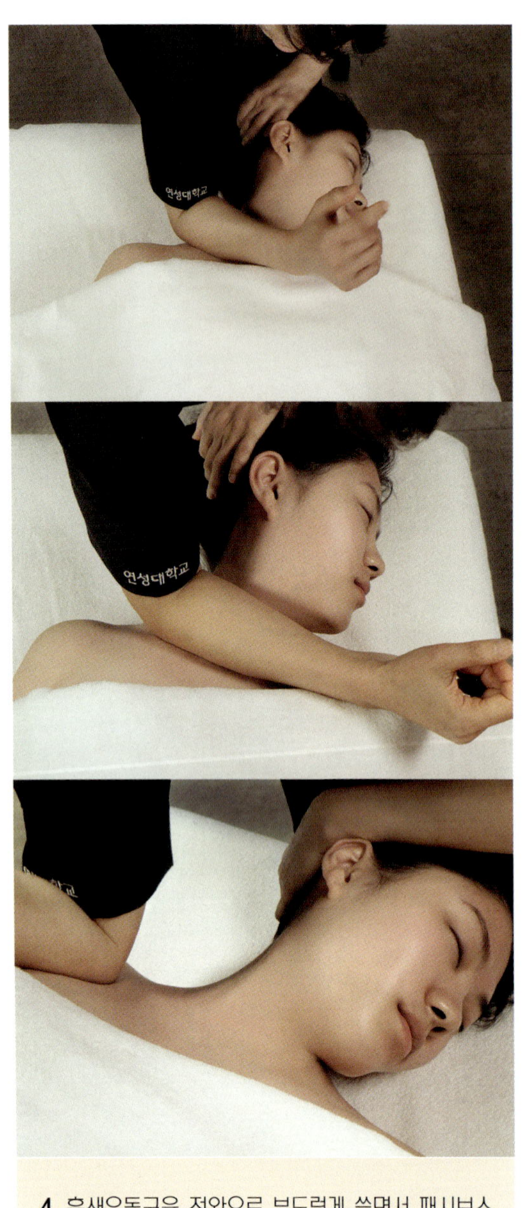

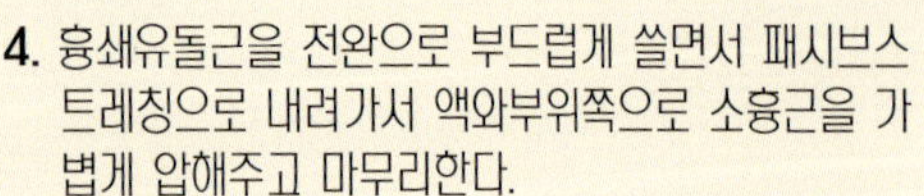
4. 흉쇄유돌근을 전완으로 부드럽게 쓸면서 패시브스트레칭으로 내려가서 액와부위쪽으로 소흉근을 가볍게 압해주고 마무리한다.

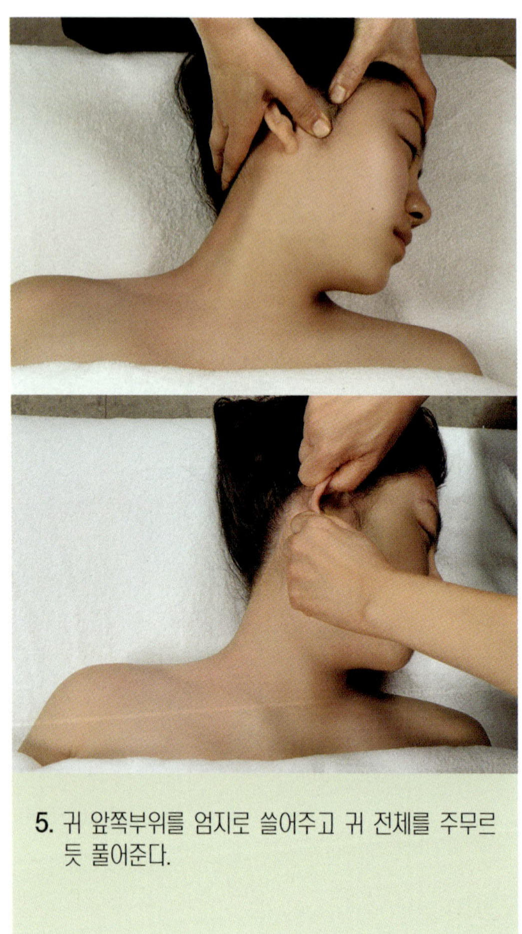

5. 귀 앞쪽부위를 엄지로 쓸어주고 귀 전체를 주무르듯 풀어준다.

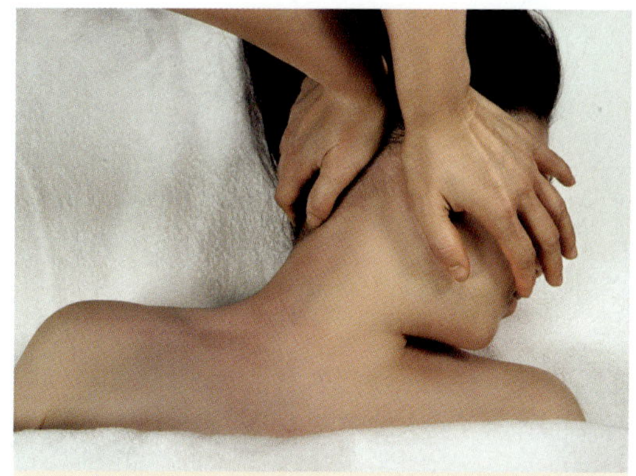

6. 귀를 접은 상태에서 수근으로 지긋하게 압박한다.

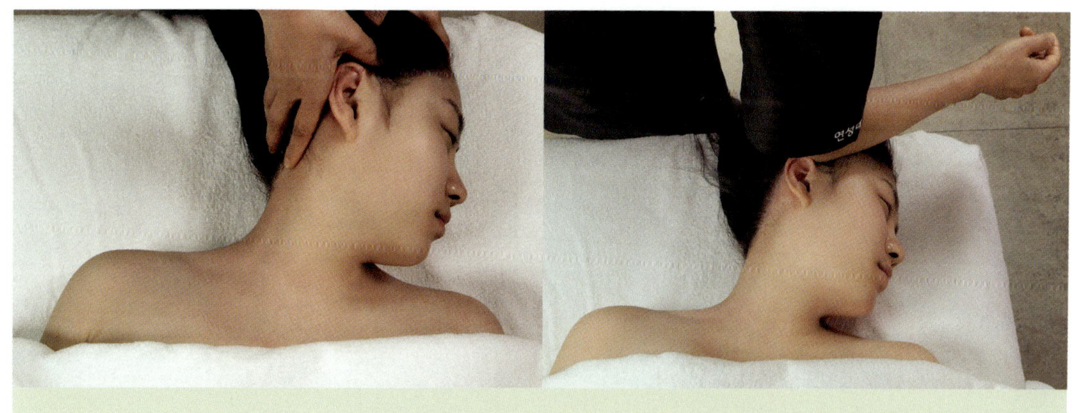

7. 엄지로 측두근으로 풀어주고 상완부위로 압박한다.

[얼굴관리]

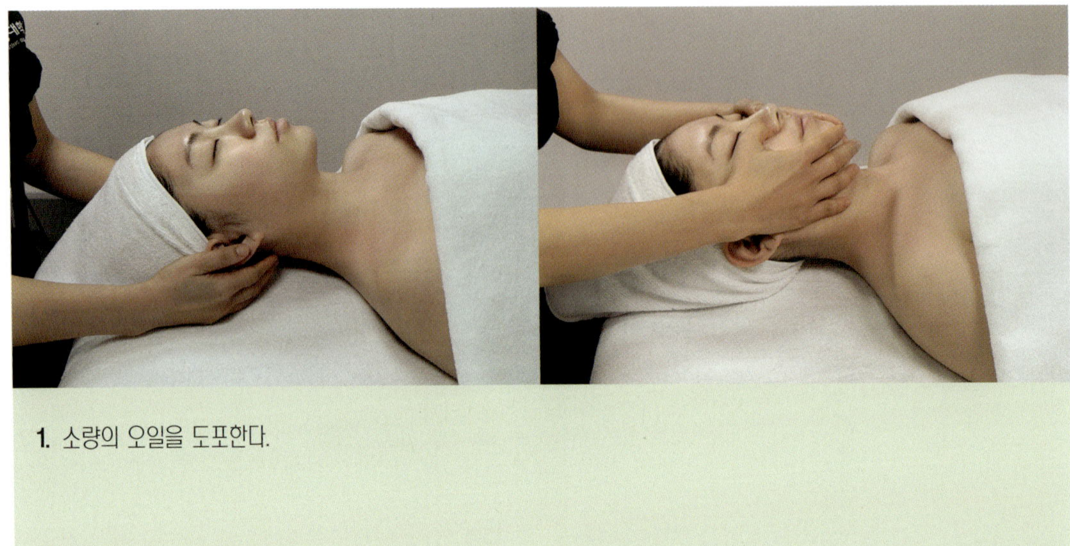

1. 소량의 오일을 도포한다.

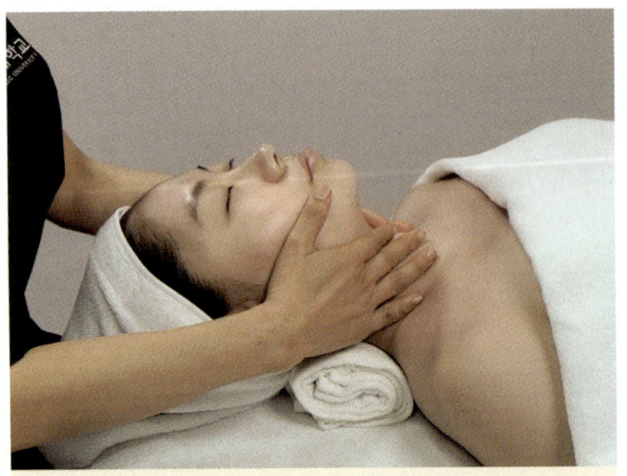

2. 광경근을 가볍게 스트로킹(쓸어주기)한다.

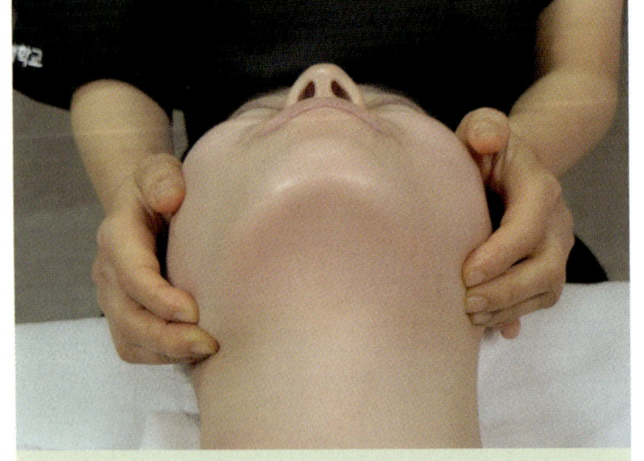

3. 이중턱 테크닉: 타이트해진 턱라인을 손끝을 깊숙히 넣어서 턱라인을 턱 중앙에서 귀끝방향으로 쓸어준다.

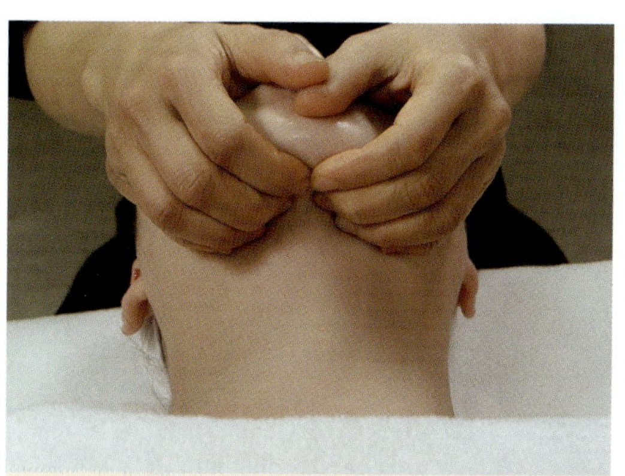

4. 귀턱 중앙부위 이복근을 스트레칭하듯 깊숙이 턱 라인을 손가락 전체로 깊숙히 압박하듯 쓸어준다.(멜팅) 거북목이 심한 경우 성대주변 근육을 가볍게 풀어준다.

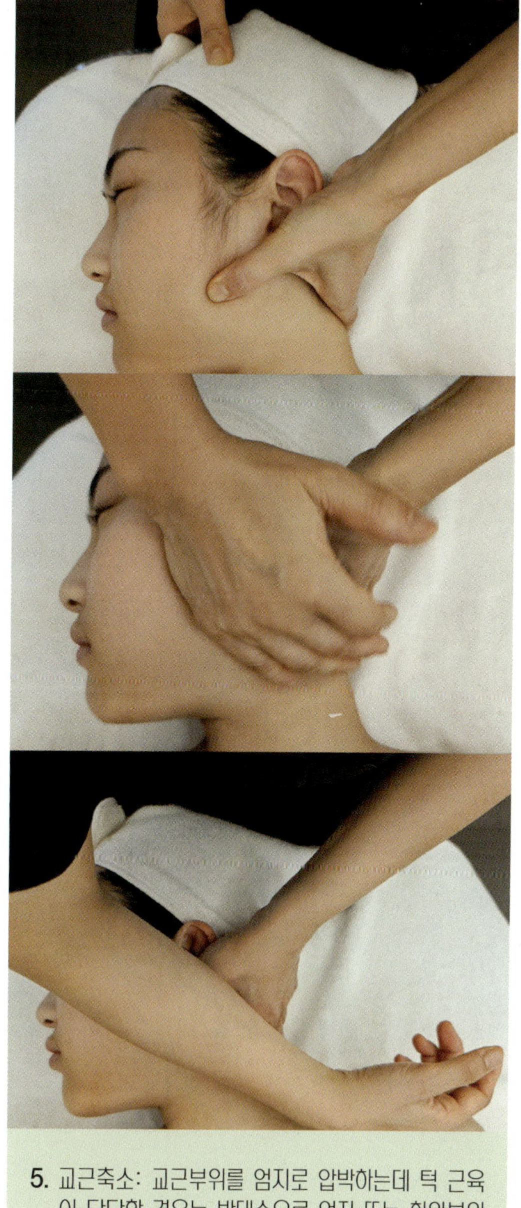

5. 교근축소: 교근부위를 엄지로 압박하는데 턱 근육이 단단한 경우는 반대손으로 엄지 또는 하완부위로 자지한다.

[얼굴관리]

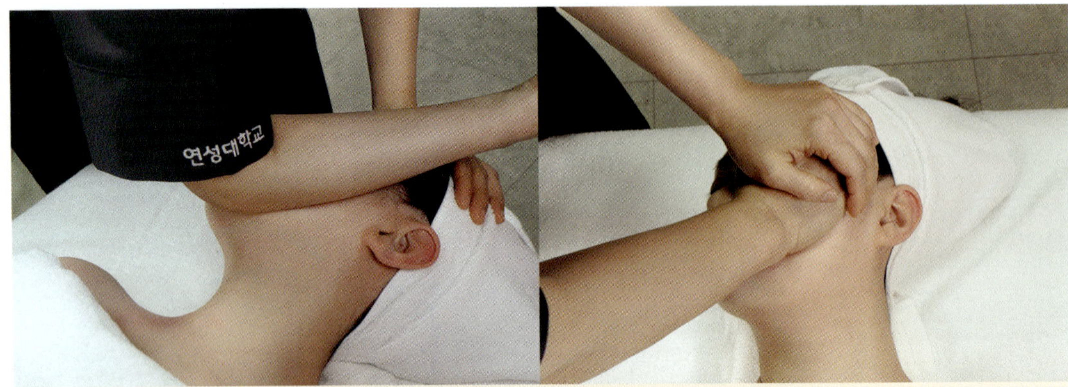

6. 리프팅 축소: 심부볼을 포함한 늘어진 볼과 측면 턱라인을 스트레칭 하듯 끌어올린다.

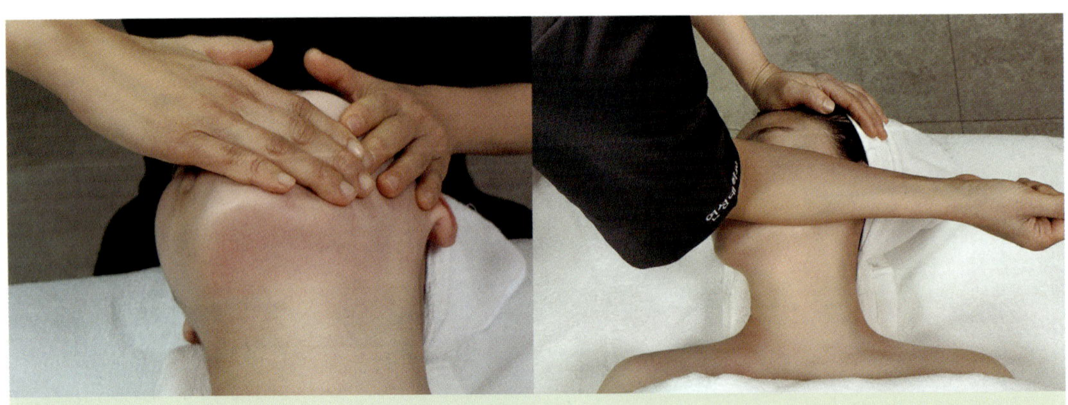

7. 광대리프팅 축소: 광대라인을 리프팅하고 측광대를 지긋이 압박한다.

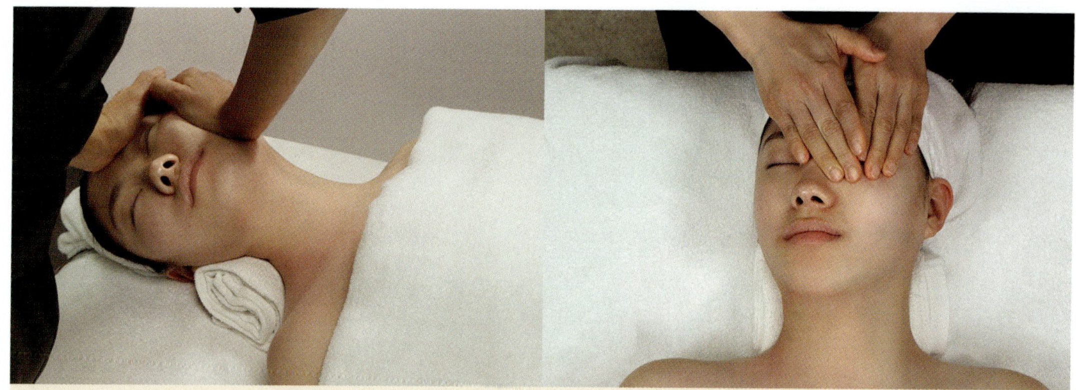

8. 측면 리프팅: 광대측면, 측두, 눈가를 쓸어주며 끌어올린다.

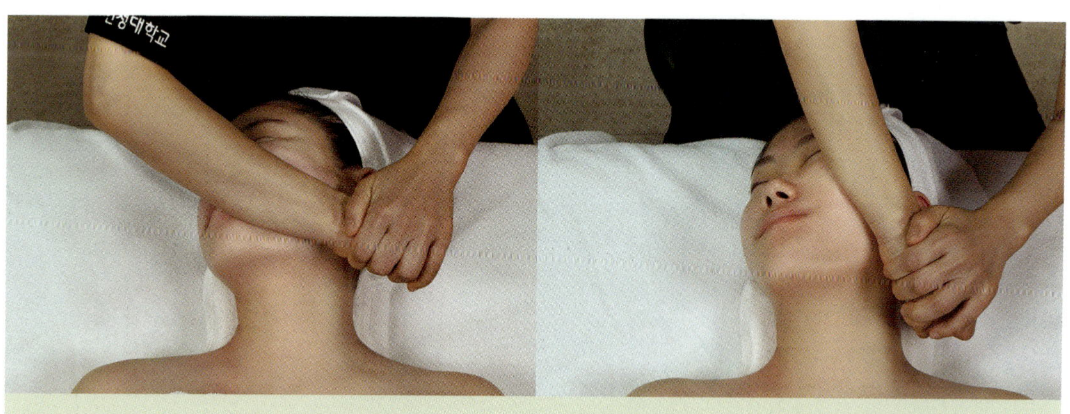

9. 전완부위를 이용하여 볼, 턱을 끌어올린다.

[얼굴관리]

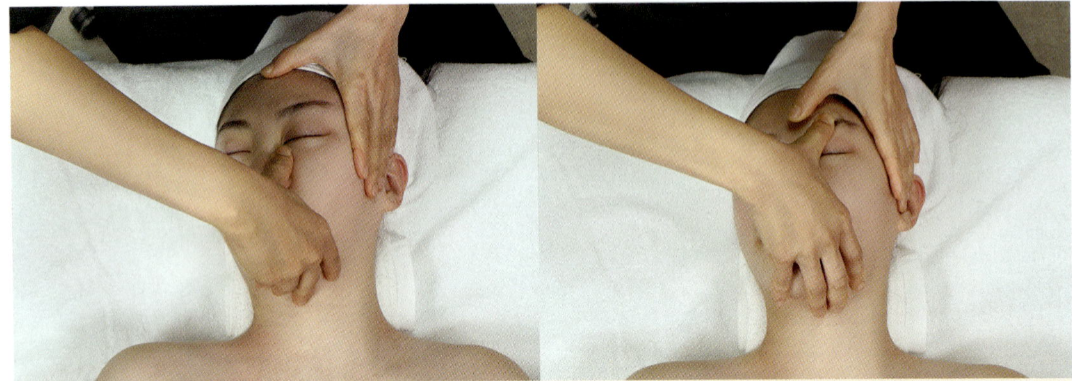

10. 코옆(영향혈)과 눈썹(찬죽혈)을 지긋이 압박한다. 반대쪽 동일하게 실시

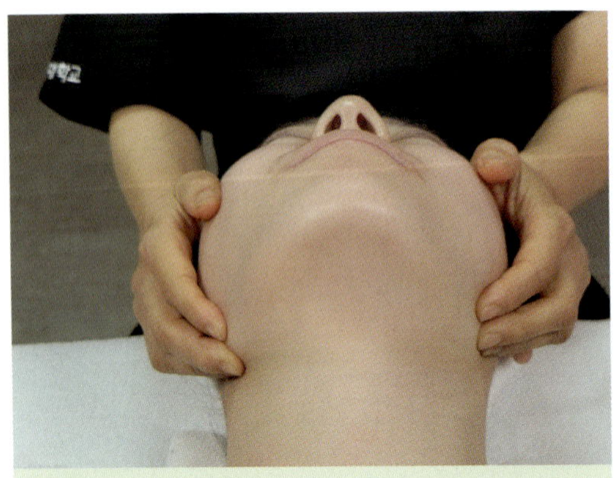

11. 얼굴정면에서 턱라인 쓸어준다.

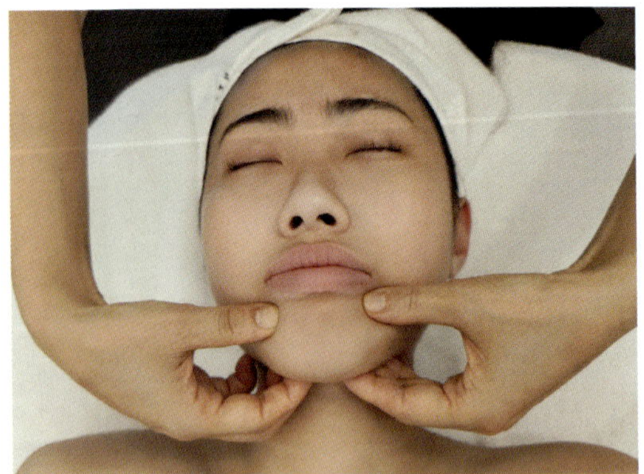

12. 엄지로 지긋이 입꼬리근육(구각하체근)을 지긋한 압으로 풀어준다.

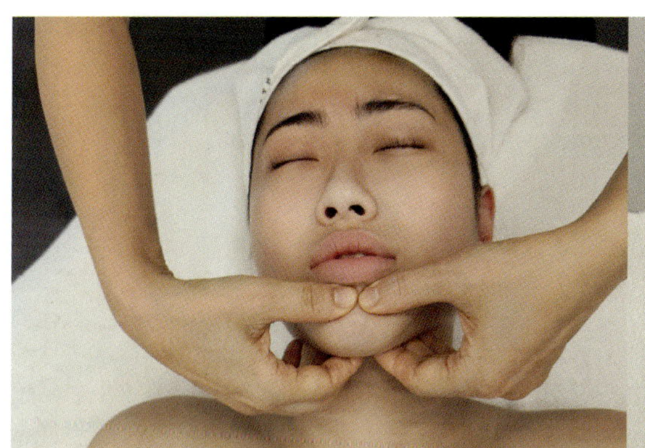

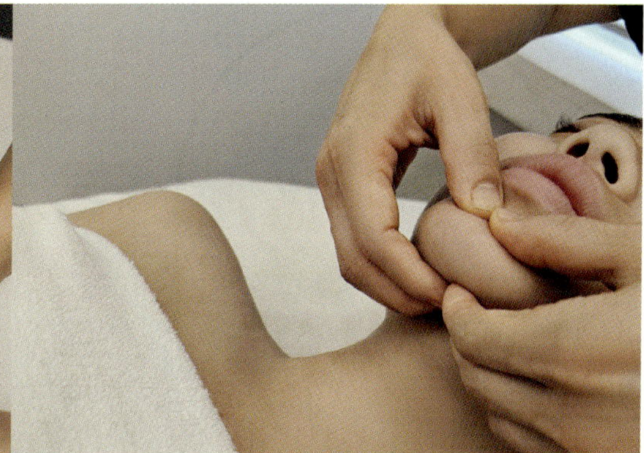

13. 입주변 구륜근을 스트레칭 하듯 풀어준다.

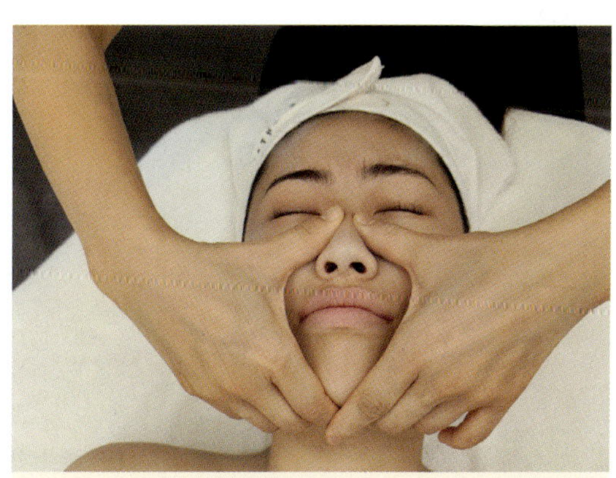

14. 코 옆라인을 지긋이 압한다.

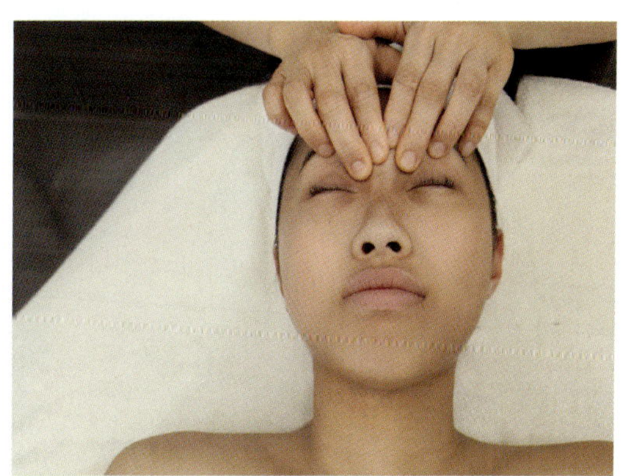

15. 눈썹 앞머리와 미간을 강하게 압을주며 스트로킹 (쓸어준다)한다.

[얼굴관리]

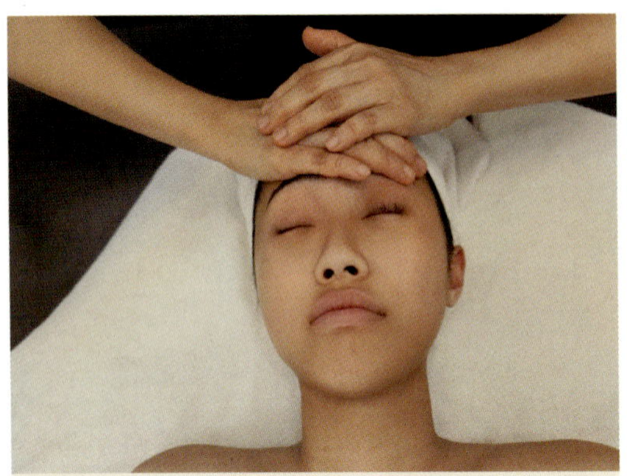

16. 이마를 아래에서 헤어라인쪽으로 끌어올려준다.

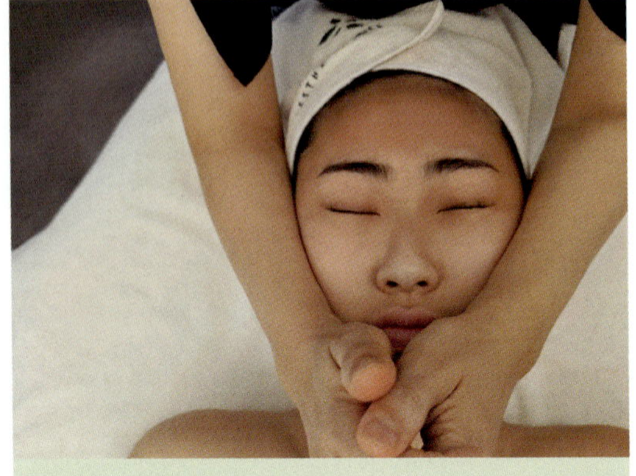

17. 양팔의 전완근을 이용해 얼굴측면을 천천히 압박 하면서 끌어올려 주고 마무리한다.

[이중턱 관리]

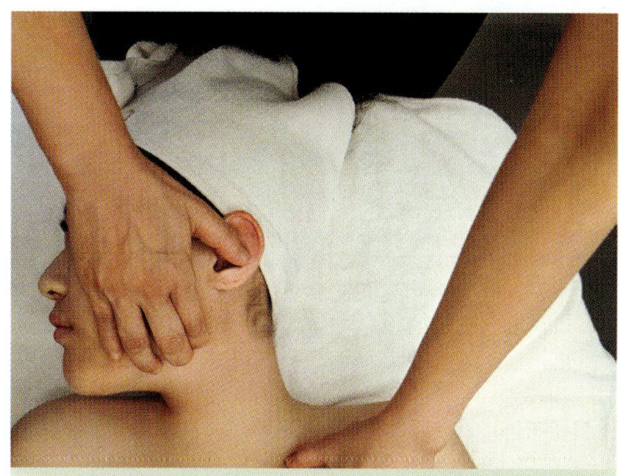

흉쇄유돌근/사각근 스트레칭 : 턱과 쇄골 라인을 고정한 상태에서 스트레칭한다.

[구강점막 관리]

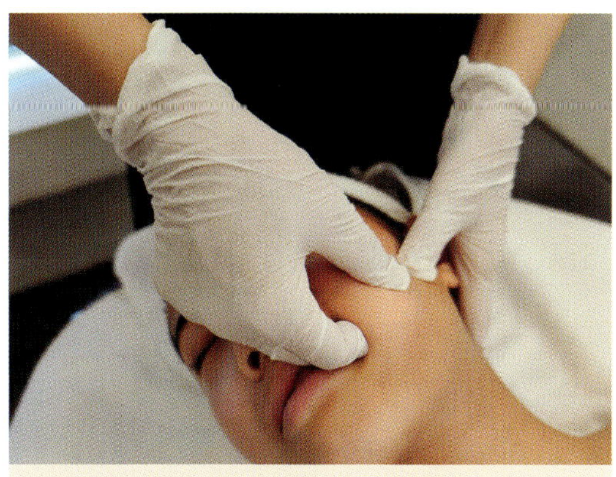

구강안쪽 익돌근을 모지를 이용하여 압박하여 풀어주고 구강 전체를 가볍게 문지른다.

CHAPTER 04

등 성형테라피

1. 등 관리 시 사용되는 근육

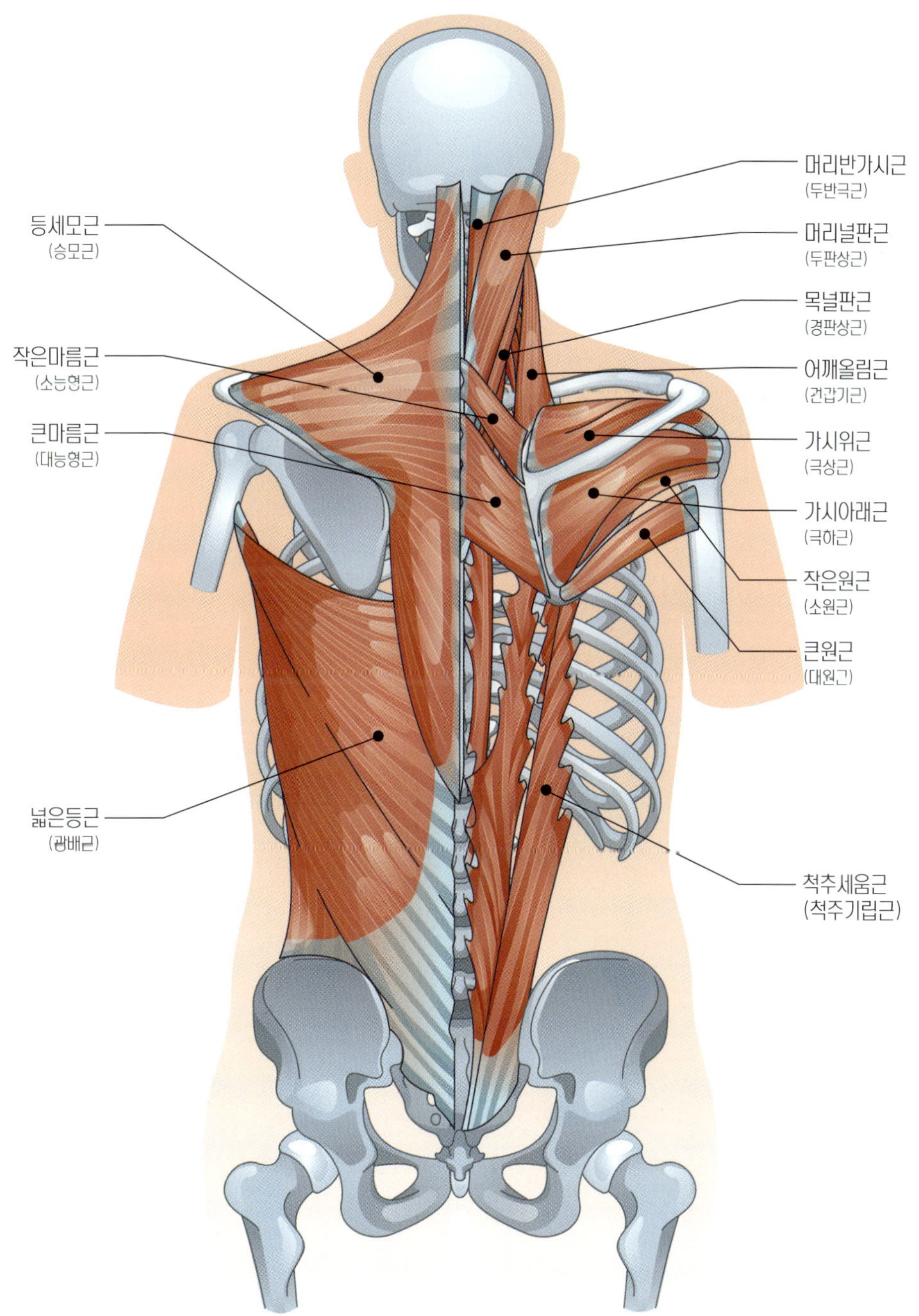

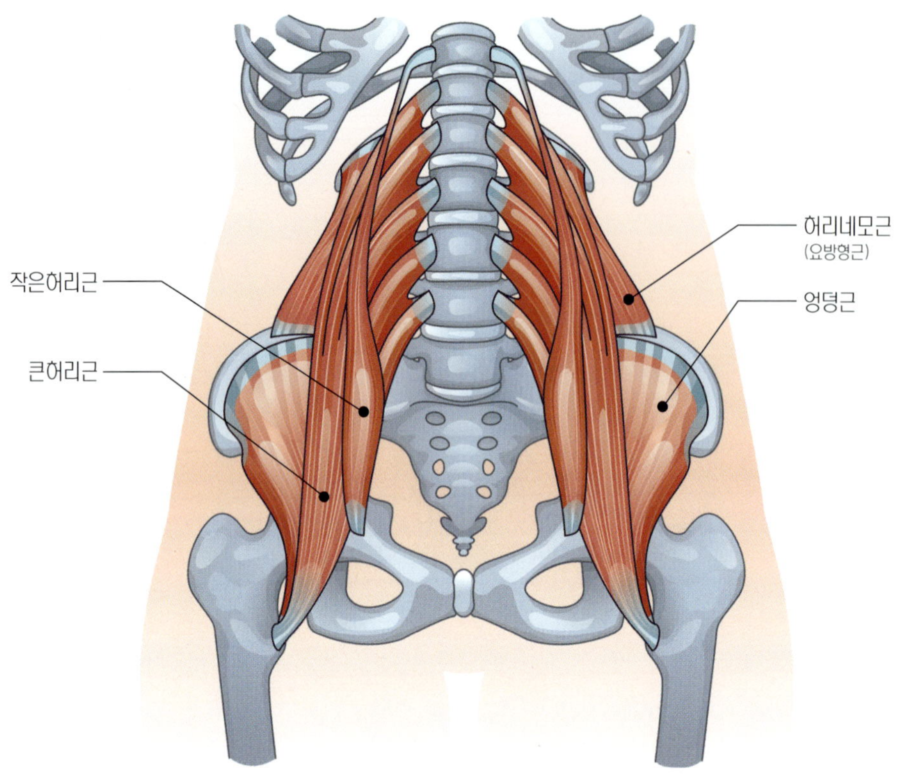
허리네모근
(요방형근)
작은허리근
엉덩근
큰허리근

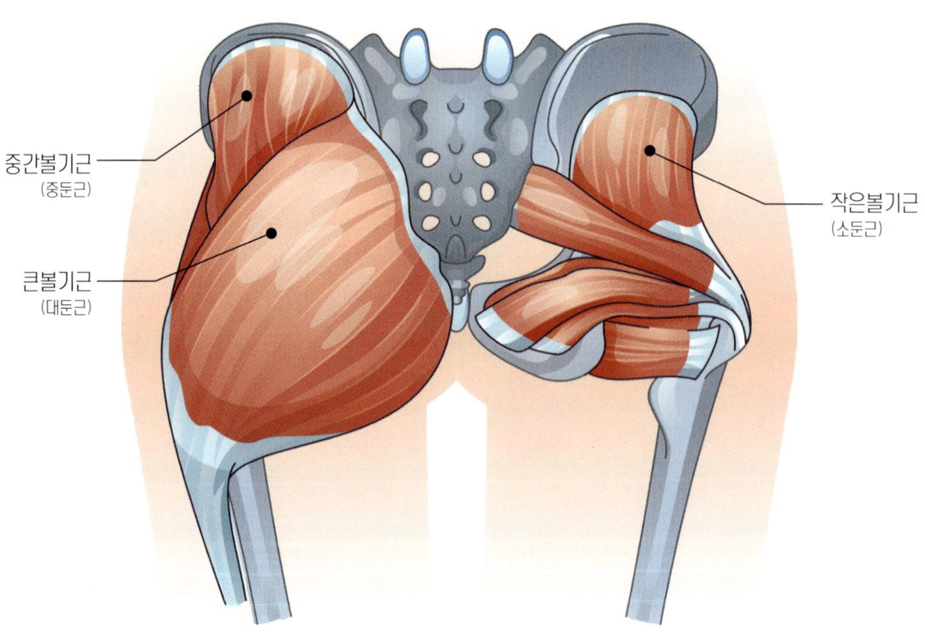
중간볼기근
(중둔근)
작은볼기근
(소둔근)
큰볼기근
(대둔근)

1) 등세모근(승모근, Trapezius)

등세모근(승모근)은 중력에 저항하는 옷걸이 근육이라고도 하는데, 무거운 옷과 가방에 의해 받는 압력으로도 손상을 입을 수 있는 근육에서 유래하였다. 목과 가슴 뒤쪽의 표층에 위치한 삼각형의 넓고 편평한 근육으로, 면적이 매우 넓어 상부, 중부, 하부로 구성되어 있다. 주로 어깨를 들어올리고 내리는 기능을 한다.

등세모근 상부의 뻣뻣하고 죄는 듯한 불편한 감각과 통증은 목과 어깨의 통증 중 가장 흔한 통증이다. 상부의 문제는 관자놀이 주변에 편두통을 유발하고 깨물근 부위에 아래턱 통증을 일으키기도 한다. 상부 통증의 주된 원인은 목에 지속적으로 높은 하중이 가해지고 강한 수축이 요구되는 나쁜 자세 때문이다.

등세모근 중부의 문제는 어깨의 통증으로 나타나는데, 주로 무거운 가방을 들거나 가속된 하중으로 통증이 유발된다.

하부의 문제는 어깨통증으로 나타나는데, 주로 지나친 피로로 어깨뭉침이 나타나고 통증으로 표현된다.

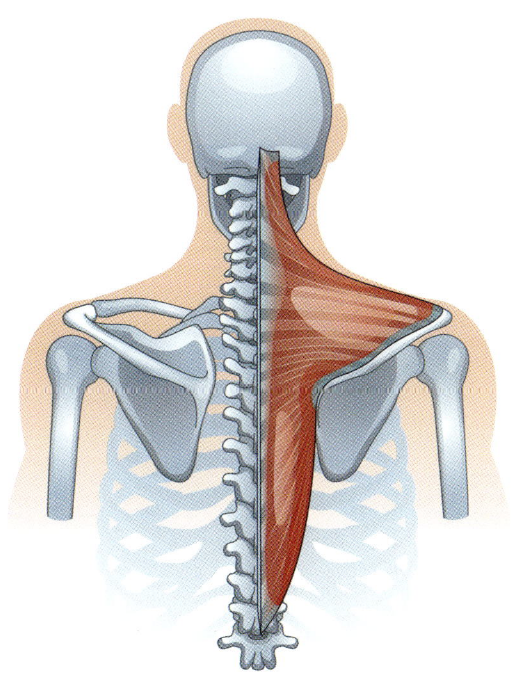

또한 등세모근 통증은 사회 심리적 요인들과 깊은 연관이 있다. 직장에서 받는 육체적인 긴장과 피로, 스트레스 등 여러 요인들이 승모근 상부 통증을 유발하며, 또한 통증을 악화시키는 요인이 된다.

등세모근은 자세와도 깊은 관련이 있다. 어깨를 앞으로 모은 둥근어깨(round shoulder) 자세와 상체를 앞으로 숙인 자세의 지속적인 유지도 승모근의 중간부와 하부에 이완성 긴장과 과부하를 일으키므로 통증을 유발한다. 따라서 장시간의 스마트폰 사용이 목과 어깨 통증의 원인이 되기도 한다.

기시부(origin)	뒤통수뼈의 상항선과 제1경추에서부터 제 12흉추의 가시돌기
종지부(insertion)	쇄골의 외측부, 견갑골의 견봉과 견갑근의 위쪽 모서리

2) 뒤통수밑근(후두하근, Suboccipital Muscle)

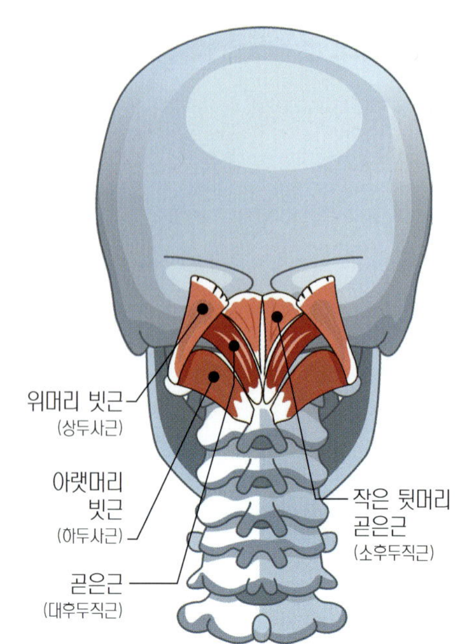

뒤통수밑근(후두하근)은 두통을 유발하는 근육으로 알려져 있으며, 최근 들어 휴대폰이나 컴퓨터를 장시간 들여다 보거나, 과도한 업무나 스트레스로 인해 자주 나타나는 통증의 원인이 되는 근육이다.

뒤통수밑근은 큰 뒷머리 곧은근(대후두직근, Rectus Capitis posterior Major), 작은 뒷머리 곧은근(소후두직근, Rectus Capitis posterior Minor), 위머리 빗근(상두사근, Obliquus Capitis Superior), 아랫머리 빗근(하두사근, Obliquus Capitis Inferior)의 4개의 근육으로 구성되어 있다. 주로 목을 움직일 때 사용되는 근육이며, 턱관절과도 연결되어 있다. 머리를 굽히거나 펴는 동작과 머리를 회전하는 동작 등으로 머리의 가동성을 높이고 두개골을 안정화시키는 중요한 역할도 하고 있다.

뒤통수밑근의 경직되어 있으면 목을 지나는 혈관이 눌려 두통이 유발되는데, 거북목이나 일자목, 라운드숄더 등의 자세는 후두하근이 단축되어 통증을 유발한다. 평소 머리가 무겁고 뒷목이 뻐근한 증상으로 나타나고, 두통이 눈과 이마까지 통증으로 이어지는 경우가 있다. 또한 베개를 사용할 경우 머리의 무게에 눌려 두통을 유발해 숙면을 취할 수 없게 만들기도 한다. 따라서 평소 바른 자세를 유지하는 것이 매우 중요하다.

곧은근 (대후두직근)	기시부(origin)	후두의 하항선(아래 목덜미)의 외측면, 호후두직근의 외측
	종지부(insertion)	제2경추의 극돌기(가시돌기)
작은 뒷머리 곧은근 (소후두직근)	기시부(origin)	후두골의 하항선의 내측
	종지부(insertion)	제1경추의 극돌기
뒤목갈비근 (후사각근)	기시부(origin)	후두의 상, 하항선 사이에 약간 외측
	종지부(insertion)	제1경추의 횡돌기(가로돌기)
아랫머리 빗근 (하두사근)	기시부(origin)	제1경추의 횡돌기
	종지부(insertion)	제2경추의 극돌기

3) 머리널판근(두판상근, Splenius Capitis), 목널판근(경판상근, Splenius Cervicis)

널판근(판상근)은 승모근 아래에 위치하는 얇은 판 모양의 근육으로, 목이 뻣뻣해서 생기는 두통과 관련이 깊다. 널판근은 머리널판근(두판상근)과 목널판근(경판상근)의 2개의 근육으로 구성되어 있다. 머리널판근은 V자 모양으로 목뒤에 분포하고, 꼭지돌기(유양돌기)에 부착되어 있으며, 목널판근은 경추의 가로돌기(횡돌기)에 부착해 있다. 널판근은 주로 목을 옆으로 회전시킬 때 사용하는 근육이다.

널판근의 이상은 교통사고시 강한 충격으로 목의 통증이 느껴지는 부위이기도 하다. 널판근의 손상은 여러 통증을 유발하는데, 특히 뒷목, 두개골, 눈의 통증이 느껴지는 경우 널판근의 문제일 수 있다. 머리널판근의 문제는 머릿속과 눈뒤까지 빠질 것 같은 쑤심증상을 유발하고, 뒤통수의 두피가 경직되며, 안구운동과 관련된 근육의 긴장이 발생하고, 안압이 높아진 것 같은 눈의 뻐근한 증상이 나타나며 시야도 흐려진다.

목널판근의 문제는 목을 회전할 때 통증을 유발한다. 널판근은 피로에 많이 노출되는 근육으로 두통과 관계가 깊으며, 널판근 하나만의 문제가 아니라, 어깨올림근(견갑거근)과 동시에 통증을 유발하는 것이 일반적이다. 주로 목과 어깨가 만나는 부위에 뻐근한 증상으로 나타난다. 장시간 운전하거나 책을 볼 때 눈이 피로한 것은 목널판근과 관련이 있다고 할 수 있다.

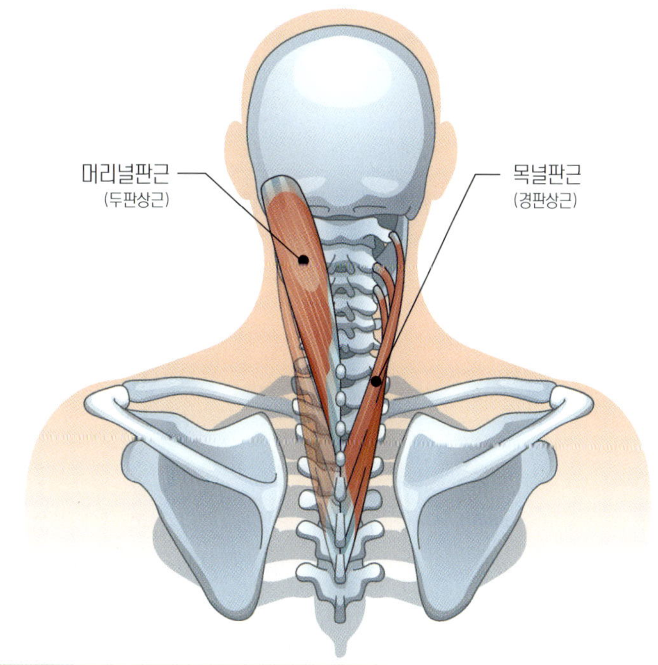

머리널판근(두판상근)	기시부(origin)	C7~T3 가시돌기와 항인대
	종지부(insertion)	꼭지돌기(유양돌기)와 뒤통수뼈(후두골) 외측

목널판근(경판상근)	기시부(origin)	T3~T6 가시돌기
	종지부(insertion)	C1~C3 가시돌기

4) 머리반가시근(두반극근, Semispinalis Capitis)

머리반가시근(두반극근)은 승모근 아래 위치한 굵은 근육으로 목 뒤쪽에서 힘줄과 합류하여 넓은 근육으로 분포되어 있다. 주로 머리를 뒤로 젖히고 돌리는 기능을 한다. 머리반가시근에 문제가 있을 경우 목을 젖히기 힘들거나 뒤통수로 저릿한 통증이 생기고, 뒷목의 뻐근한 통증이나 손 저림을 유발한다.

기시부(origin)	C3~T6의 가로돌기
종지부(insertion)	뒤통수뼈(후두골)의 상항선과 하항선 사이

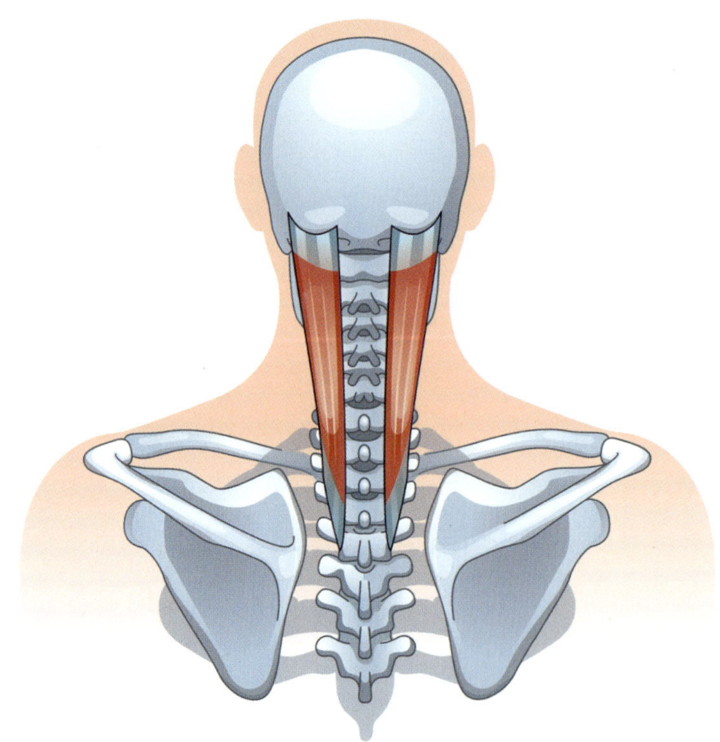

5) 어깨올림근(견갑거근, Lavator Scapulae)

어깨올림근(견갑거근)은 등세모근(승모근) 아래에서 어깨뼈(견갑골)와 척주를 잇는 근육으로, 등세모근과 더불어 목과 어깨에 많은 통증을 유발하는 근육이다. 주로 어깨뼈를 위로 들어올리는 역할을 하며, 어깨뼈가 고정된 상태에서는 목의 회전에 관여한다. 특히 등세모근 위쪽으로 함께 작동하여 어깨를 움츠리거나 물건을 들 때 어깨뼈를 들어 올리는 역할을 한다.

무거운 가방이나 짐을 운반할 때 가장 손상받는 근육으로, 한쪽 어깨를 많이 사용하거나, 한쪽 귀로 전화를 자주 받는 사람에게 어깨올림근의 문제가 자주 발생한다. 어깨올림근의 이상은 어깨뼈 내측과 어깨 뒤쪽에서 통증을 유발한다.

기시부(origin)	뒤통수뼈의 상항선과 제1경추에서부터 제 12흉추의 가시돌기
종지부(insertion)	쇄골의 외측부, 견갑골의 견봉과 견갑근의 위쪽 모서리

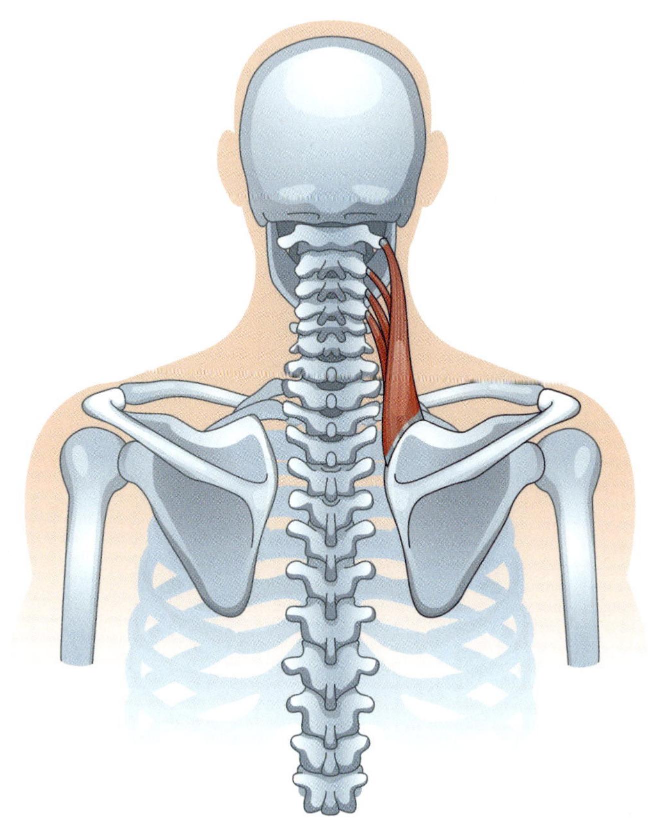

6) 척추세움근(척주기립근, Erector Spinae Muscle)

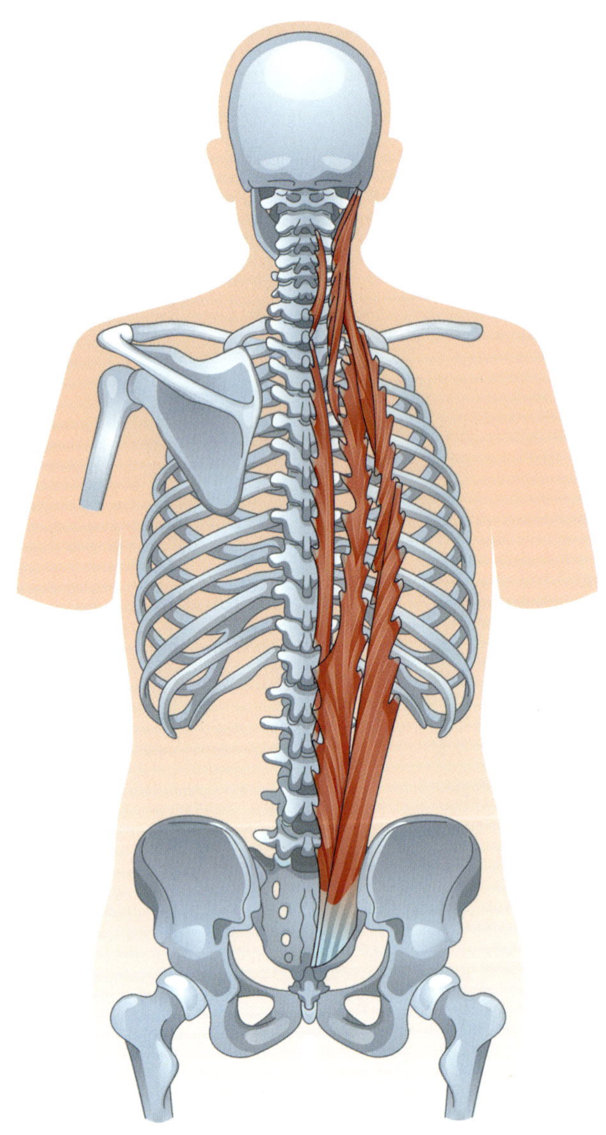

척추세움근(척주기립근)은 허리에 붙어있는 근육으로, 몸을 바로 세우는 중요한 근육이다. 몸의 기둥역할을 하여 '자세유지근' 이라고도 한다. 허리를 펴고 움직일 수 있도록 조절해주고, 척주를 옆으로 굽히도록 도와주는 근육이다. 등 표층의 승모근과 허리 표층의 광배근 아래에 위치하며, 척주 양 옆에서 상하로 능선을 이루는 큰 근육군이다.

척주세움근은 가시근(극근), 가장긴근(등최장근), 엉덩갈비근(장늑근)의 3개의 근육으로 구성된다. 척주세움근은 우리 몸이 바로 선 상태에서나 굴곡과 신전 또는 측굴에서 중요한 역할을 한다. 또한 우리 몸의 자세를 바르게 하거나 운동을 원활하게 하는 데 매우 중요하게 작용한다. 그래서 균형 잡히지 못한 상태에서 무거운 것을 들거나 갑작스러운 불수의적인 동작은 척주 기립근의 손상을 초래할 수 있다.

척주세움근은 자세를 바르게 하고 운동을 원활히 하도록 하는 작용을 한다. 균형잡지 못한 상태에서 무거운 것을 들거나 갑작스러운 몸의 운동으로 척주세움근에 문제가 생길 수 있다. 문제가 생길 경우 주로 허리통증과 엉덩이 통증으로 나타나며 걷거나 앉거나 계단오르기 등의 일상적인 활동을 어렵게 만든다.

기시부(origin)	뒤통수뼈부터 엉치뼈, 엉덩뼈의 가시돌기, 가로돌기, 갈비뼈
종지부(insertion)	뒤통수뼈부터 엉치뼈, 엉덩뼈의 가시돌기, 가로돌기, 갈비뼈

7) 넓은등근(광배근)

넓은등근(광배근)은 우리 몸의 가장 큰 근육 중 하나로, '노젓는 근육', '이소룡 옆구리 근육', '날다람쥐 근육' 등으로 불린다. 허리 부위의 표층에 삼각형으로 넓게 분포하고 있어, 주로 팔을 당기는 강한 힘을 내거나 뒷짐질 때 많이 사용하고, 매달려 오르거나 무거운 물건을 들어올릴 때 팔에 작용하는 근육이다. 이처럼 일상생활에서 많이 사용되는 근육으로 등산, 수영, 걷기, 달리기 등의 운동에 사용되는 근육이기도 하다.

넓은등근은 상체를 안정시키고 팔의 운동과 관계가 깊다. 어깨와 팔의 움직임을 도와 올바른 자세를 유지하도록 해준다.

넓은등근의 이상은 허리보다 옆구리 통증을 유발하고, 앉은 자세에서 갑자기 몸통을 회전할 때도 통증이 나타날 수 있다. 책상에 오래 앉아 있거나 엎드려 잠을 자는 습관을 가진 사람에게서 통증이 자주 나타난다.

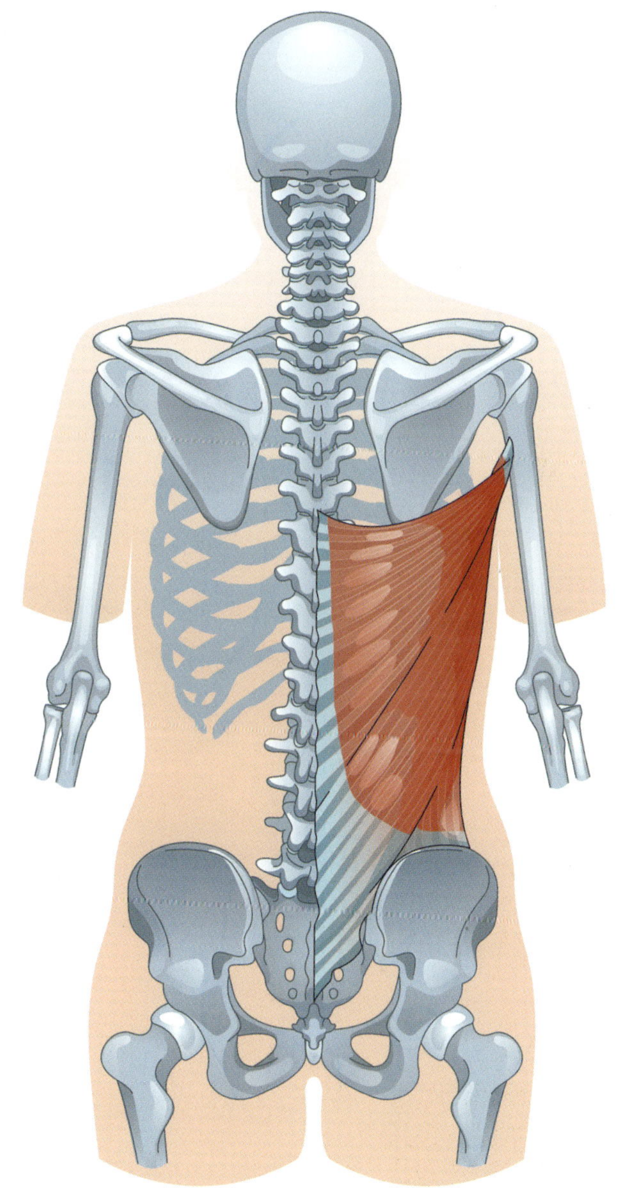

기시부(origin)	T7~L5의 가시돌기, 엉치뼈의 뒤쪽면, 골반능 및 10~12번째 갈비뼈
종지부(insertion)	위팔뼈의 결절간구의 안쪽

8) 큰마름근(대능형근), 작은마름근(소능형근)

마름근(능형근)은 등의 통증과 관련이 깊은 근육으로, 큰마름근(대능형근)과 작은마름근(소능형근)으로 구분할 수 있다. 큰마름근은 등세모근(승모근) 아래에 있는 마름모형 근육으로, 작은마름근 아래에 위치해 있다. 큰마름근은 작은마름근보다 두 배 정도 넓은 면적을 가지지만, 두께는 더 얇은 편이다.

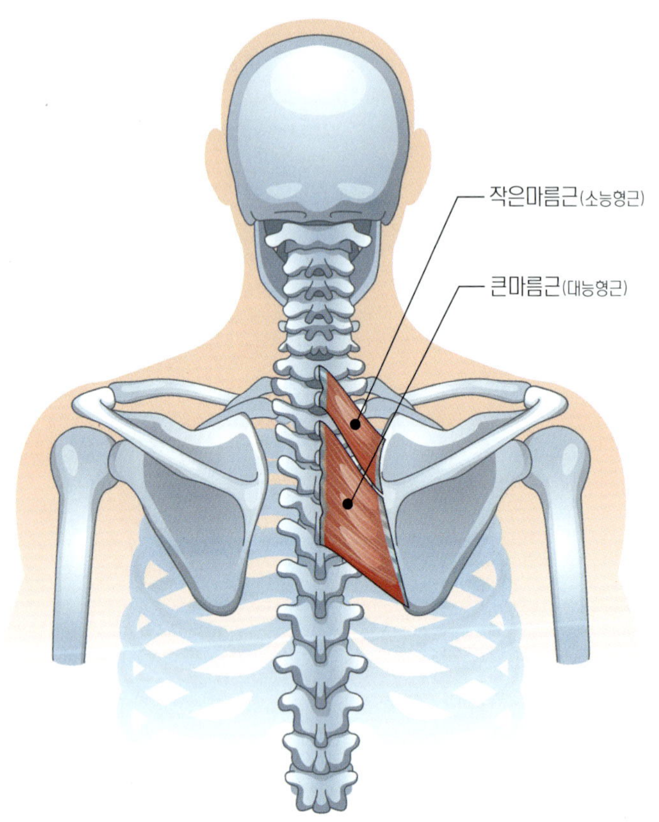

마름근은 주로 어깨뼈를 모아주고 들어올리는 역할을 하며, 어깨뼈가 몸통에 고정되도록 하는 역할을 하는 근육이다.

마름근의 이상은 주로 어깨 통증이나 팔저림으로 나타난다. 한 가지 자세를 오래 유지하거나 긴장된 상태를 오래 유지할 경우 손상받는 근육이다. 주로 구부정한 자세로 장시간 모니터를 들여다 볼 때나 골프나 배드민턴, 탁구 등의 운동을 하고 난 후 통증이 잘 생기며, 어깨뼈와 척주세움근 사이에 담이 든 것 같은 통증이 집중되서 나타난다.

큰마름근 (대능형근)	기시부(origin)	T2~T5 가시돌기
	종지부(insertion)	어깨뼈극과 어깨뼈하각 사이의 어깨뼈 척추연

작은마름근 (소능형근)	기시부(origin)	C7~T1 가시돌기
	종지부(insertion)	어깨뼈극

9) 가시위근(극상근)

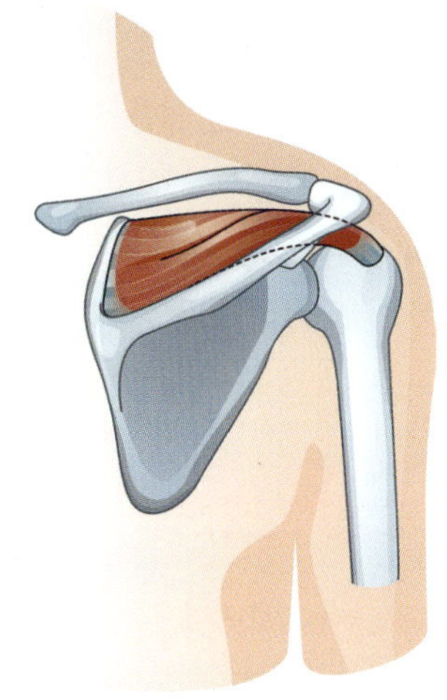

어깨의 움직임과 안정성에 중요한 역할을 하는 근육을 묶어 '회전근'이라고 한다. 회전근은 가시위근(극상근), 가시아래근(극하근), 작은원근(소원근), 어깨밑근(견갑하근)으로 구성되어 있다. 어깨관절의 문제가 생기고 통증이 생길 경우 단순히 어깨통증이 아니라 회전근이 파열되어 통증으로 나타나기도 한다. 회전근의 하나인 가시위근은 팔을 옆으로 들어올리는 기능을 하며 어깨관절을 고정하는 역할을 하는 근육이다. 가시위근에 문제가 생기는 경우는 팔을 올린 채 오래 일을 하거나, 장시간 컴퓨터를 사용하면 통증이 유발된다. 통증부위는 어깨세모근의 중부에 깊숙한 쑤심통증으로 나타나고, 머리빗기, 면도, 칫솔질 등 팔을 살짝 들어올리는 동작이 어려워 진다. 통증은 묵직한 통증의 형태로 나타나 야간에 심한 통증으로 잠을 이루기 어렵게 만들기도 한다. 무거운 물체를 팔로 옮길 때나 산책시 개가 갑자기 줄을 끌어당길 때 손상되기도 한다.

기시부(origin)	어깨뼈의 가시위오목
종지부(insertion)	위팔뼈의 대결절

10) 가시아래근(극하근)

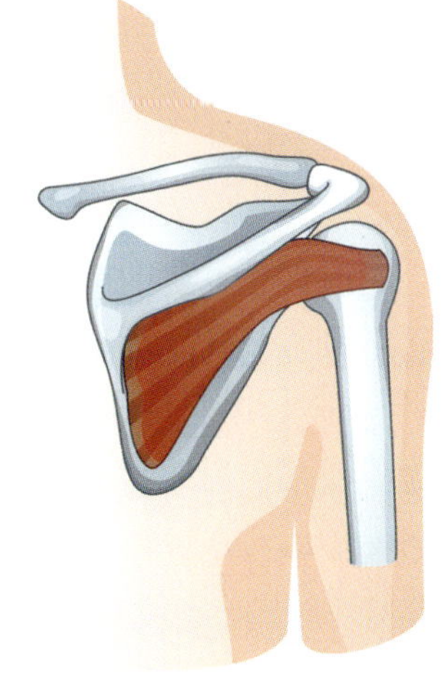

회전근의 하나인 가시아래근(극하근)은 어깨관절(견관절)의 회전을 담당하고 있으며, 어깨 관절염을 진단하고 치료할 때 확인하는 근육 중 하나이다. 가시아래오목의 대부분을 차지하며 위팔뼈(상완골)의 큰결절 가운데 부분에 닿는다.

상완골 머리를 어깨뼈 접시오목 안쪽에 안정시키는 역할을 하며, 어깨관절을 바깥쪽으로 회전시키는 작용을 한다. 가시아래근에 문제가 있을 경우 어깨 앞쪽 깊숙한 곳에서 강한 통증이 느껴지며, 허리 뒤로 손이 돌아가지 않게 된다. 둥근어깨(round shoulder)의 경우 가시아래근이 항상 늘어나 있는 형태를 보인다. 통증은 어깨뼈 아래 부분에서 생겨 손의 엄지손가락까지 내려가 손가락통증까지 생길 수 있다.

기시부(origin)	어깨뼈의 가시아래오목
종지부(insertion)	위팔뼈 대결절

11) 큰원근(대원근)

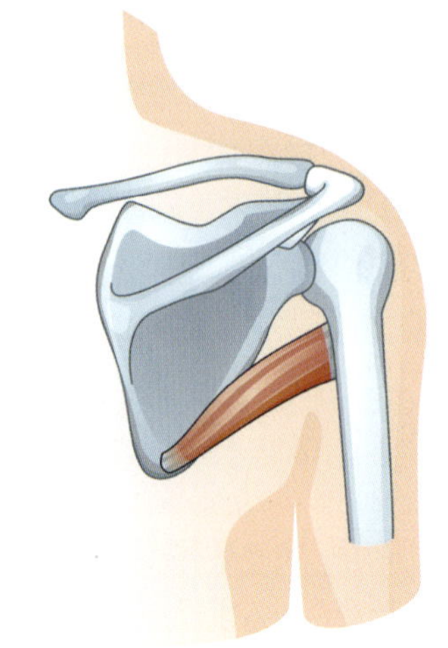

큰원근(대원근)은 어깨뼈 아래각에서 앞쪽 방향을 향하는 긴 원통형 모양의 근육이다. 등 위쪽과 어깨 부분에 위치하고 있으며, 팔을 뒤로 당기고 팔을 내회전시키는 기능을 한다. 다양한 상체 움직임을 하는 동안 신체에 안정성과 힘을 제공하기 위해 다른 근육과 함께 사용된다. 넓은등근(광배근)을 도와 팔을 움직일 때 사용된다.

큰원근의 문제는 주로 운동선수들이 부상을 입을 때 손상되는 근육으로, 팔을 앞으로 들어올릴 때 불편하며, 팔을 완전히 들어올릴 때 심한 통증을 느끼게 된다.

기시부(origin)	어깨뼈 하각의 액와연
종지부(insertion)	위팔의 소결절능

12) 작은원근(소원근)

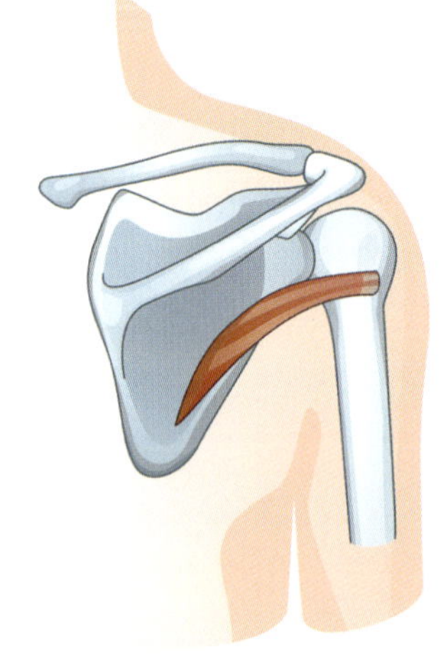

작은원근(소원근)은 회전근개 중 하나의 근육으로, 어깨뼈 측면에 가늘고 긴 모양으로 위치하고 있다. 가시아래근(극하근)과 비슷한 기능을 갖고 있으며, 어깨관절의 바깥 회전을 보조해주는 기능을 한다. 팔을 몸에서 멀어지게 회전시키거나 팔을 움직이는 동안 위팔뼈를 안정시키고 어깨관절에서 위팔이 회전하는 것을 돕는 기능을 한다.

문제가 생기면 어깨 뒤쪽에서 통증이 느껴지며, 동전 크기만한 통증이 있어 '동전 통증'이라고 한다. 나쁜 자세와 습관이나 팔을 강하게 뒤로 뻗는 자세 등으로 통증이 유발되고, 오십견의 원인이 되기도 한다. 또한 과도한 근육사용이나 긴장으로 인해 문제가 생기며, 주로 어깨통증으로 나타난다.

기시부(origin)	어깨뼈의 액와연
종지부(insertion)	위팔뼈 대결절

13) 허리네모근(요방형근, Quadratus Lumbarum)

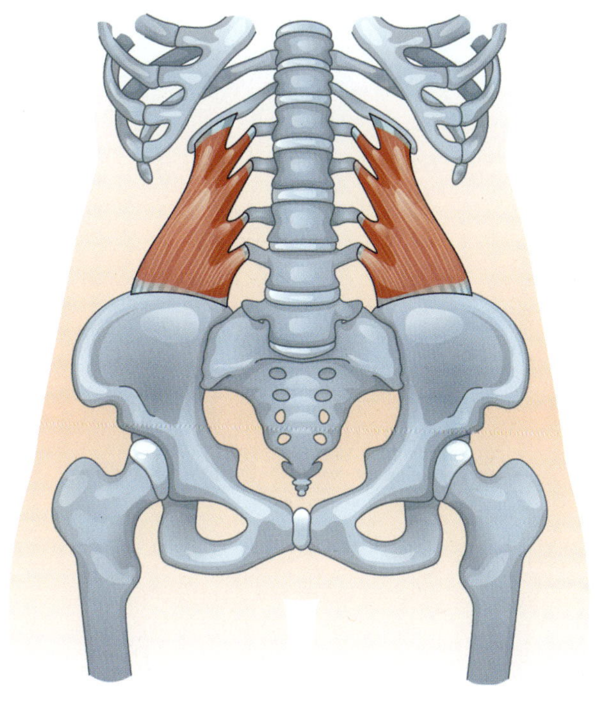

허리네모근(요방형근)은 허리 깊은 곳에서 늑골과 요추, 장골 사이를 잇는 사각형 모양의 근육이다. 허리네모근 한쪽만의 수축은 척주의 측굴을 일으키고, 양쪽 모두의 수축은 요추를 신전시킨다. 허리를 안정화시키는 중요한 근육으로 척주가 고정된 상태에서는 골반을 들어올리는 역할을 한다. 또한 요통을 일으키는 원인이 되기도 하는 근육이다.

허리네모근은 요통의 가장 흔한 원인 중 하나이다. 허리네모근은 걸을때마다 골반을 들어올리는 역할을 하기 때문에 문제가 생길 경우, 보행이 어렵게 된다. 문제는 의자에서 일어나거나 바닥에 있는 물건을 주울 때 주로 발생한다. 장기간 앉아 있는 자세 등으로 척주세움근이 약해진 상태에서는 허리네모근이 지속적으로 긴장하게 되므로 요통이 일어난다. 다리를 꼬고 앉는 습관이나 짝다리를 짚고 서있을 경우에도 허리네모근에 문제가 생길 수 있다. 이러한 자세들은 체중을 전방으로 옮기게 하므로 요추의 후만을 심하게 하고, 둥근 어깨를 동반한다. 심한 기침과 재채기에 의해서도 통증이 나타나고 아침에 심한 통증을 호소하는 경우가 많다. 누운 상태에서 돌아눕기 힘들게도 하고, 통증으로 인해서 동작이 매우 부자연스럽고 느리게 표현되기도 한다.

엉덩관절의 내전과 외전에서도 중간볼기근(중둔근)이 약해진 경우 허리네모근의 과긴장이 나타나며 이것 또한 요통 유발의 원인이다. 중간볼기근과 작은볼기근(소둔근)이 허리네모근의 방사통 부위이다. 여성은 생리때 허리네모근에 급성 긴장성 통증이 유발될 수 있다.

기시부(origin)	12번, 요추의 횡돌기
종지부(insertion)	장골능

14) 엉덩허리근(장요근, Iliopsoas)

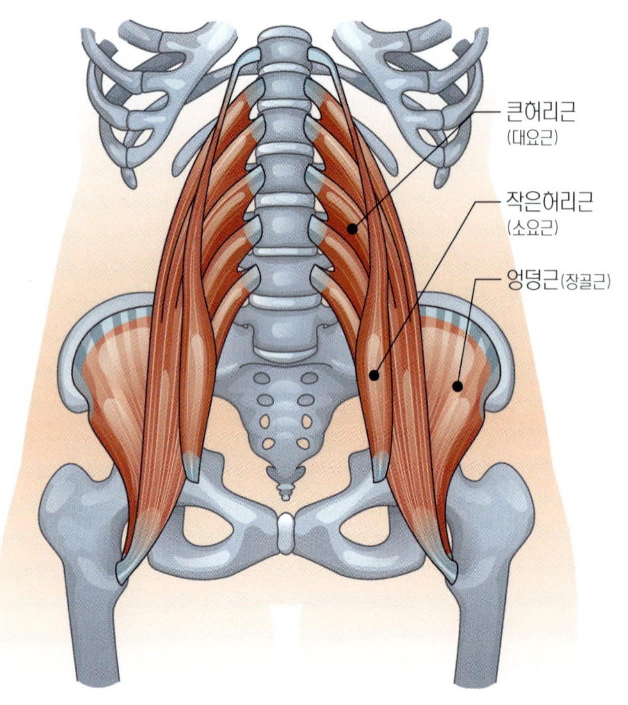

엉덩허리근(장요근)은 허리와 고관절에 주로 작용하여 몸의 중심을 잡는 근육으로, 직립자세를 유지하는데 중요한 근육이다. 엉덩허리근은 우리 몸에서 가장 강한 근육 중 하나로, 엉덩근(장골근)과 큰허리근(대요근), 작은허리근(소요근)을 합쳐 엉덩허리근이라고 한다.

엉덩허리근은 고관절 굴곡에 가장 강한 근육이며, 직립자세에서 골반의 안정성과 요추의 수직안정화에 도움을 주고, 걷기와 달리기에서 중요한 역할을 한다. 엉덩허리근은 주로 관절과 관련된 통증과 요통으로 많이 나타난다. 엉덩허리근의 통증은 고관절이 신전될 때(의자에서 일어나기 등) 더 심해지고, 고관절을 굴곡하는 상태에서는 완화되는 특징이 있다.

오래 앉아 있는 자세는 근육의 급성 과단축을 일으키고, 장시간 운전하거나 하이힐을 신고 있는 자세 등도 엉덩허리근의 단축을 일으키고 요추의 전만을 증가시키므로 허리에 통증이 유발된다. 근육의 긴장은 대퇴부나 서혜부의 통증, 음부의 통증, 비뇨생식기 질환을 유발하기도 해 골반 성장과 불임에도 영향을 주기도 한다. 엉덩허리근 중 작은허리근(소요근)은 전체 인구의 약 40%에서는 관찰되지 않는다.

엉덩근 (장골근)	기시부(origin)	T2~T5 가시돌기
	종지부(insertion)	어깨뼈극과 어깨뼈하각 사이의 어깨뼈 척추연

큰허리근 (대요근)	기시부(origin)	C7~T1 가시돌기
	종지부(insertion)	어깨뼈극

작은허리근 (소요근)	기시부(origin)	C7~T1 가시돌기
	종지부(insertion)	어깨뼈극

15) 큰볼기근(대둔근, Gluteus Maximus)

큰볼기근(대둔근)은 엉덩이의 가장 표층에 위치하고, 엉덩이와 허리에 걸쳐 분포한 두껍고 강한 근육이다. 엉덩이의 돌출부를 형성하는 근육으로 고관절을 신전시키는 가장 주된 근육이며, 인간이 직립할 수 있도록 하는 기능을 하며, 올바른 걸음걸이와 신체의 중심을 잡아주는 기능을 한다.

큰볼기근에 문제가 생기면 비정상적인 자세를 만들고 보행에 이상이 생긴다. 또한 큰볼기근이 단축되면 골반이 후방 경사되고 요추부의 만곡이 감소하여 일자 허리를 형성하게 된다. 딱딱한 곳에 앉아 있거나 경사진 곳을 걸어 올라갈 때 통증이 발생하기도 한다.

기시부(origin)	엉덩뼈후연, 엉덩뼈능선의 후상부, 엉치뼈 후외측면, 꼬리뼈외측면, 척주세움근의 건막, 엉치결절인대, 중간볼기근의 근막
종지부(insertion)	엉덩정강근막띠(장경인대), 넓적다리뼈의 큰돌기 외측면

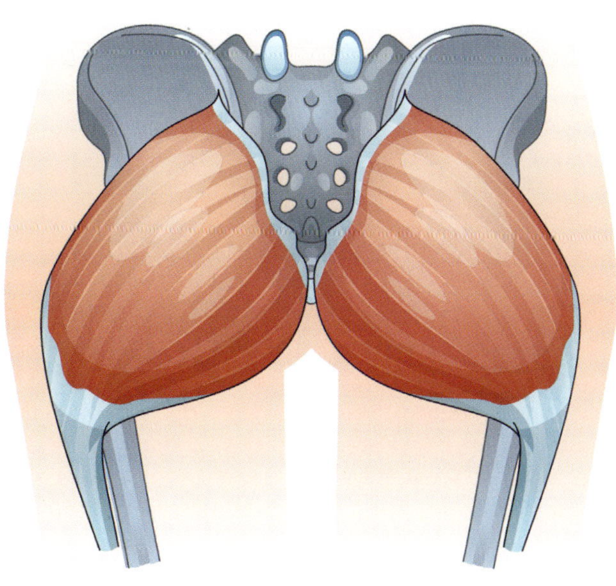

16) 중간볼기근(중둔근, Gluteus Medius)

중간볼기근(중둔근)은 큰볼기근 아래 깊은 곳에 위치하며, 장골 외측면에서 시작하여 대퇴골의 대전자에 정지하는 부채꼴 모양의 근육이다. 대퇴골을 외전시키고 골반의 좌우 균형을 유지하는 데 중요한 역할을 한다. 특히 한쪽 발이 지면에서 떨어진 상태에서 골반의 좌우 균형을 유지하려면 반대쪽 중간볼기근의 균형적인 수축이 필수적이다.

중간볼기근을 지나치게 사용하게 되면 통증으로 이어지게 된다. 앉았다 일어서기 동작을 자주 하거나 한가지 동작을 반복적으로 하면 근육의 피로감으로 허리의 통증으로 나타나기도 한다.

또한 보행시 통증을 유발하며, 골반을 상하로 움직이며 절름거리는 걸음을 걷게 한다. 통증은 엉덩이 부위는 물론 천골에 통증을 유발하며 대퇴의 외측과 후면으로 방사통이 나타난다.

기시부(origin)	엉덩뼈의 앞둔부근선과 뒤둔부근선 사이 바깥면
종지부(insertion)	대퇴골 대전자의 외측면

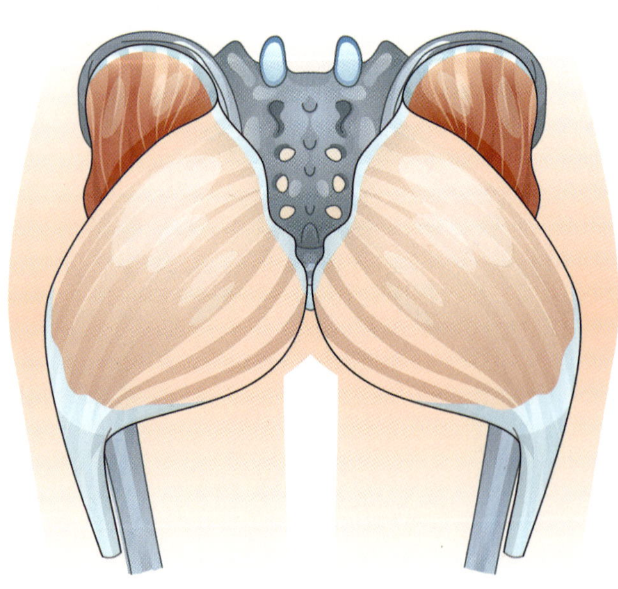

17) 작은볼기근(소둔근, Gluteus Minimus)

작은볼기근(소둔근)은 중간볼기근의 아래 깊은 곳에 위치하며, 중간볼기근 같이 장골 외측면에서 시작하여 대퇴골의 대전자에 정지한다. 작은볼기근은 운동과 작용 모두에서 중간볼기근의 협동근 역할로 고관절을 외전시키고, 걸음걸이에서 골반의 수평을 유지하는 역할을 수행한다. 작은볼기근의 통증은 넘어지거나, 반복적이고 만성적인 과부화, 장시간 운전, 뒷주머니에 지갑을 넣고 앉아 있을 때 나타나며, 좌골 신경통과 유사하게 통증과 저림이 하지로 나타난다.

기시부(origin)	엉덩뼈의 앞둔부근선과 아래둔부근선 사이 바깥면
종지부(insertion)	넙다리뼈 큰돌기 앞쪽

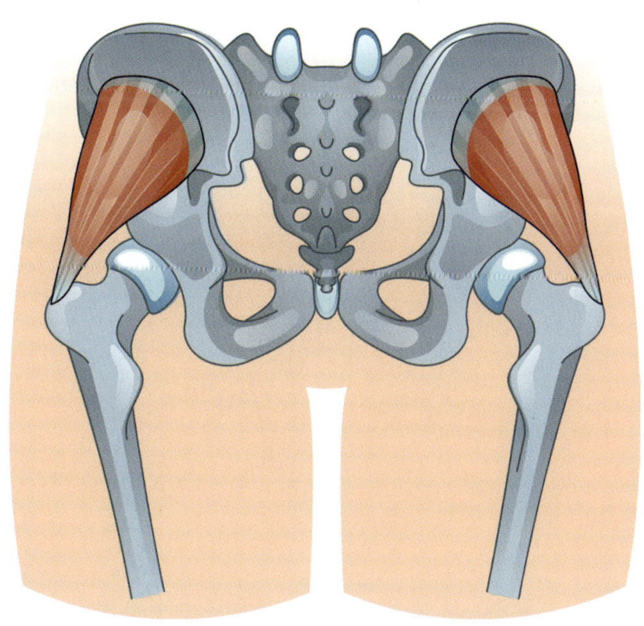

해당 근육에 색칠하시오.

a. 등세모근(승모근, Trapezius)

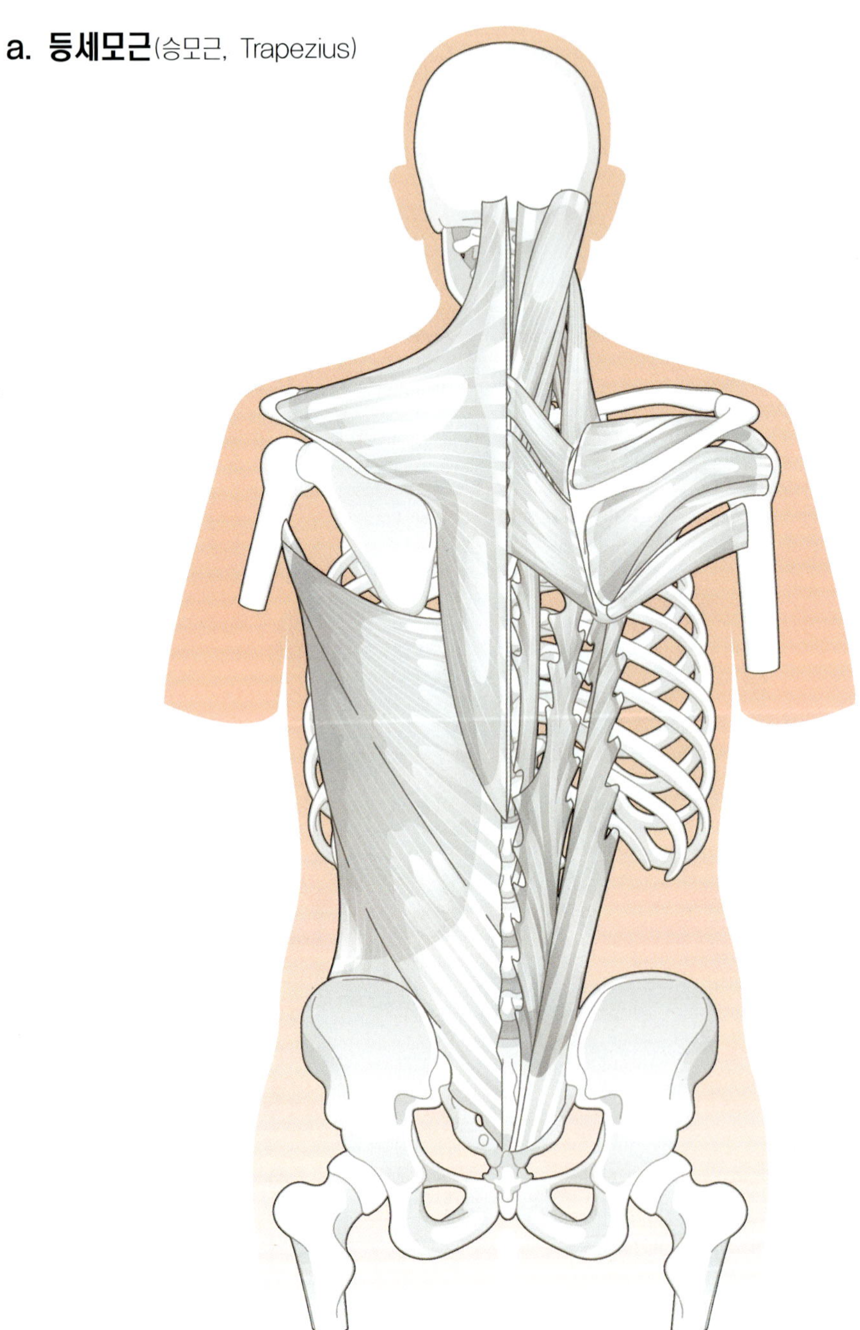

b. 머리널판근
(두판상근, Splenius Capitis)

c. 목널판근
(경판상근, Splenius Cervicis)

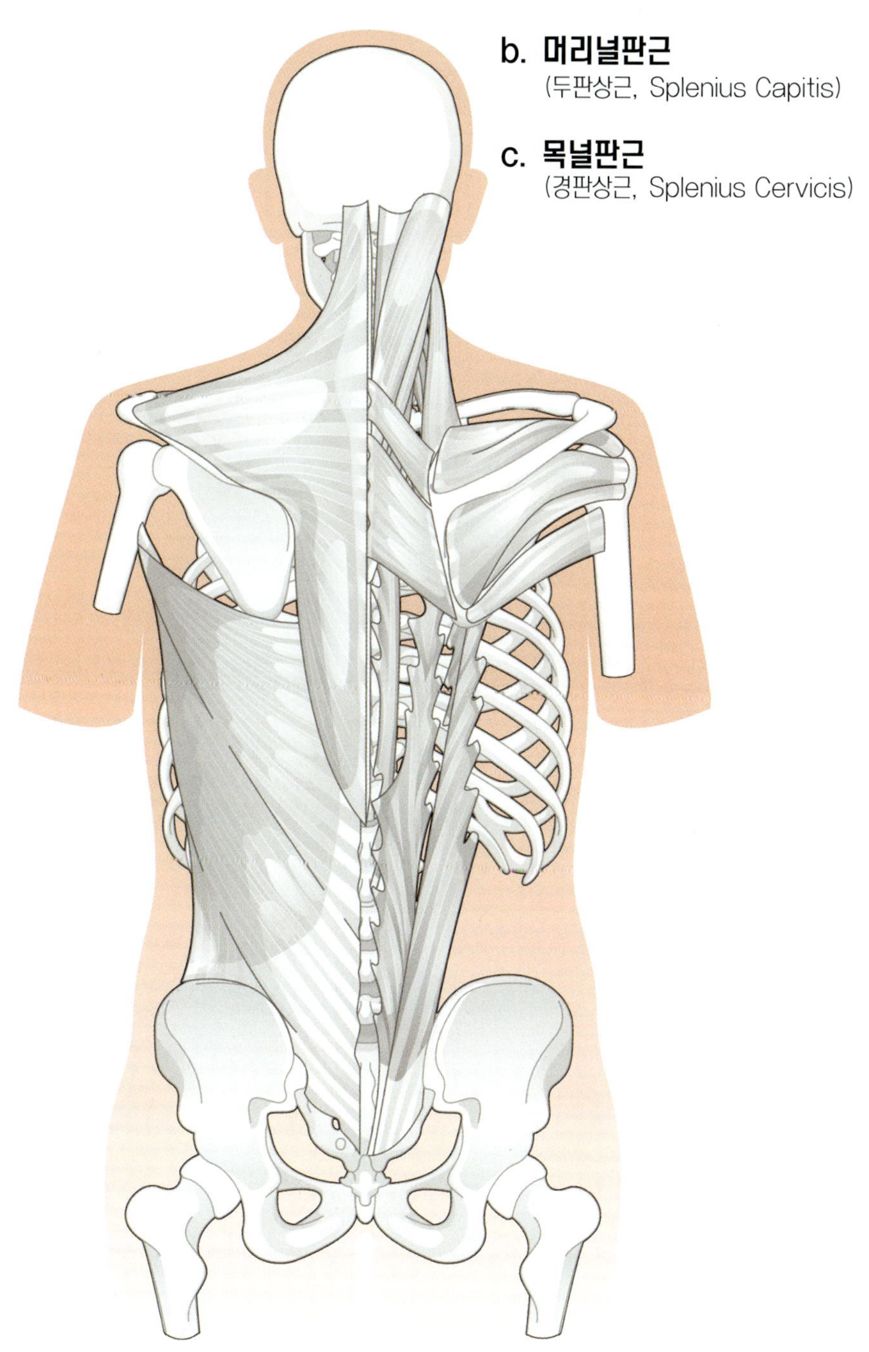

해당 근육에 색칠하시오.

d. 머리반가시근

(두반극근, Semispinalis Capitis)

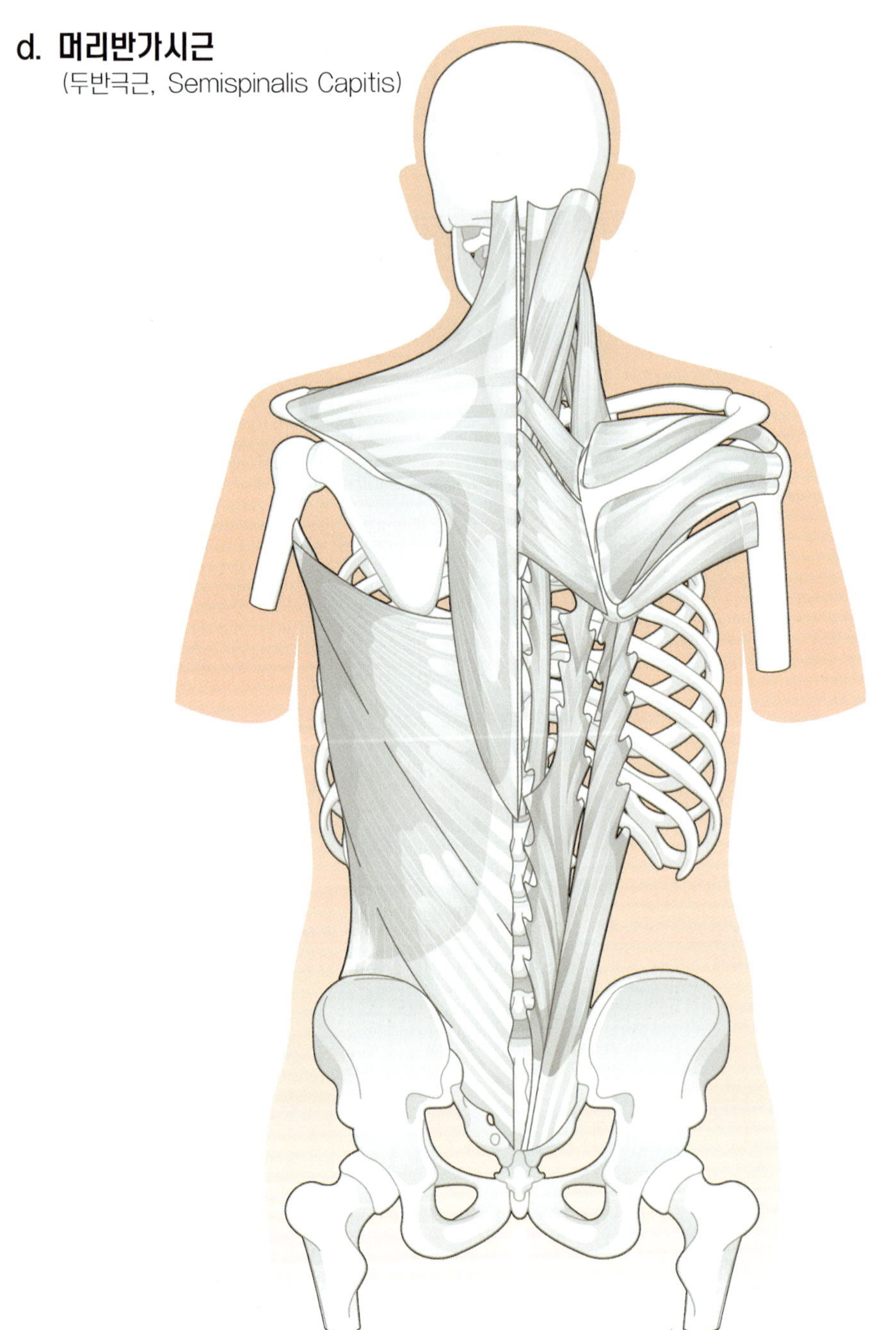

e. 어깨올림근

(견갑거근, Lavator Scapulae)

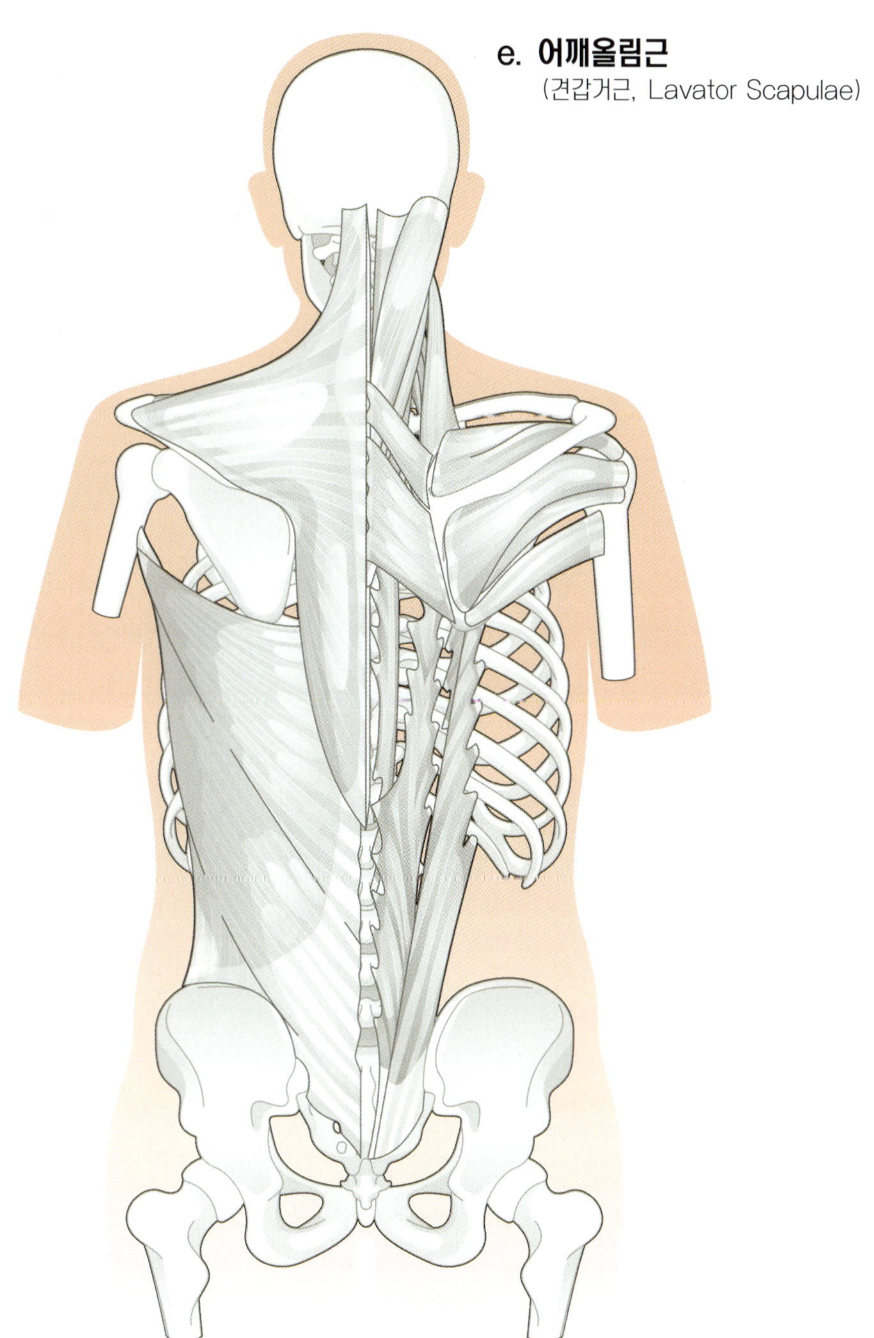

해당 근육에 색칠하시오.

f. 척추세움근
(척주기립근, Erector Spinae Muscle)

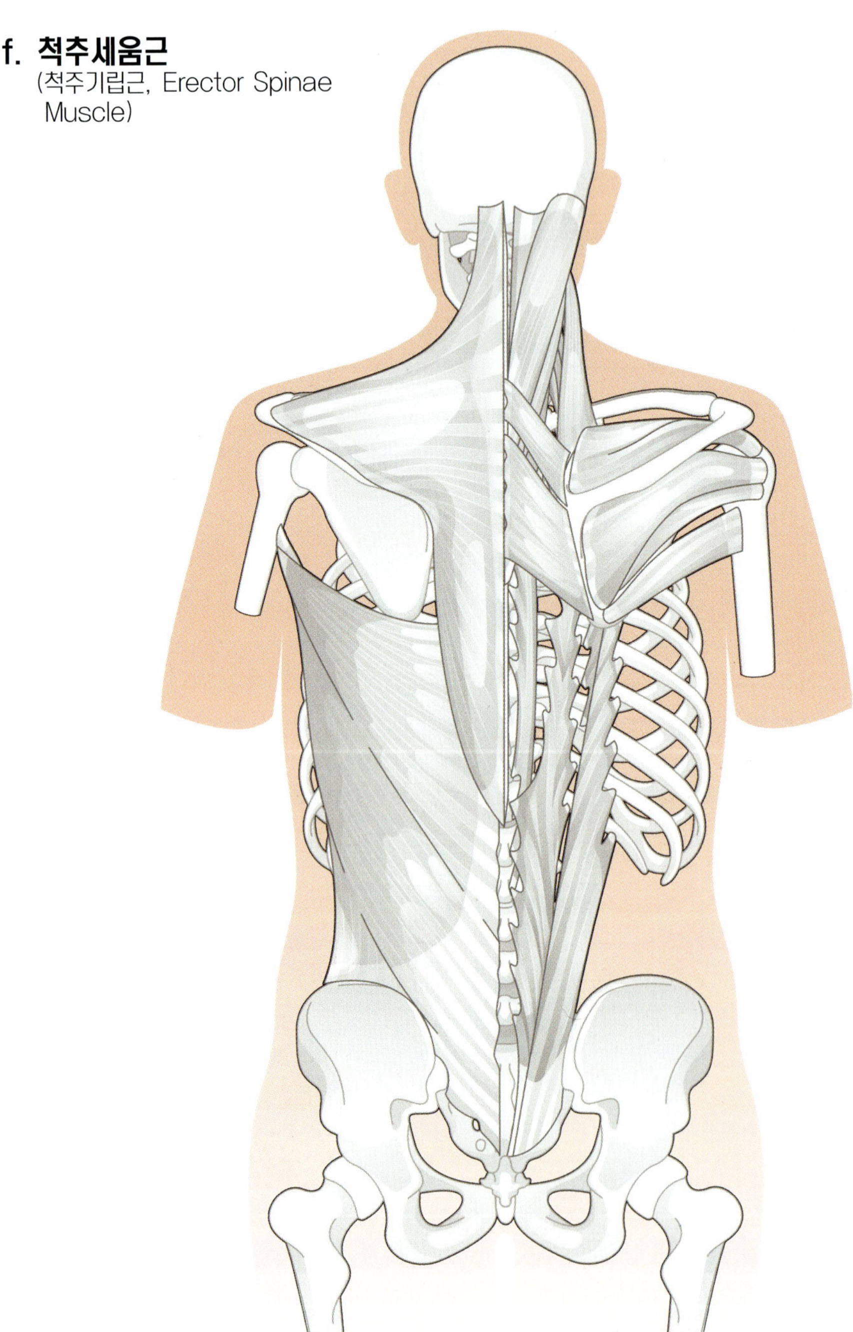

g. 넓은등근(광배근)

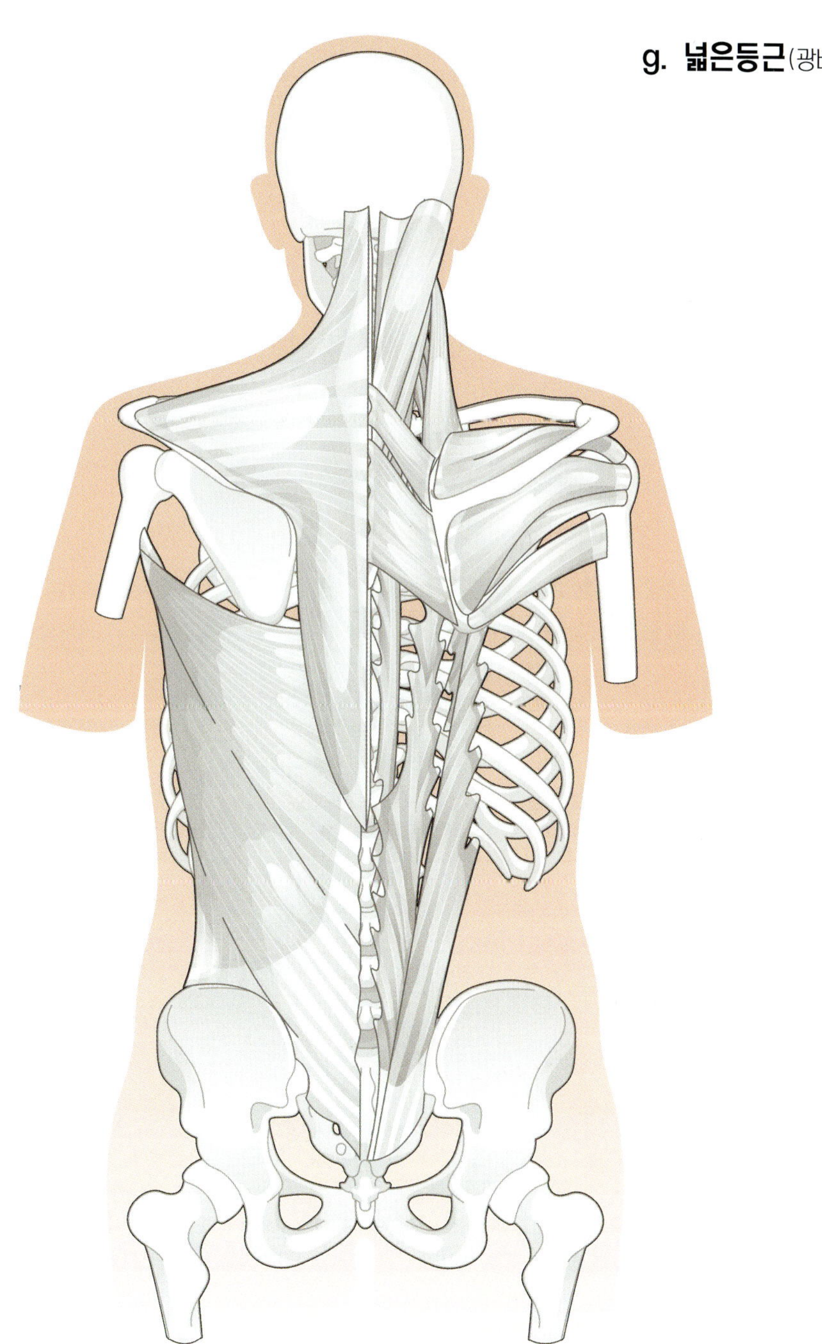

해당 근육에 색칠하시오.

h. 큰마름근(대능형근)

i. 작은마름근(소능형근)

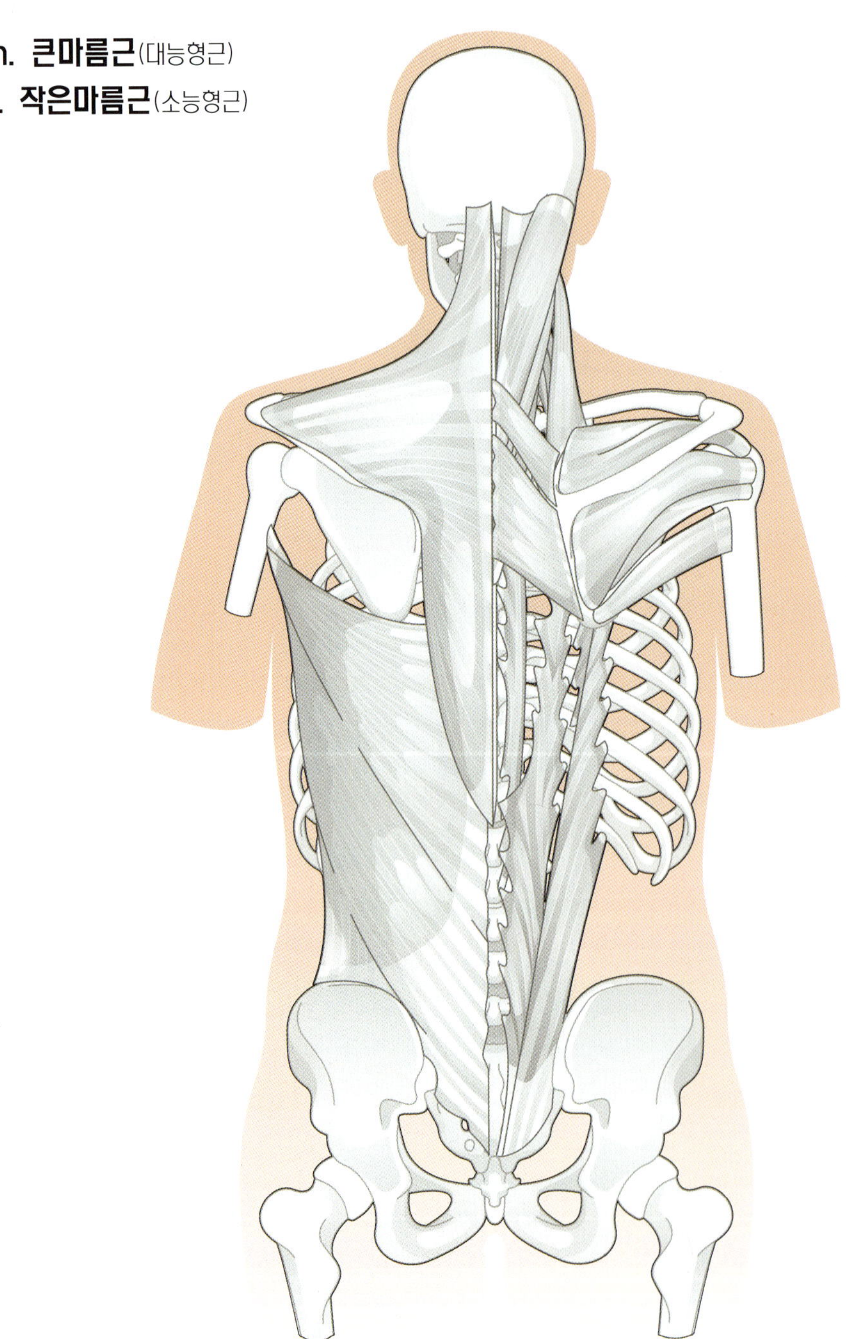

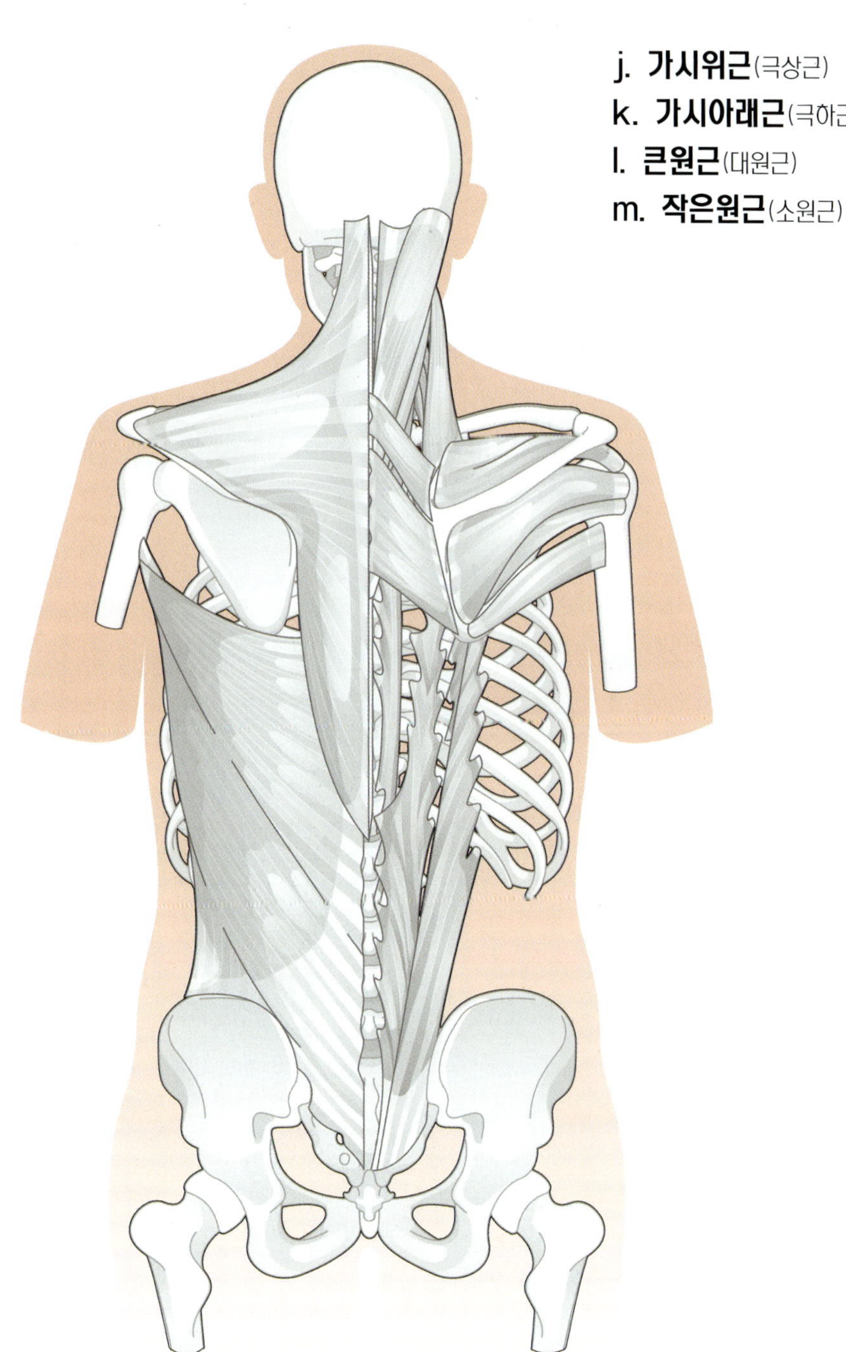
j. 가시위근(극상근)
k. 가시아래근(극하근)
l. 큰원근(대원근)
m. 작은원근(소원근)

해당 근육에 색칠하시오.

n. 허리네모근(요방형근, Quadratus Lumbarum)

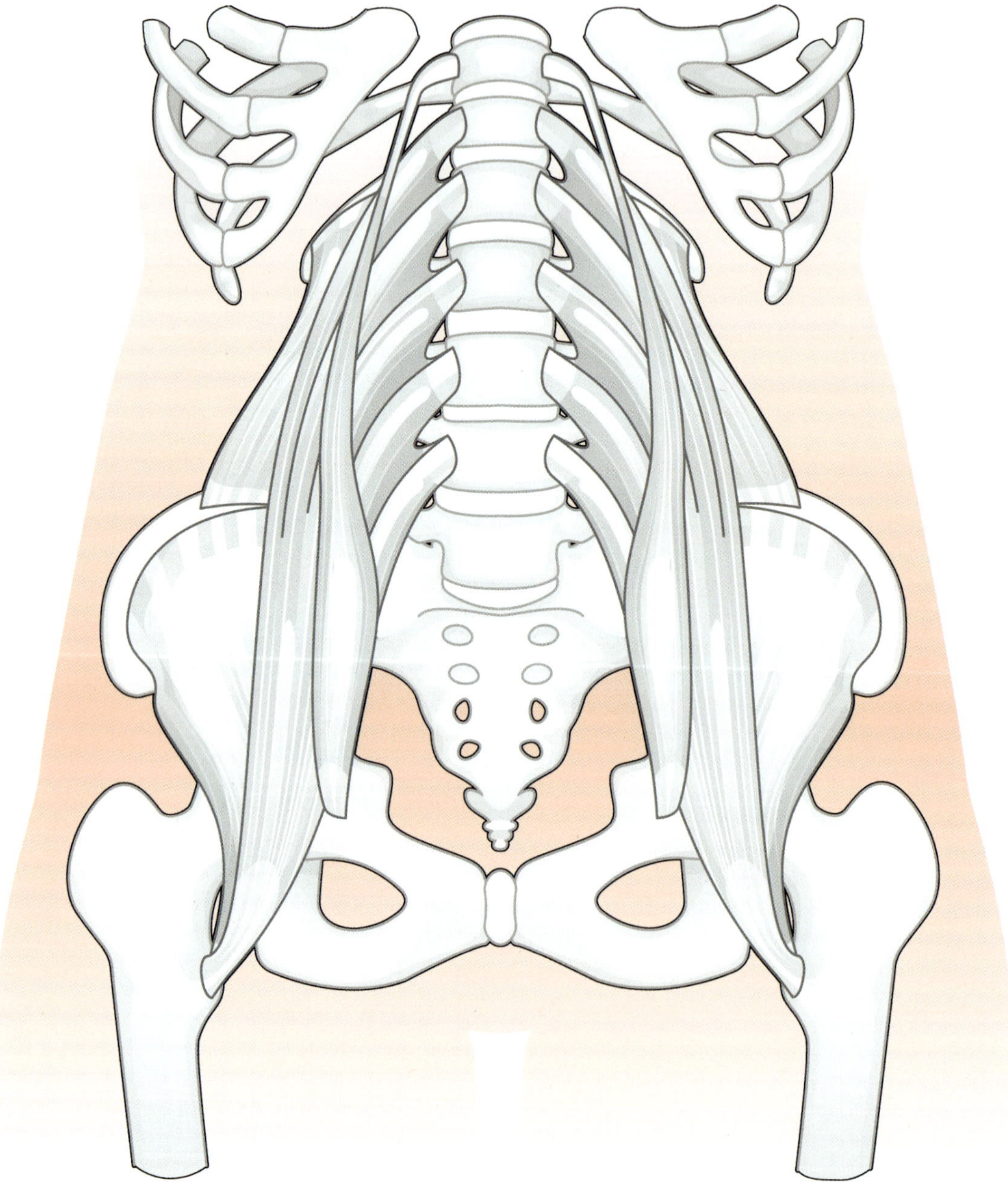

[엉덩허리근(장요근, Iliopsoas)**]**

o. 엉덩근(장골근)

p. 큰허리근(대요근)

q. 작은허리근(소요근)

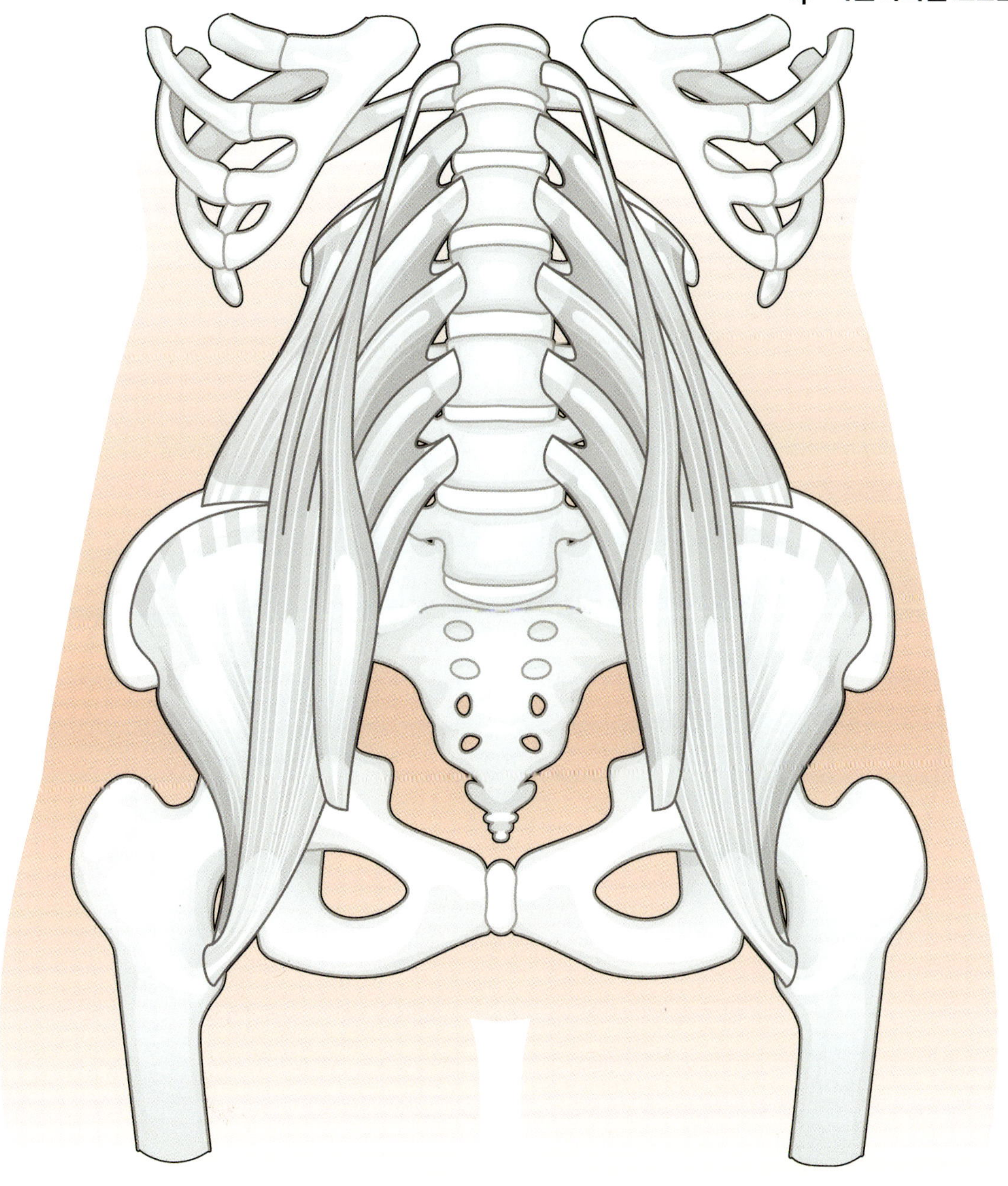

해당 근육에 색칠하시오.

r. 큰볼기근(대둔근, Gluteus Maximus)

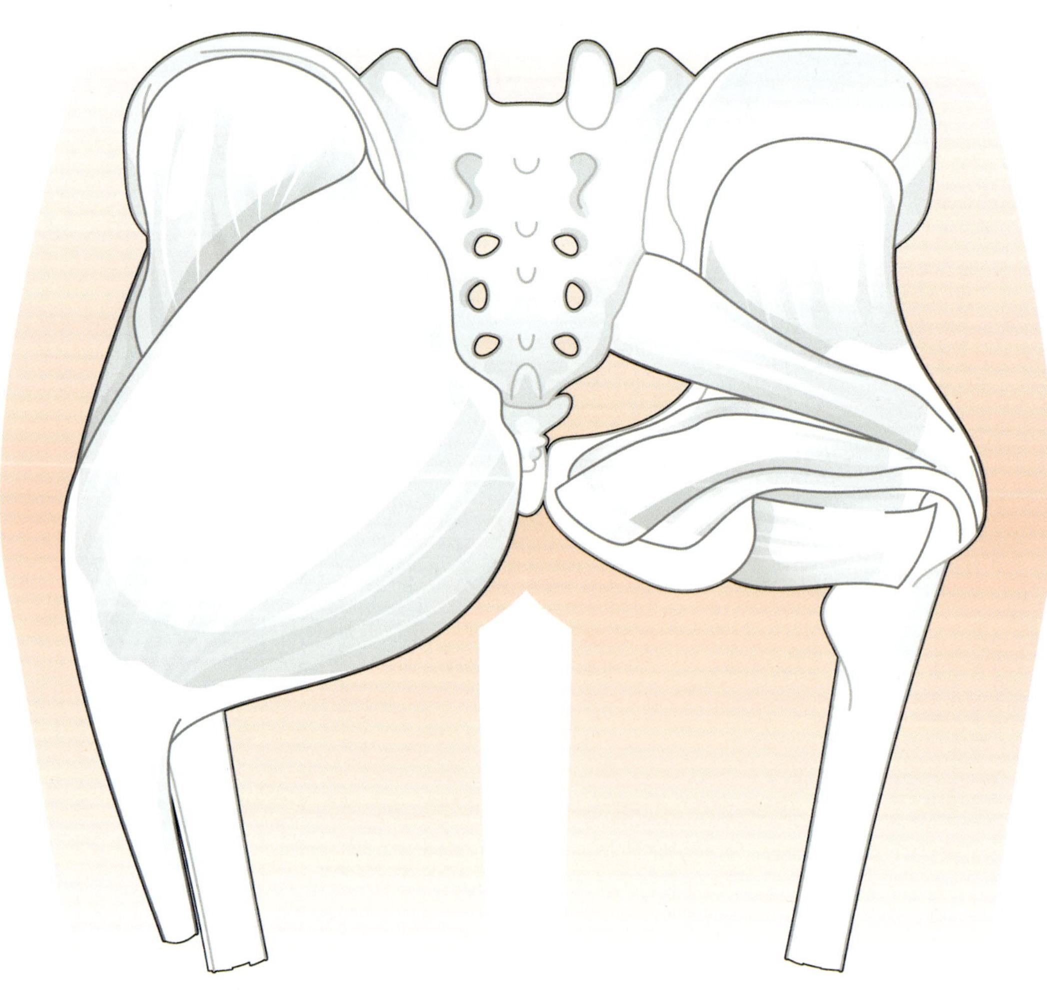

s. 중간볼기근(중둔근, Gluteus Medius)

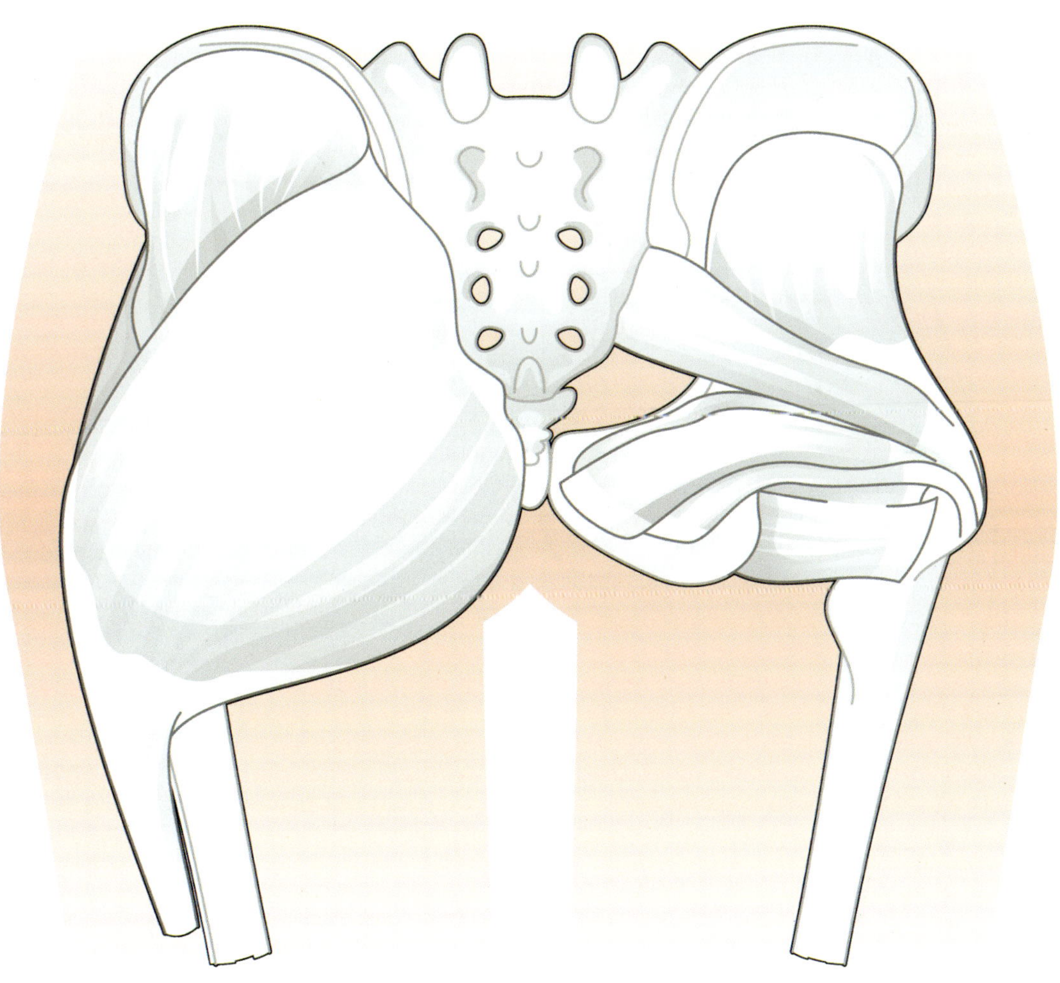

해당 근육에 색칠하시오.

t. 작은볼기근(소둔근, Gluteus Minimus)

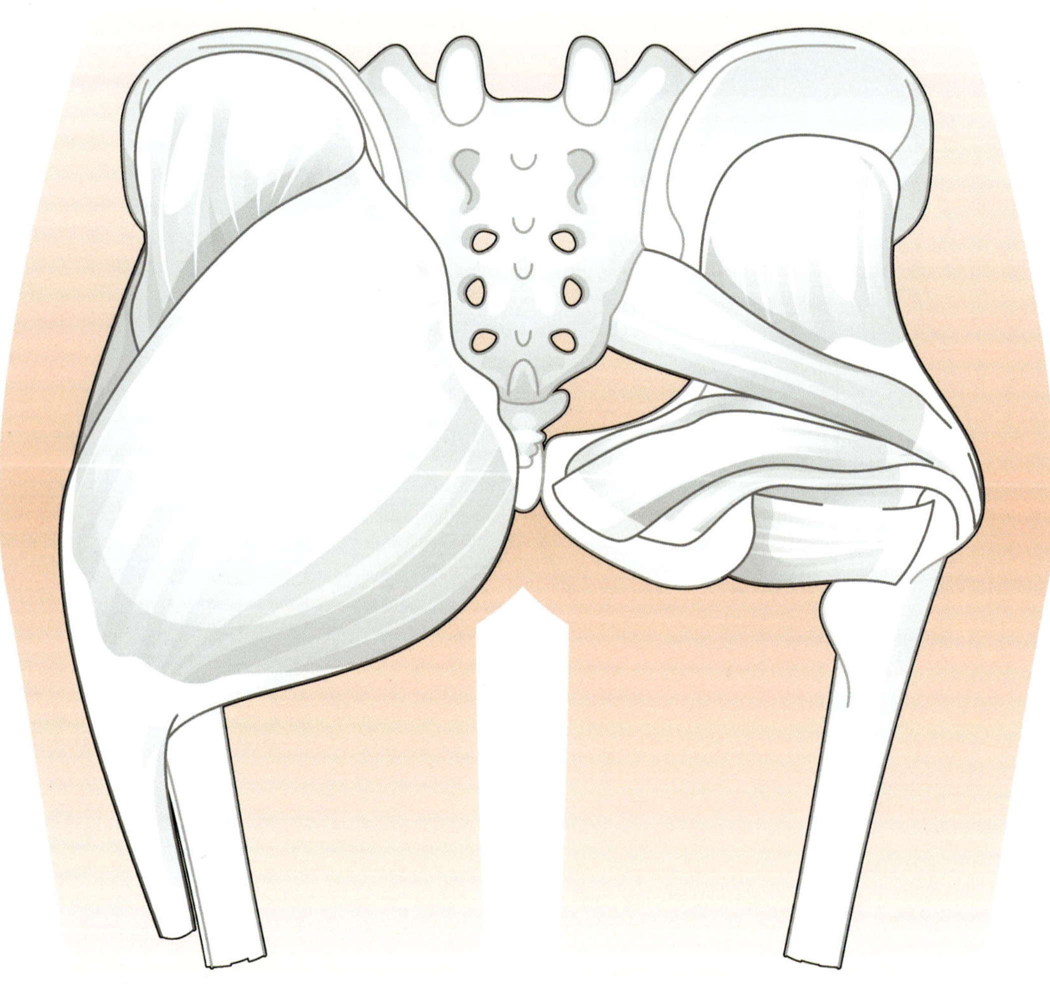

2. 등 성형테라피 테크닉

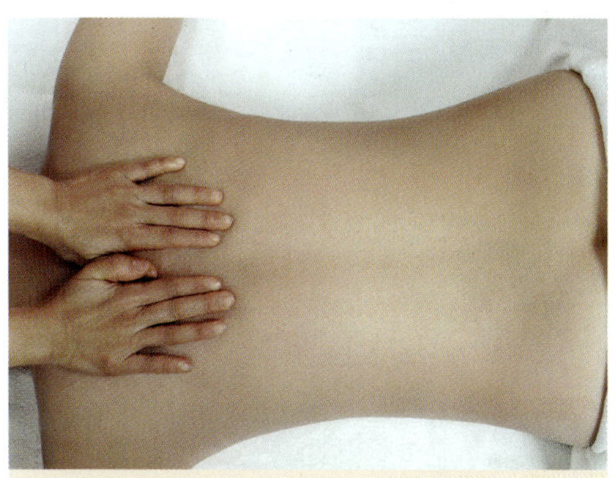

1. 소량의 오일을 이용하여 등 전체 도포한다.

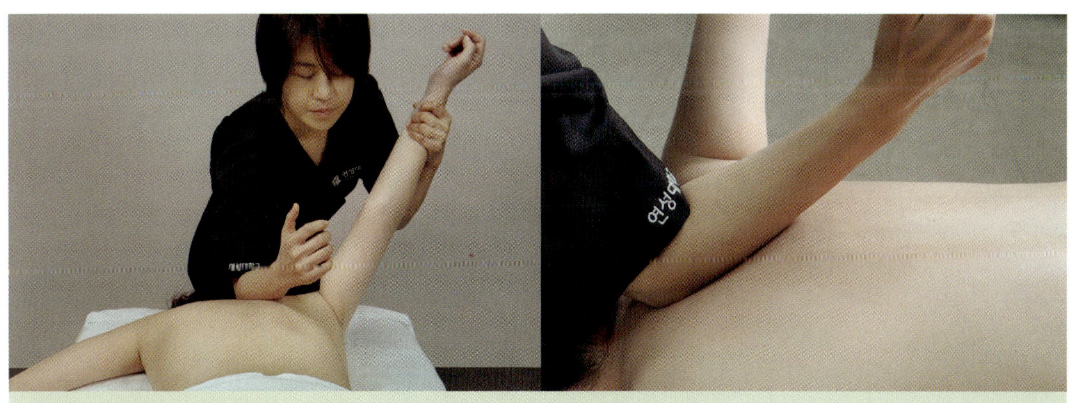

2. 경견갑거근 압박하기
고객의 팔을 내회전시켜 앞쪽에서 소흉근이 스트레칭 되도록 관리사의 엘보로 견갑거근을 지그시 압박한다. 너무 무리하지 않게 시행한다.

[등 성형테라피 테크닉]

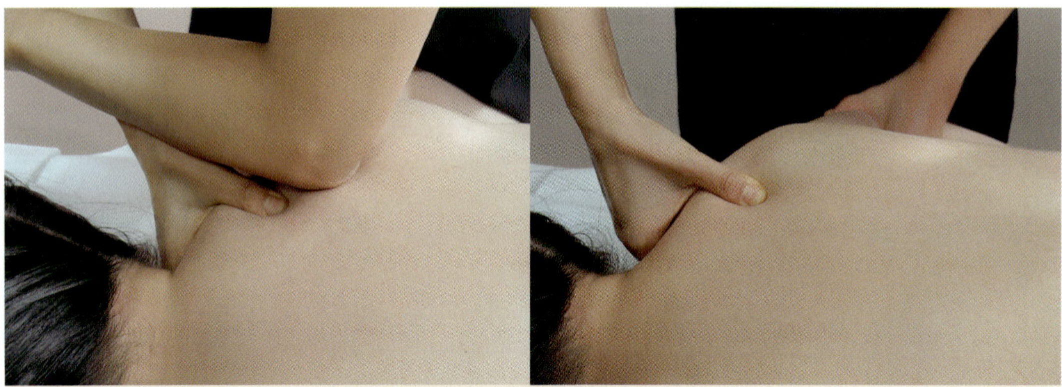

3. 측면으로 이동하여 고객의 소흉근 부위에 타월을 끼고 뒤로 팔을 접은 후 관리사의 한손은 견갑거근을 핀칭하고 다른쪽 팔의 엘보를 이용하여 강하게 문지른다.

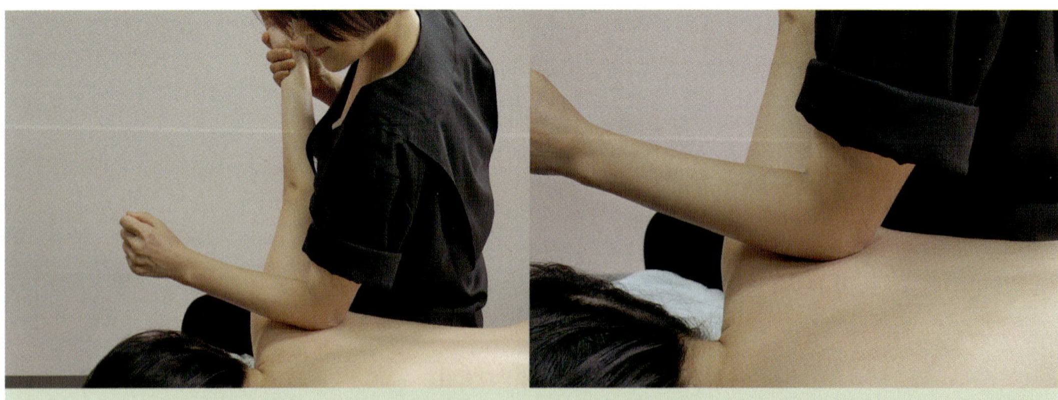

4. 고객의 팔을 내회전하여 고정한후(견갑거상/소흉근이완) 엘보를 이용해 견갑근육(극상근, 극하근, 소원근) 압박하면서 미끄러지듯 문지른다.(근육의 수직방향)

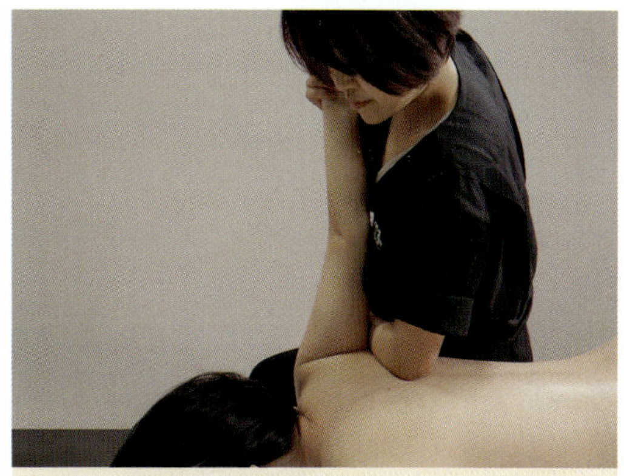

5. 소고객의 팔을 외회전 시킨 상태에서 견갑하부근육(극하근, 소원근, 대원근)을 관리사의 하완부위로 압박하며 소흉근을스트레칭한다.

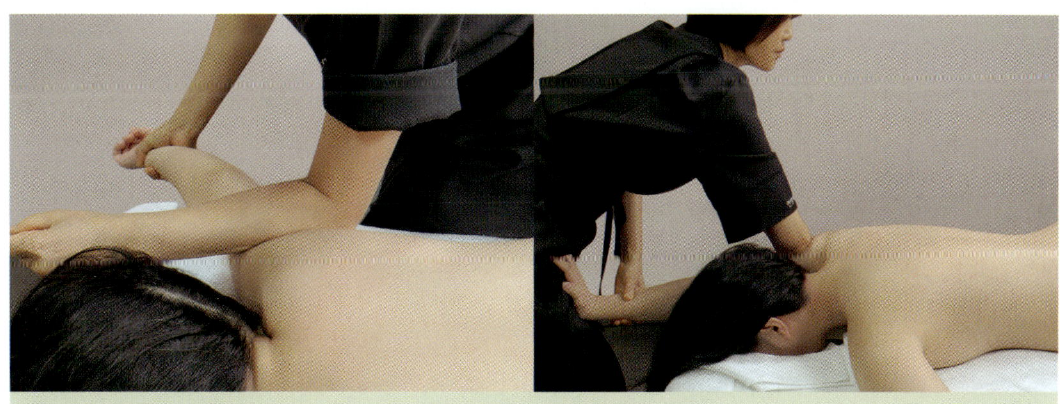

6. 중삼각근 압박: 고객의 팔을 외회전해 고정한후 팔의 각도를 움직이면서 압박한다. 위쪽에서는 손목을 관리자의 다리쪽에 스트레칭하여 긴장시킨 후 압박한다.

[등 성형테라피 테크닉]

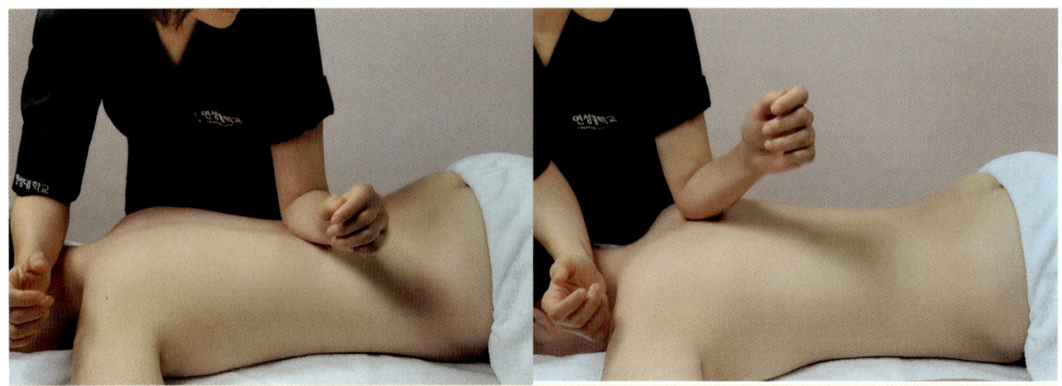

7. 기립근 멜팅하기: 전완 또는 엘보를 이용하여 기립근을 스트레칭 하면서 근육이 녹아내리는 느낌으로 천천히 경추에서 요추로 요추에서 경추로 천천히 이동하면서 반복적으로 쓸어준다.

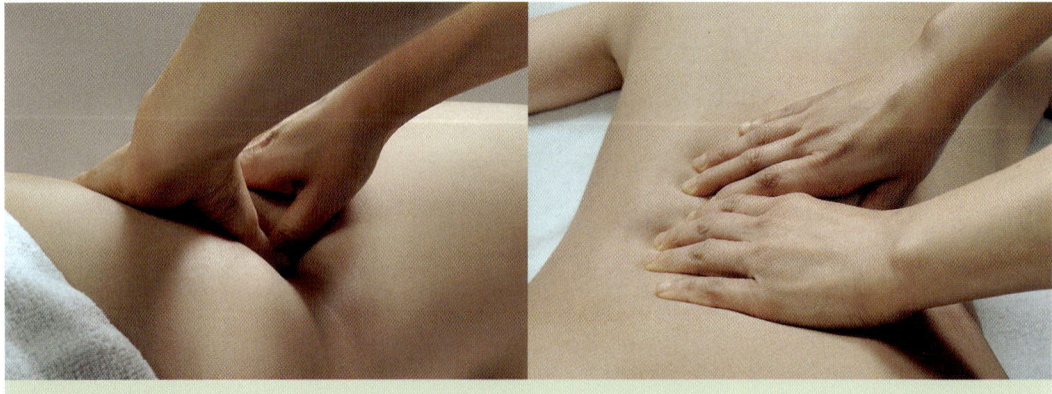

8. 요추 요방형근 양 모지를 이용하여 척추방향으로 밀어주면서 압박멜팅한다.

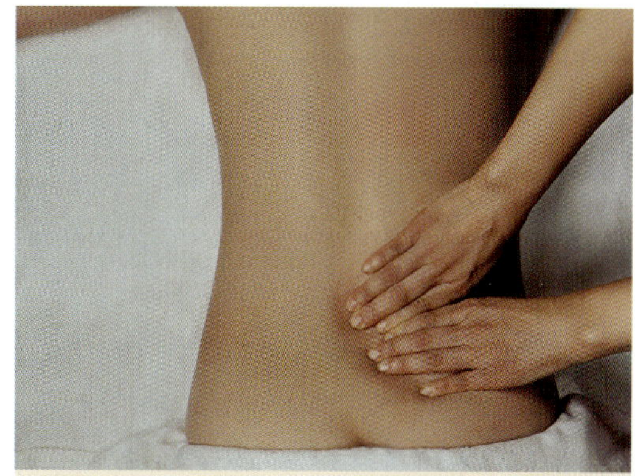

9. 장골능 골반라인 근육 문지른다.

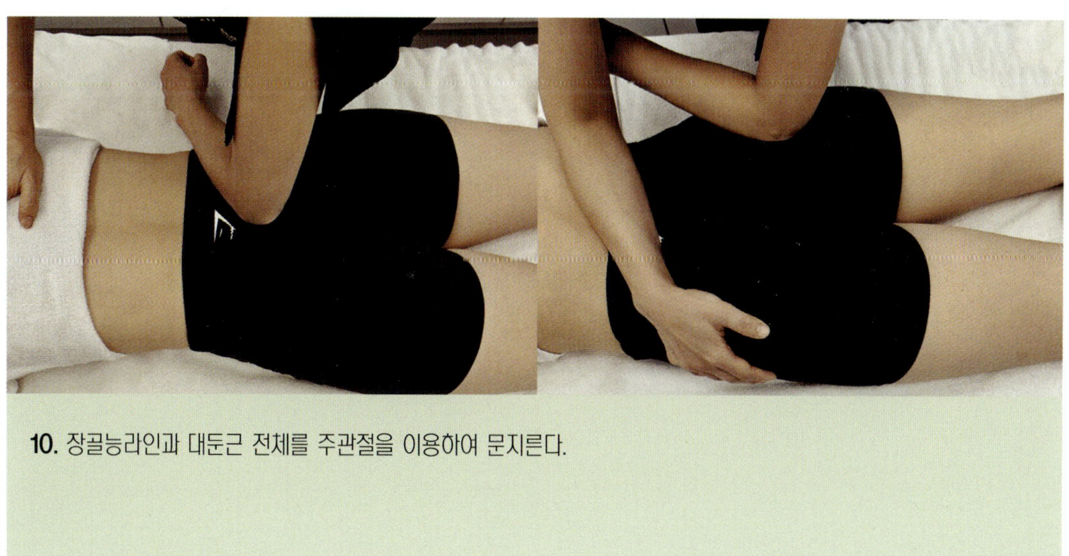

10. 장골능라인과 대둔근 전체를 주관절을 이용하여 문지른다.

[등 성형테라피 테크닉]

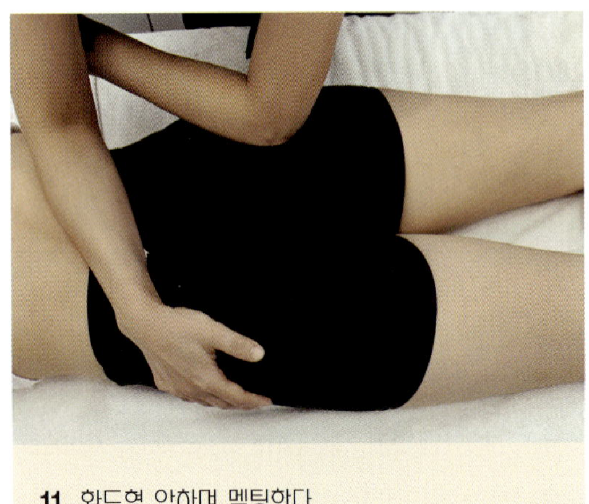

11. 환도혈 압하며 멜팅한다.

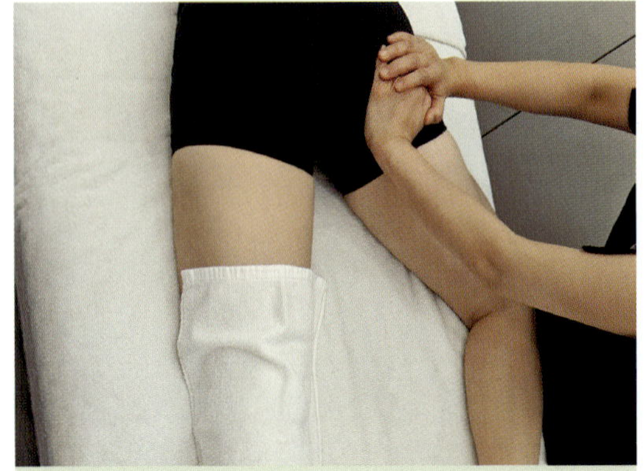

12. 양 모지를 이용하여 둔근 전체를 쓸어준다.

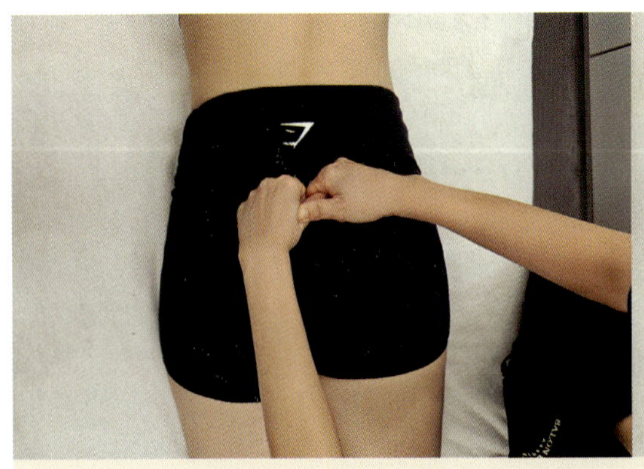

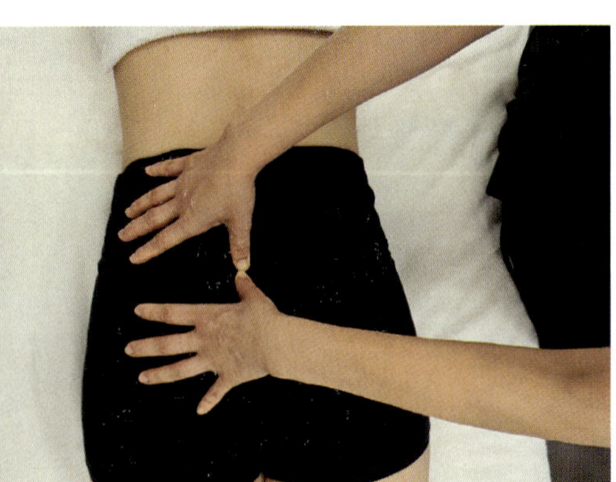

13. 천골을 너클과 모지를 이용하여 문지른다.

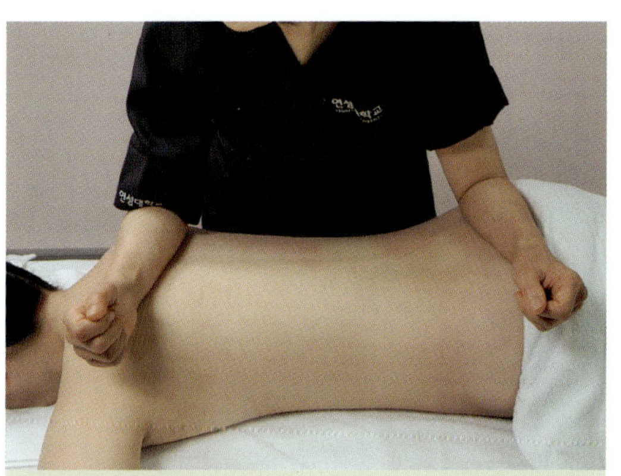

14. 등전체 수동신장한다. 반대쪽 동일하게 실시한다.

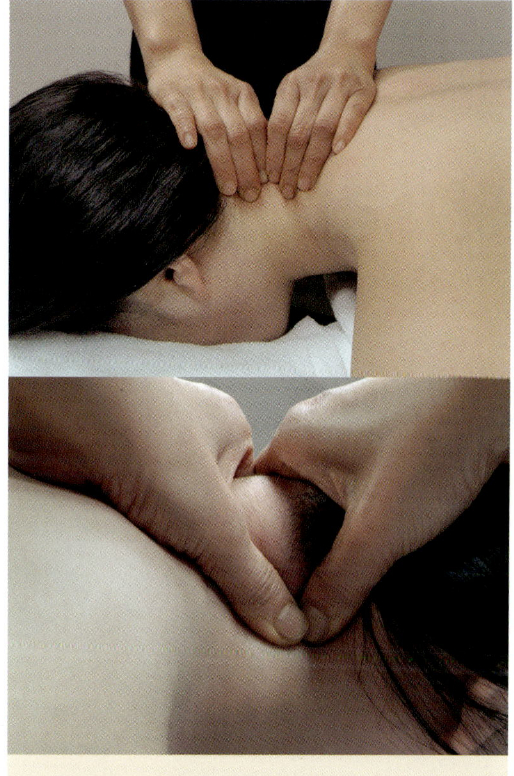

15. 뒷목을 양 모지를 이용하여 경추방향으로 압박하면서 쓸어순다.

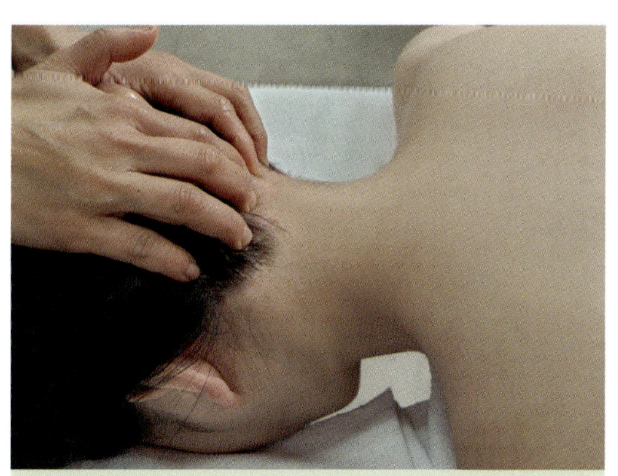

16. 등전체 쓸어주고 후두부 압으로 마무리 한다.

CHAPTER 05

하지후면 성형테라피

1. 하지후면 관리 시 사용되는 근육

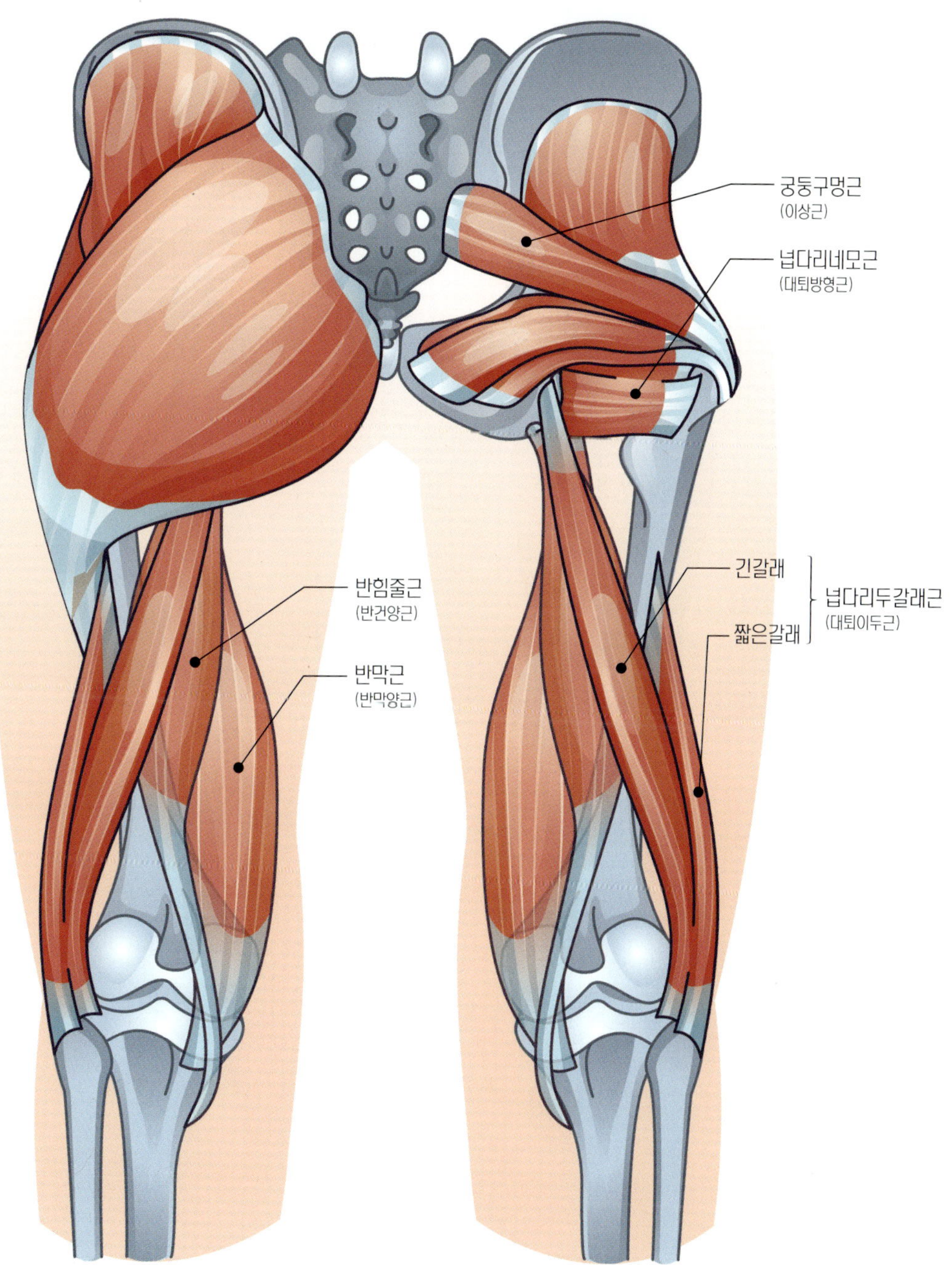

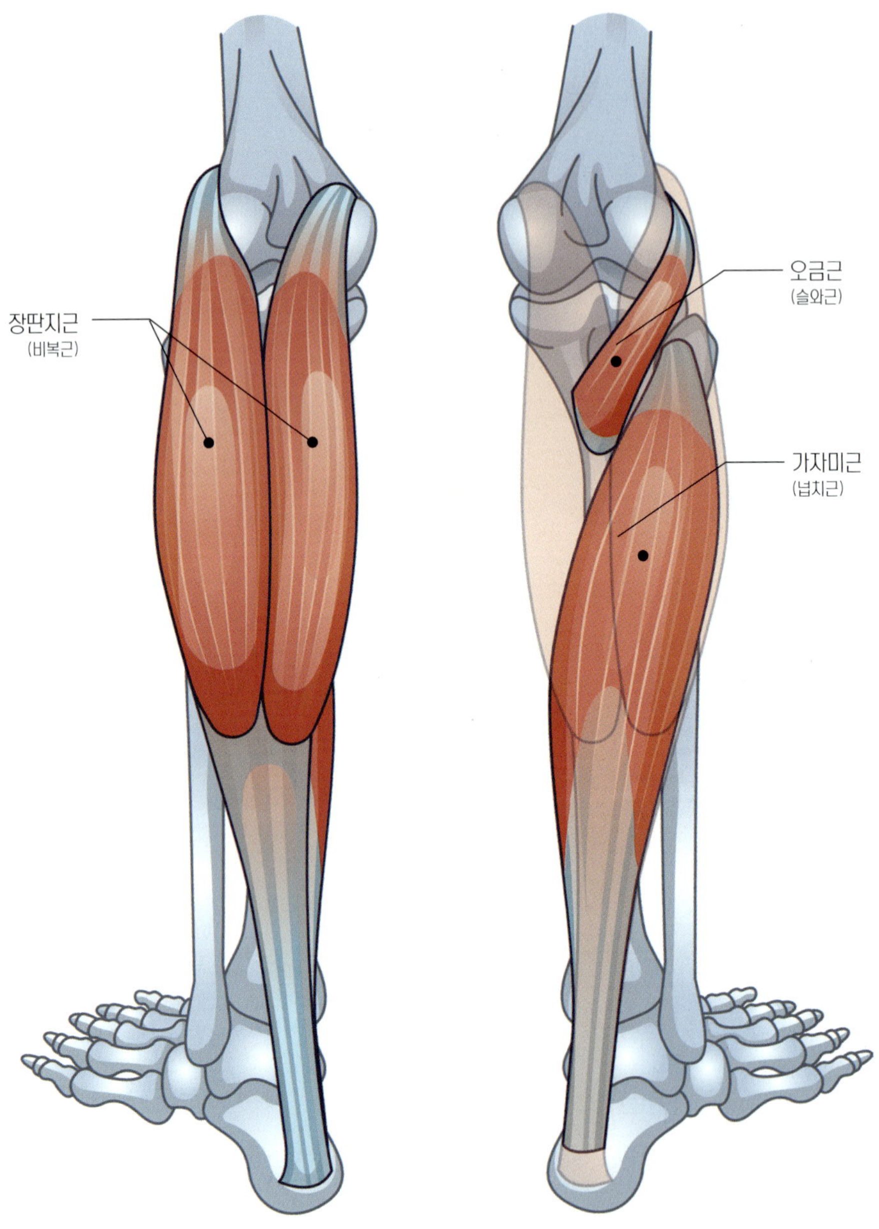
장딴지근
(비복근)
오금근
(슬와근)
가자미근
(넙치근)

1) 궁둥구멍근(이상근, Piriformis)

궁둥구멍근(이상근)은 천골을 움직이는 근육으로 천골 아래 부착되어 있다. 엉덩이의 깊은 곳에 위치하며 작은볼기근(소둔근) 아래에 위치해 직접 만져지지는 않는다.

궁둥구멍근은 엉덩관절을 벌리고 바깥으로 돌리는 역할을 하는 작은 근육이지만, 하지를 지배하는 굵은 좌골 신경이 궁둥구멍근 아래로 지나기 때문에 통증과 저림이 하지로 방사되어 '궁둥구멍근 증후군'을 유발하기도 한다. 이 증후군 증상으로는 만성의 지속적인 아픔이나 통증, 저림, 무감각 증상이 엉덩이에서 시작되어 허벅지와 종아리, 발까지 나타난다. 주로 다리를 꼬고 앉거나 양반다리를 하는 사람에게 궁둥구멍근의 문제가 생기는 경우가 많다.

기시부(origin)	천골의 앞쪽면
종지부(insertion)	대전지의 윗면

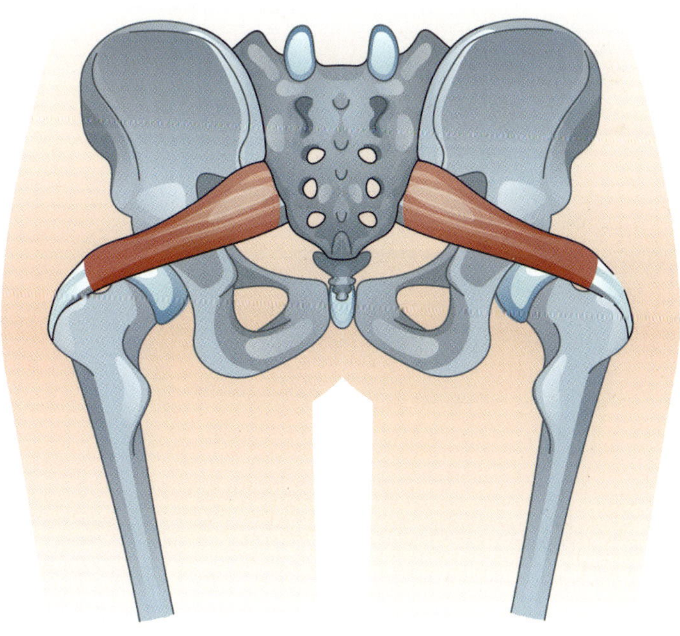

2) 넙다리네모근(대퇴방형근, Quadratus Femoris)

대퇴방형근(대퇴방형근)은 편평한 사각형 모양의 근육으로 엉덩관절과 넙다리뼈목 뒤쪽을 거의 수평으로 뻗어있다. 볼기 깊은 층에 존재하는 근육 중 하나로, 다리가 굽혀진 상태에서는 다른 가쪽돌림근과 함께 넓적다리를 바깥쪽으로 돌리는 역할을 한다.

넙다리네모근이 손상되면 일반적으로 통증, 뻣뻣함, 언덕이나 계단을 내려가는 데 어려움이 나타날 수 있고, 심하면 수면을 방해한다.

기시부(origin)	궁둥뼈결절 외측면
종지부(insertion)	대퇴골

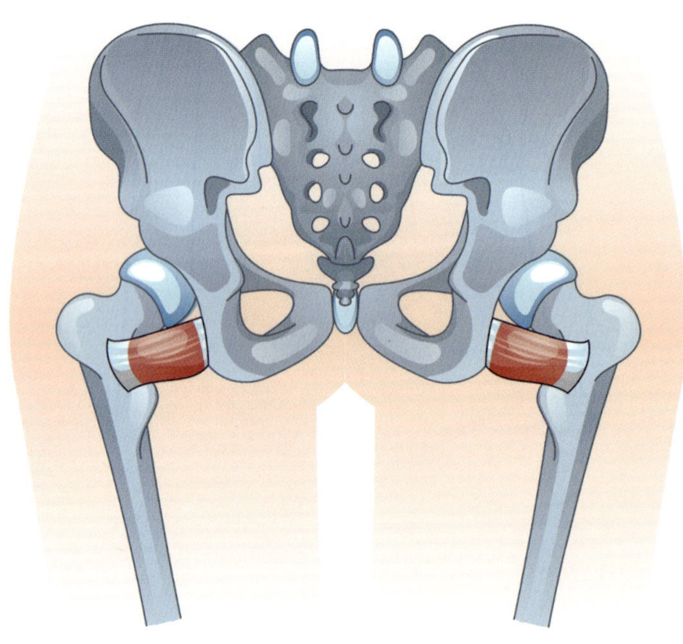

3) 넙다리두갈래근(대퇴이두근, Biceps Femoris)

넙다리두갈래근(대퇴이두근)은 넙다리 뒤쪽에 있는 두 갈래의 머리 모양의 근육으로, 슬와근과 함께 뒤쪽 넙다리근육을 구성하고 있다. 넙다리두갈래근은 긴갈래와 짧은 갈래의 두 갈래로 구성되어 있고, 두 갈래는 무릎 위에서 합쳐져 내려와 종아리뼈머리에 닿게 된다.

넙다리두갈래근 긴갈래는 넙다리 뒷면의 바깥쪽 부위에 있는 두 갈래로 구성된 근육 중 궁둥뼈결절에서 시작해 무릎 위에서 짧은 갈래와 합쳐진다. 짧은 갈래는 넙다리뼈 뒷면의 거친면과 외측근육사이막에서 시작된다.

넙다리두갈래근은 주로 넙다리를 펴거나, 무릎관절을 굽혀 바깥방향으로 회전하게 하며, 종아리를 바깥으로 돌리는 작용을 한다.

대퇴이두근 단두는 대퇴부 뒷면의 바깥쪽 부위에 있는 두 갈래로 구성된 근육 중 대퇴골 거친선 바깥쪽 아래쪽에서 시작하여 장두와 합쳐져 공통 힘줄이 되어 오금의 바깥쪽으로 뻗어간다.

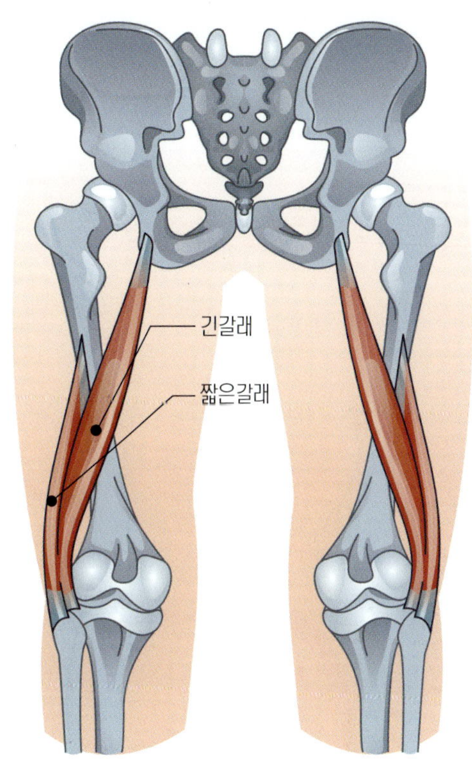

무릎관절을 굽히고 바깥으로 회전하노록 하고, 고관절을 펴고 바깥으로 회전하는 역할을 한다.

넙다리두갈래근 긴갈래	기시부(origin)	궁둥뼈결절
	종지부(insertion)	종아리뼈머리

넙다리두갈래근 짧은갈래	기시부(origin)	넓적다리뼈조거친선
	종지부(insertion)	종아리뼈머리

4) 반힘줄근(반건양근, Semitendinosus)

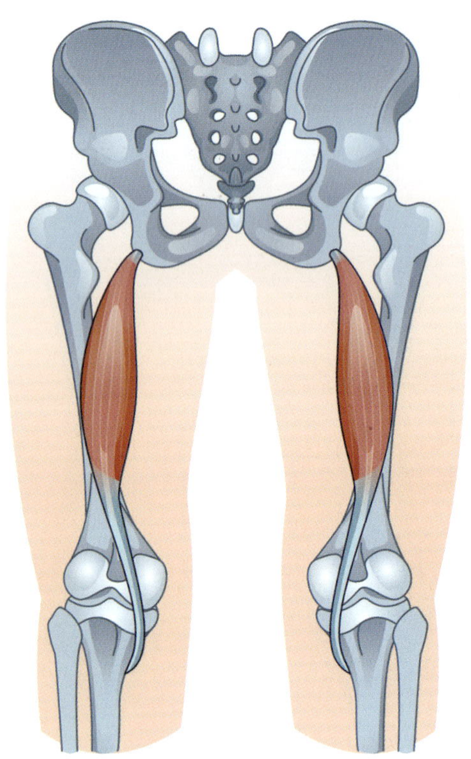

햄스트링은 허벅지 뒤에 분포하는 3개의 근육을 통칭하는 용어로, 넙다리두갈래근, 반힘줄근, 반막모양근을 합쳐 부른다. 반힘줄근(반건양근)은 햄스트링 근육들 중 하나로, 엉덩관절의 넙다리두갈래근 긴갈래의 안쪽에서 일어나는 가늘고 긴 근육이다. 아래 절반은 가는 힘줄이 되어 무릎 뒤 안쪽을 향한다. 시작할때는 근육이지만 허벅지 중앙에서 힘줄로 변해 반힘줄근으로 이름 붙여졌다.

주요 기능으로는 엉덩관절을 펴고 무릎관절을 굽히고 안쪽으로 회전하도록 하며, 고관절을 펴고 안쪽으로 회전하도록 하는 역할을 한다.

반힘줄근의 문제는 딱딱한 의자에 장시간 앉아있거나 골반의 비대칭, 다리를 꼬고 앉는 습관, 갑자기 방향전환을 하는 운동, 교통사고 외상, 발에 맞지않는 신발을 신을 경우, 스트레칭을 하지 않고 운동할 경우 통증으로 나타난다.

기시부(origin)	궁둥뼈결절
종지부(insertion)	근위정강뼈의 전내측면

5) 반막근(반막양근, Semimembranosus)

반막근(반막양근)은 반힘줄근에 덮여 있는 햄스트링 근육으로 반힘줄근의 깊은쪽에 위치해 일부분만 보인다. 윗부분의 반은 넓은 근막이고, 가운데 부분부터 근육이 되어 아래 안쪽으로 뻗는다. 닿는 곳도 반힘줄근에 덮여 거위발을 형성한다.

다른 햄스트링 근육과 같이 엉덩관절을 펴고 안쪽으로 회전시키고, 무릎관절을 굽히고 안쪽으로 회전하는 기능과 골반을 안정화시키는 역할을 한다.

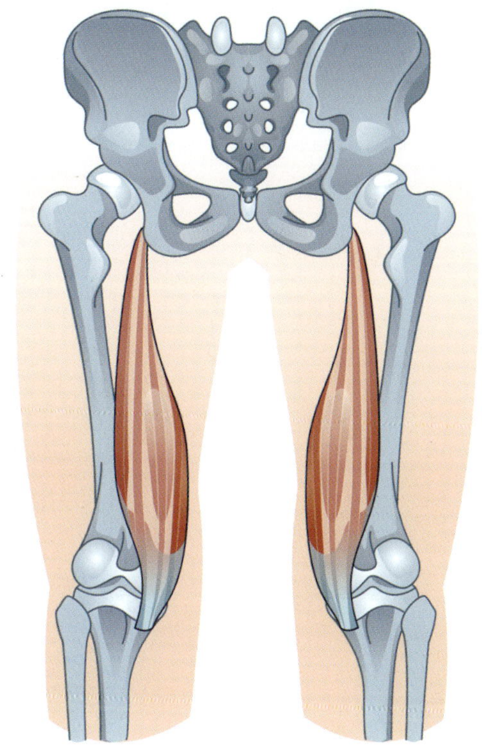

기시부(origin)	궁둥뼈결절
종지부(insertion)	정강뼈 내측과 후면

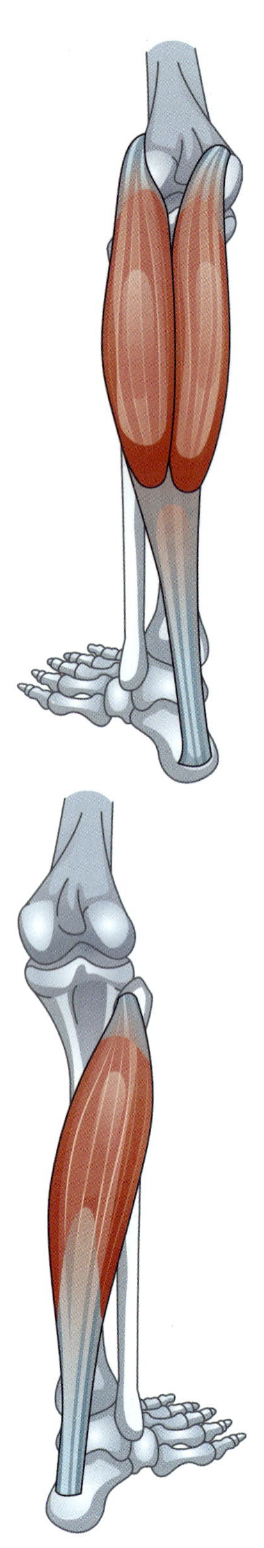

6) 장딴지근(비복근, Gastrocnemius)

장딴지근(비복근)은 종아리 뒤쪽 근육 중 가장 표층에 있으며 다리의 모양을 결정하고 종아리에 쥐나는 근육이다. 장딴지세갈래근 중 얕은층의 두 갈래로 이루어진다. 안쪽갈래는 아래가쪽으로, 바깥쪽 갈래는 아래 안쪽으로 비스듬히 내려가 합쳐지면서 넓고 두꺼운 힘줄이 된다.

발목관절을 발바닥 쪽으로 굽히고 무릎관절을 굽히는 역할을 한다.

기시부(origin)	넙다리뼈 안쪽관절융기, 넙다리뼈 바깥쪽관절융기
종지부(insertion)	발꿈치뼈 뒤쪽

7) 가자미근(넙치근, Soleus)

가자미근(넙치근)은 종아리 뒷면의 깊은 부분에 존재하며 단관절근이다. 하퇴삼두근(장딴지세갈레근) 중 가장 크다. 장딴지근과 함께 아킬레스건이 되어 발뒤꿈치 융기에 붙는다. 발뒤꿈치에 통증을 일으키는 근육으로, 발목관절을 발바닥 쪽으로 굽히는 기능을 한다.

기시부(origin)	정강뼈, 종아리뼈 뒤쪽
종지부(insertion)	발꿈치뼈 뒤쪽

8) 오금근(슬와근, Popliteus)

오금근(슬와근)은 가자미근이 시작하는 부분 바로 몸쪽의 깊은 부분에 존재하며, 편평한 삼각형이나 사각형의 근육이다. 바깥쪽 위에서 안쪽 아래로 비스듬히 뻗어 있다.

무릎관절을 굽히며, 무릎을 안쪽으로 회전하게 한다.

기시부(origin)	넙다리뼈 가쪽관절융기
종지부(insertion)	정강뼈의 뒷면

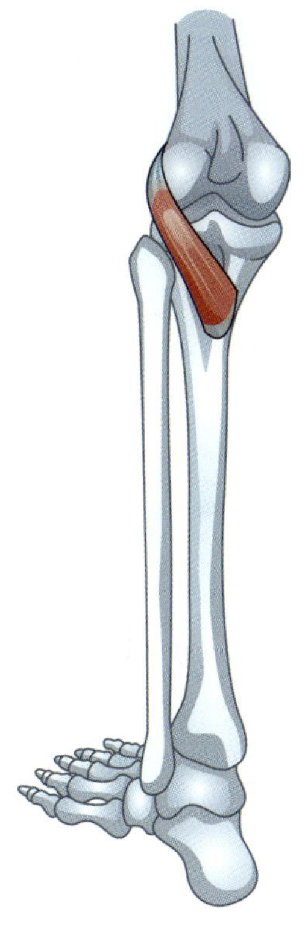

해당 근육에 색칠하시오.

a. 궁둥구멍근(이상근, Piriformis)

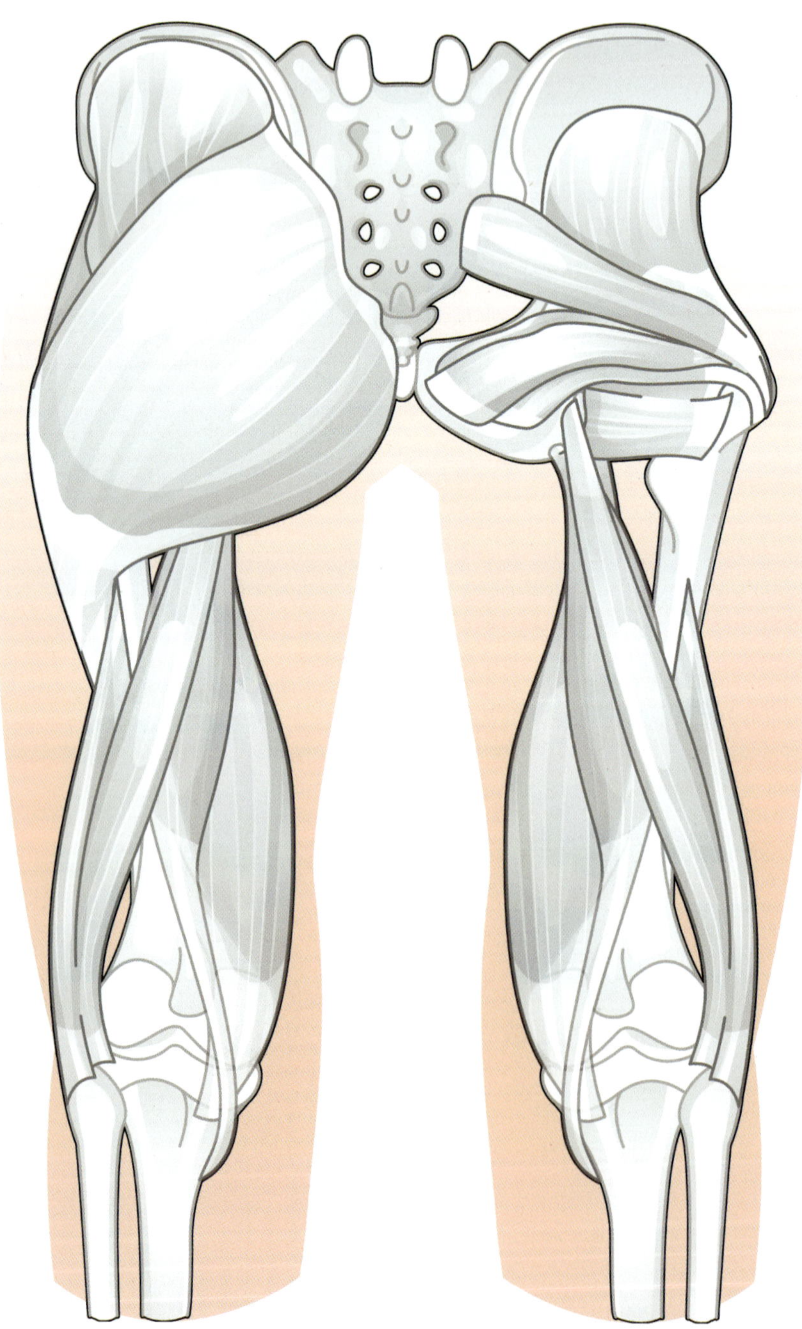

b. 넙다리네모근(대퇴방형근, Quadratus Femoris)

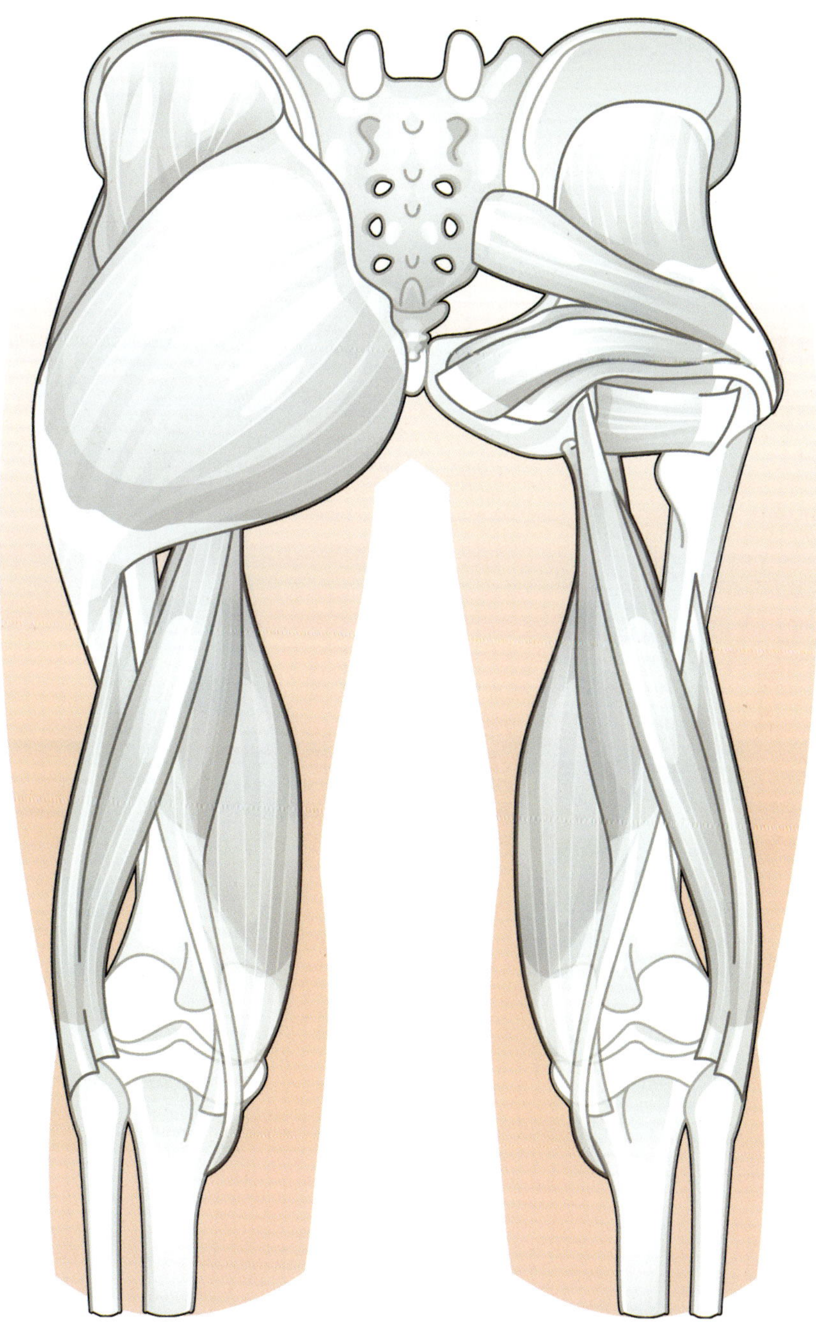

해당 근육에 색칠하시오.

c. 넙다리두갈래근(대퇴이두근, Biceps Femoris)

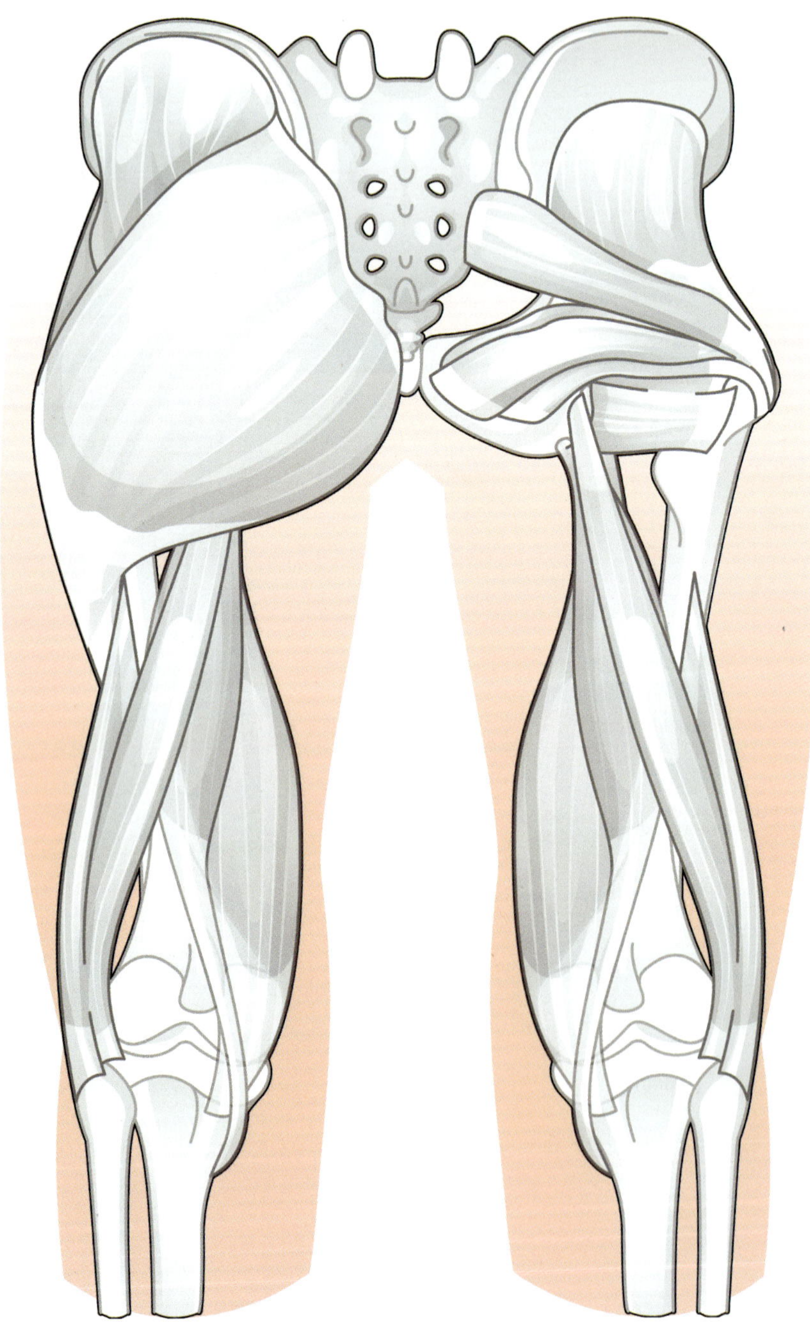

d. 반힘줄근(반건양근, Semitendinosus)

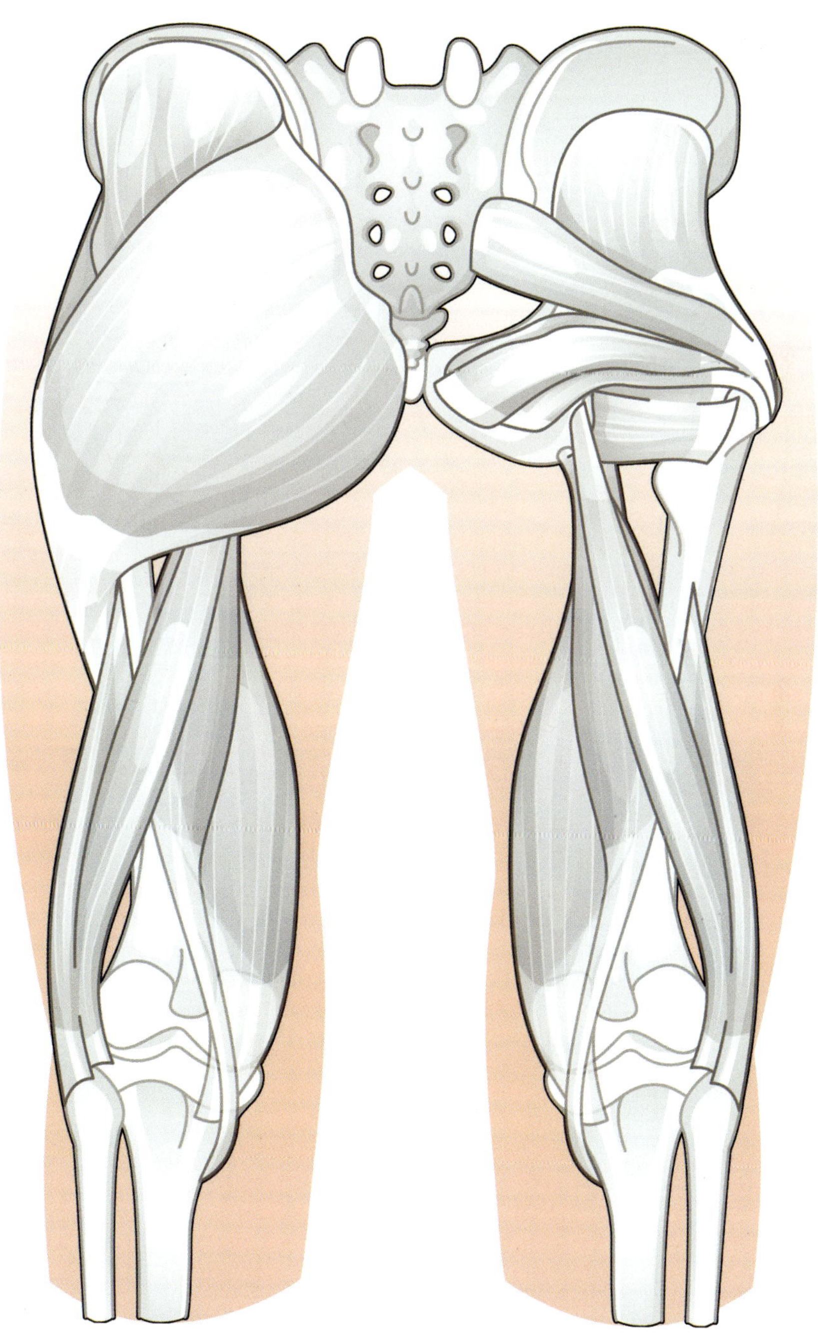

해당 근육에 색칠하시오.

e. 반막근(반막양근, Semimembranosus)

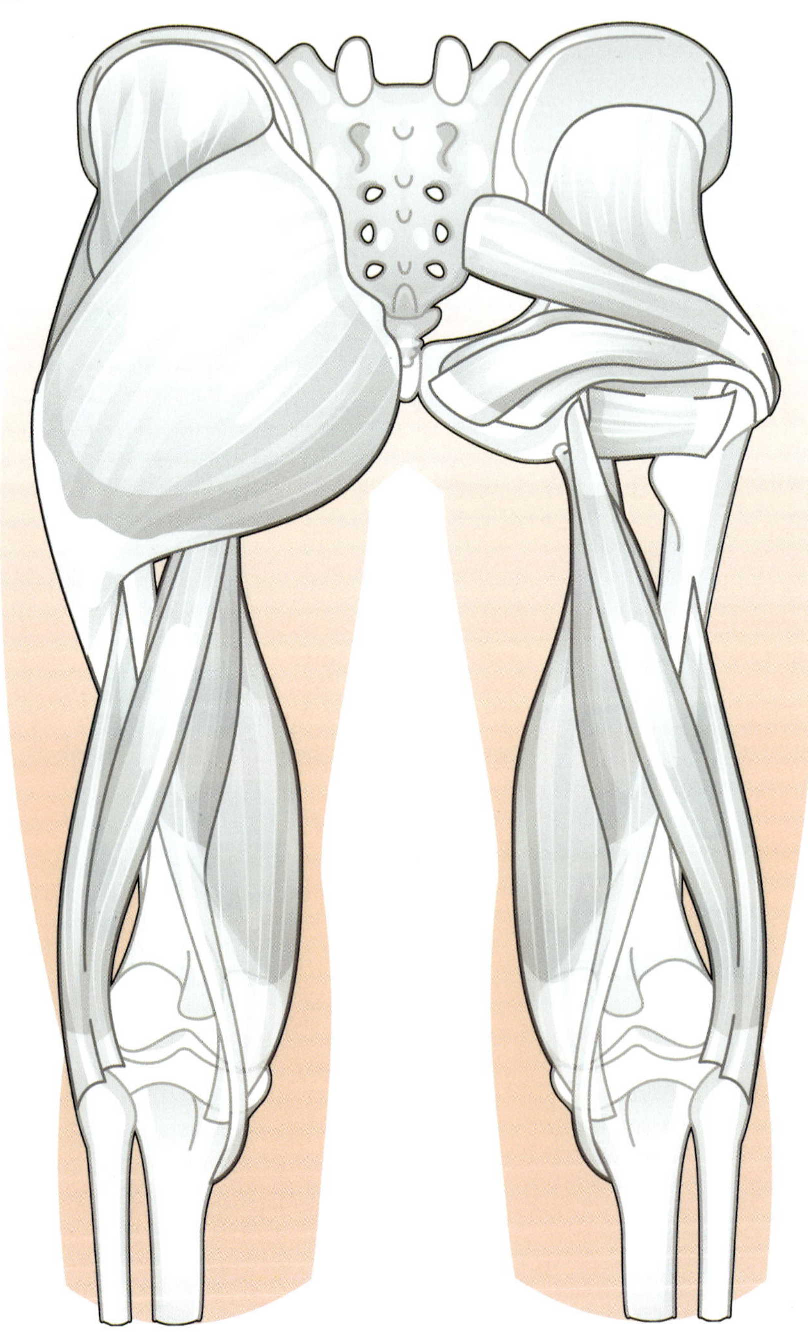

f. 장딴지근(비복근, Gastrocnemius)
g. 가자미근(넙치근, Soleus)

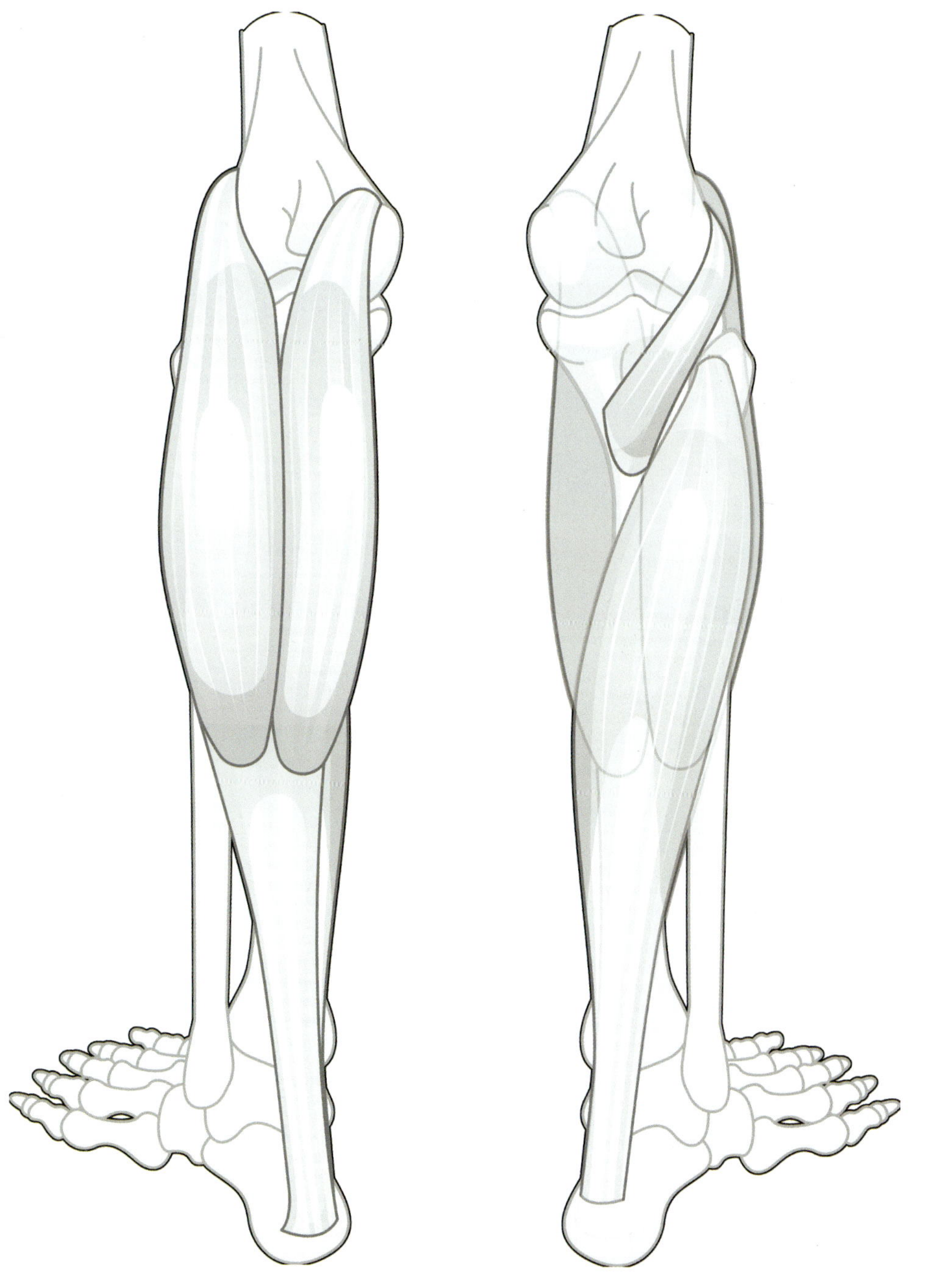

해당 근육에 색칠하시오.

h. 오금근(슬와근, Popliteus)

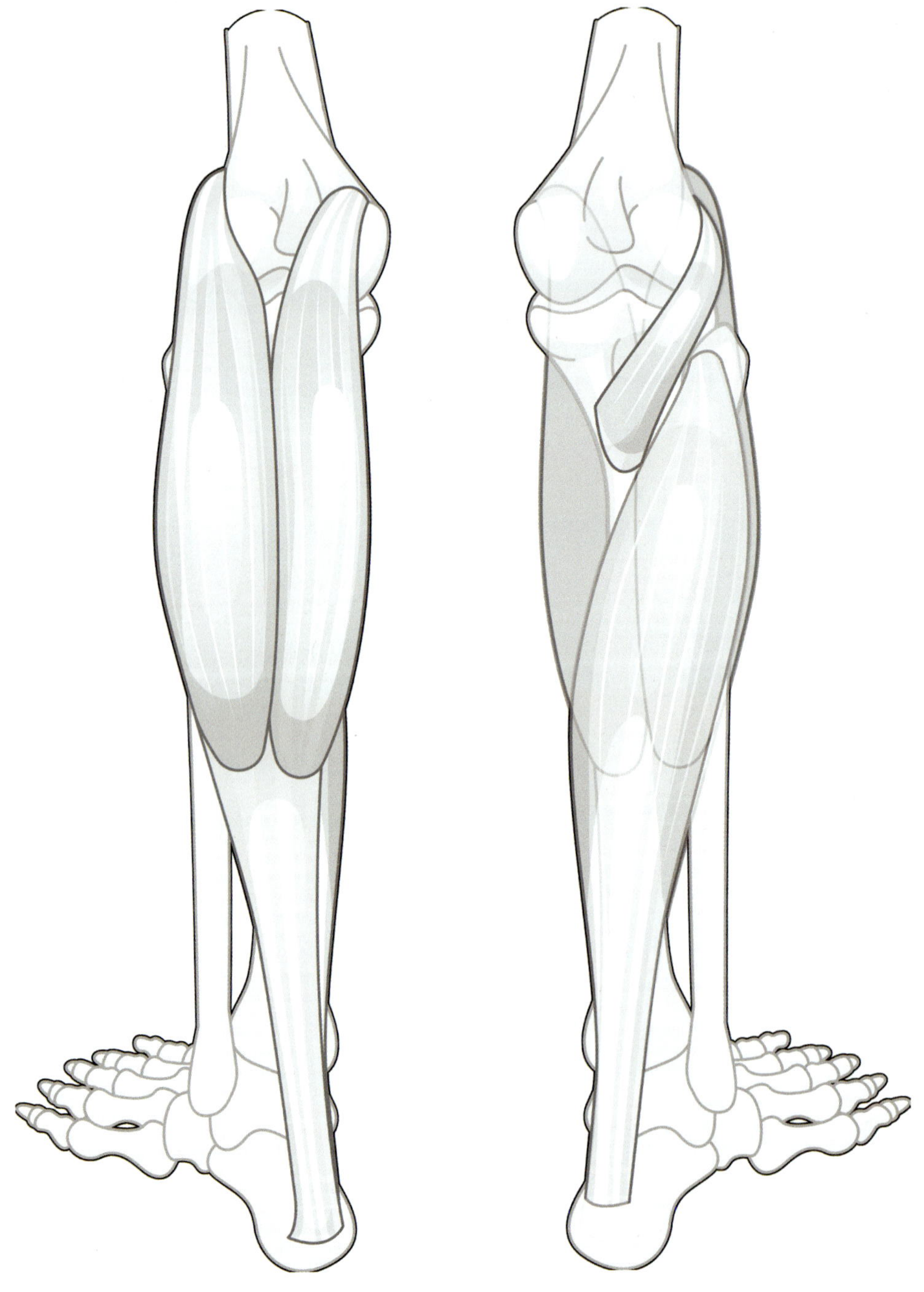

2. 하지후면 관리 테크닉

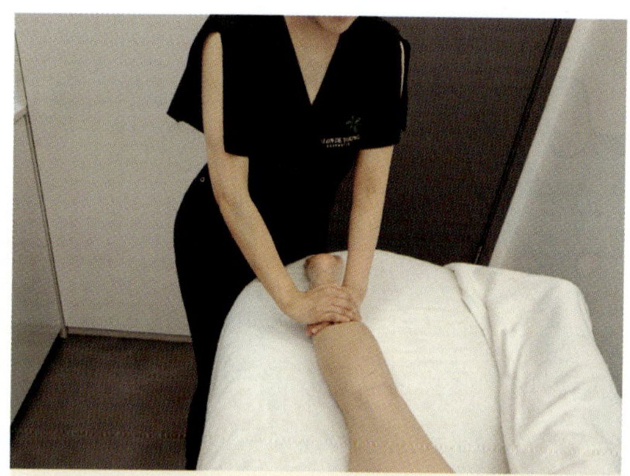

1. 다리 전체 쓸어준다.

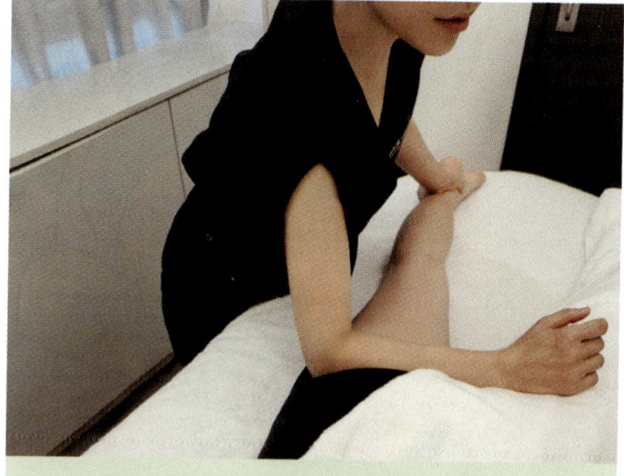

2. 양좌골 압박하기 : 한손은 발목을 한손은 엉덩이 밑 좌골을 전완부위로 사선반향으로 압을 주며 압박하면서 늘려준다.

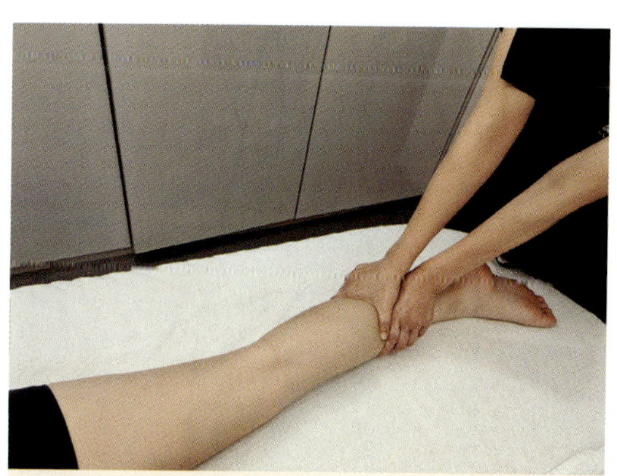

3. 종아리를 쓸어준다.

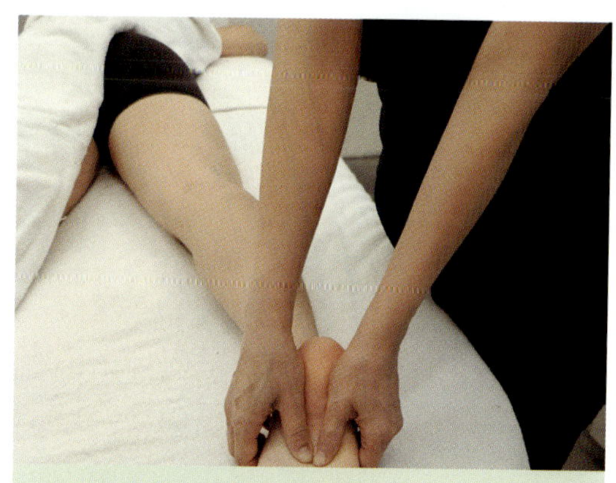

4. 양발바닥 뒷면을 전완과 양모지를 이용하여 문지르고 발바닥 전체 압준다.

[하지후면 관리 테크닉]

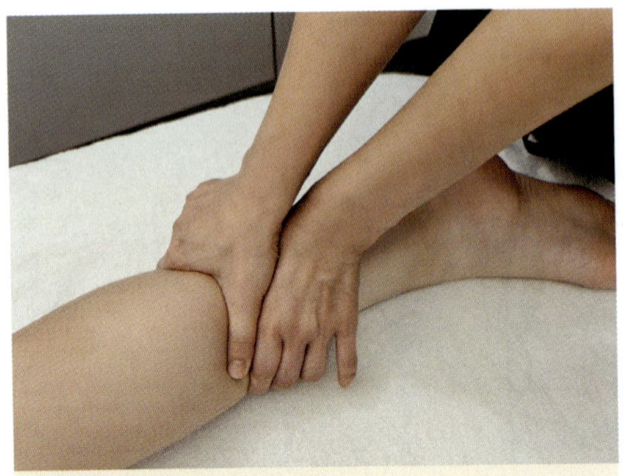

5. 종아리 쓸고나서 엄지와 검지 사이에 고객의 종아리를 끼운 상태에서 발목에서 종아리까지 퍼올리듯 압박하면서 쓸어준다.

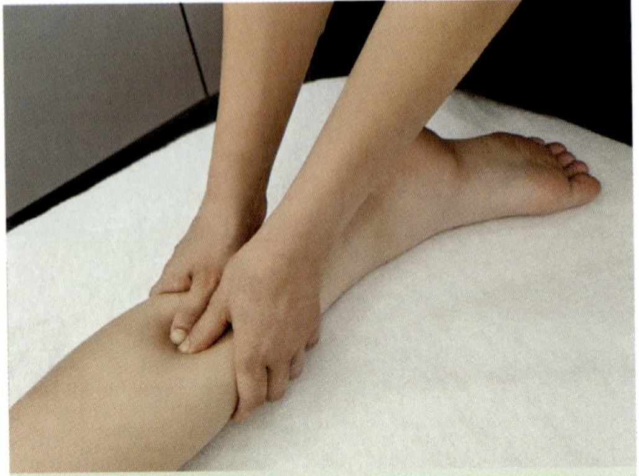

6. 종아리 중앙부위를 양모지를 이용하여 오금부위까지 압박하듯 문지른다.

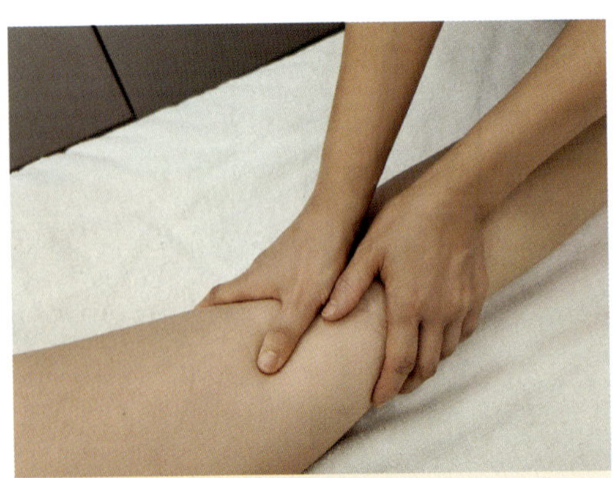

7. 오금부위를 양손 번갈아 쓸어준다.

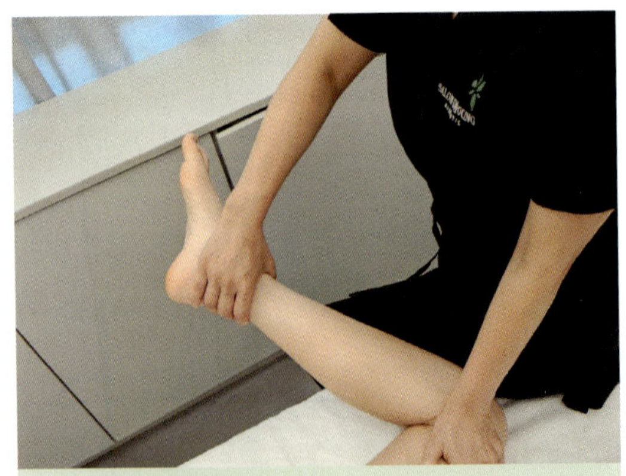

8. 슬와근 풀어주기 : 고객의 다리를 세운 후 오금의 바깥부위를 수근부위로 압박하면서 외회전 시키며 운동시킨다.

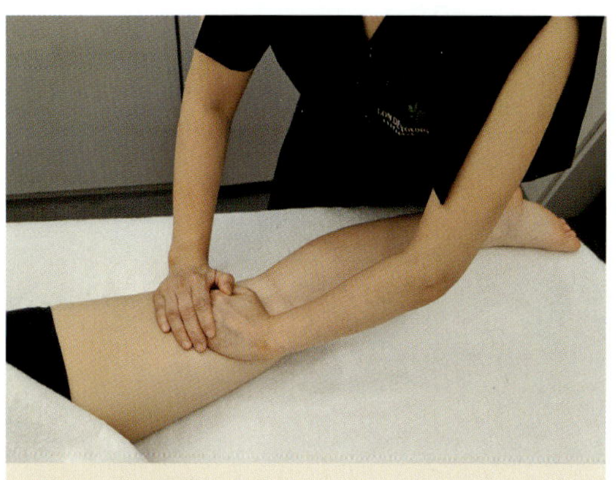

9. 무릎에서 대퇴부위까지 부드럽게 쓸어준다.

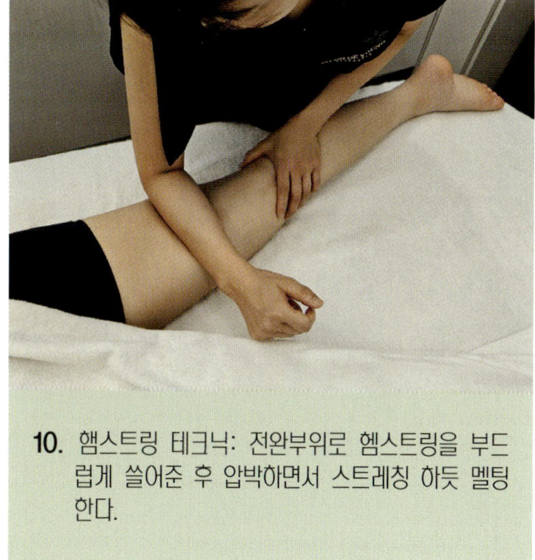

10. 햄스트링 테크닉: 전완부위로 햄스트링을 부드럽게 쓸어준 후 압박하면서 스트레칭 하듯 멜팅한다.

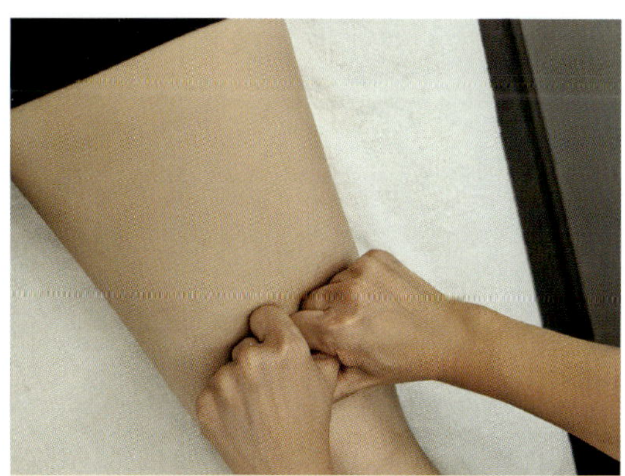

11. 너클을 이용해 햄스트링을 압박하면서 문지른다.

[하지후면 관리 테크닉]

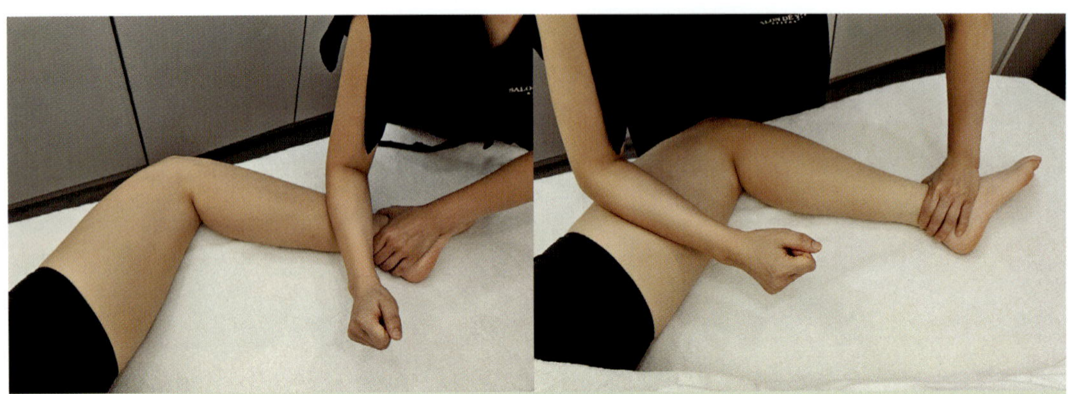

12. 장경인대: 다리를 접어서 종아리와 대퇴부 바깥부위를 전완부위를 이용하여 천천히 멜팅하면서 위에서 아래로 아래에서 위로 반복하면서 문지른다.

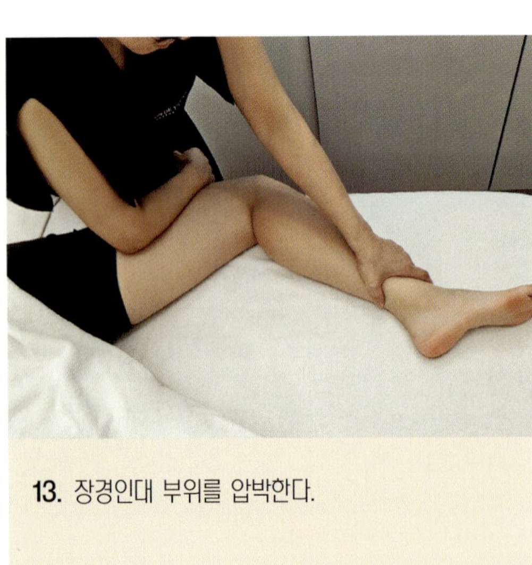

13. 장경인대 부위를 압박한다.

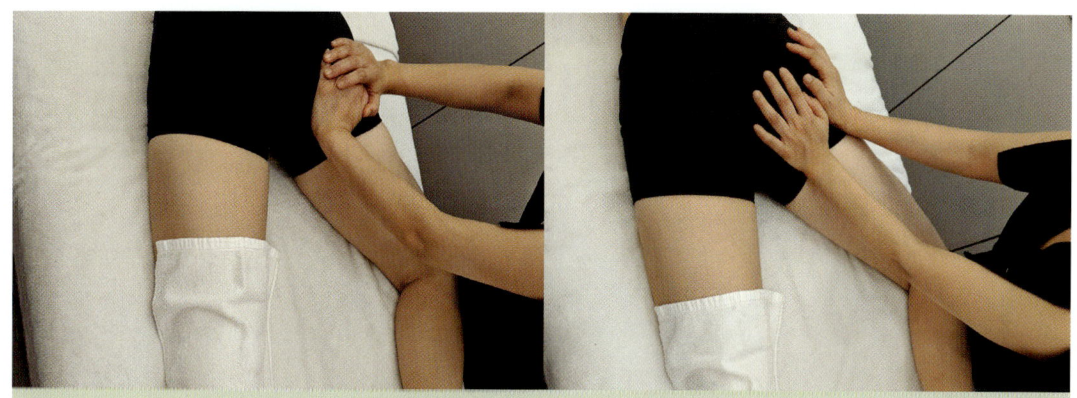

14. 대둔근 전체를 가볍게 쓸어준 후 엉덩이 전체를 끌어올려준다.

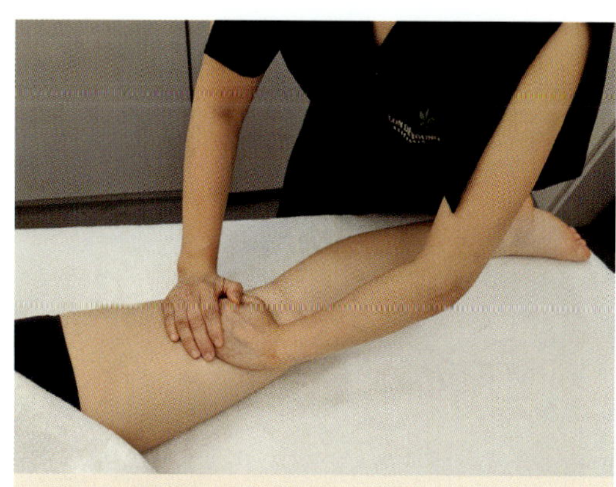

15. 양다리를 펴고 다리전체 쓸어주고 마무리 한다.

CHAPTER

06

하지전면 성형테라피

1. 하지전면 관리 시 사용되는 근육

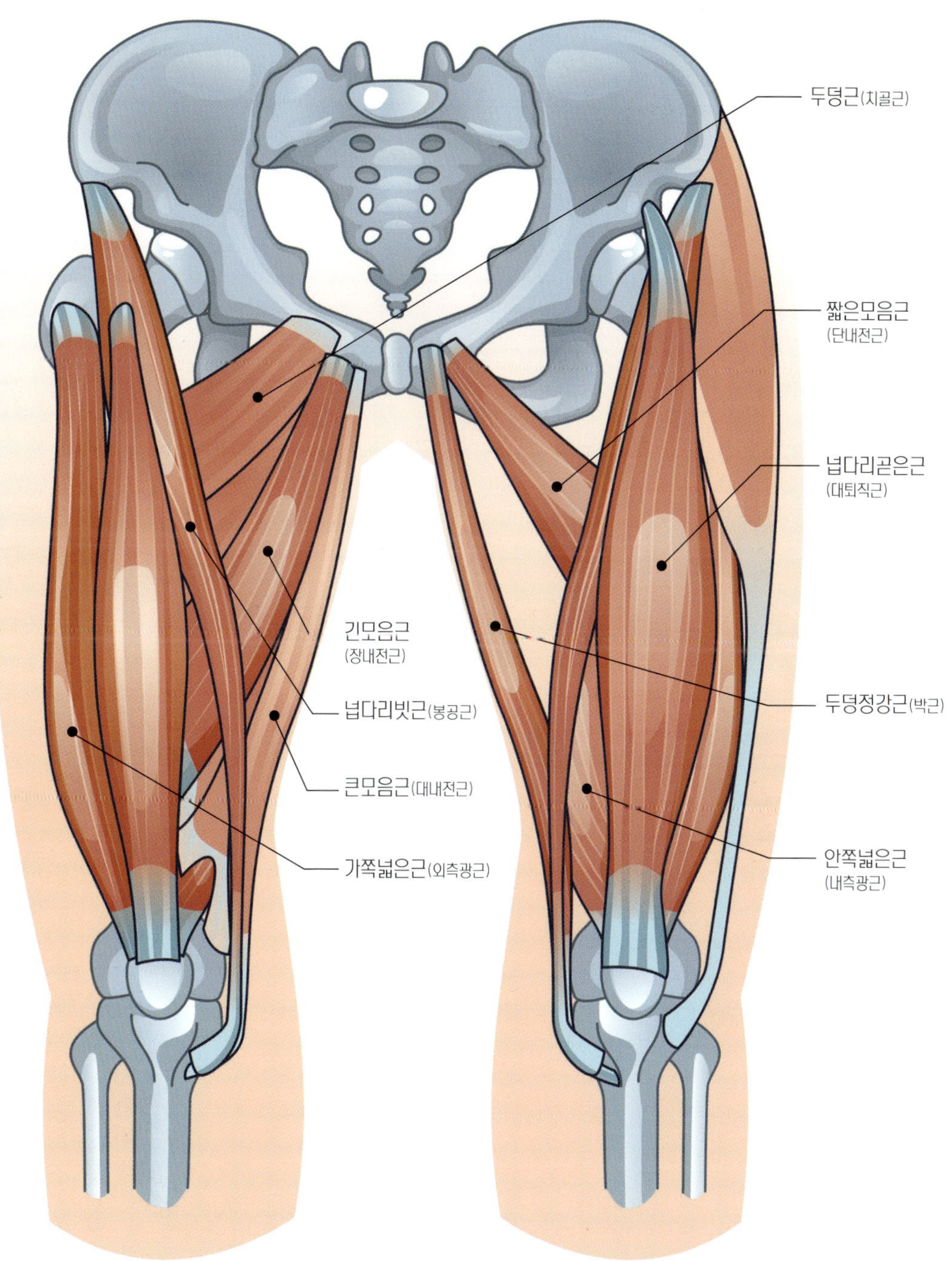

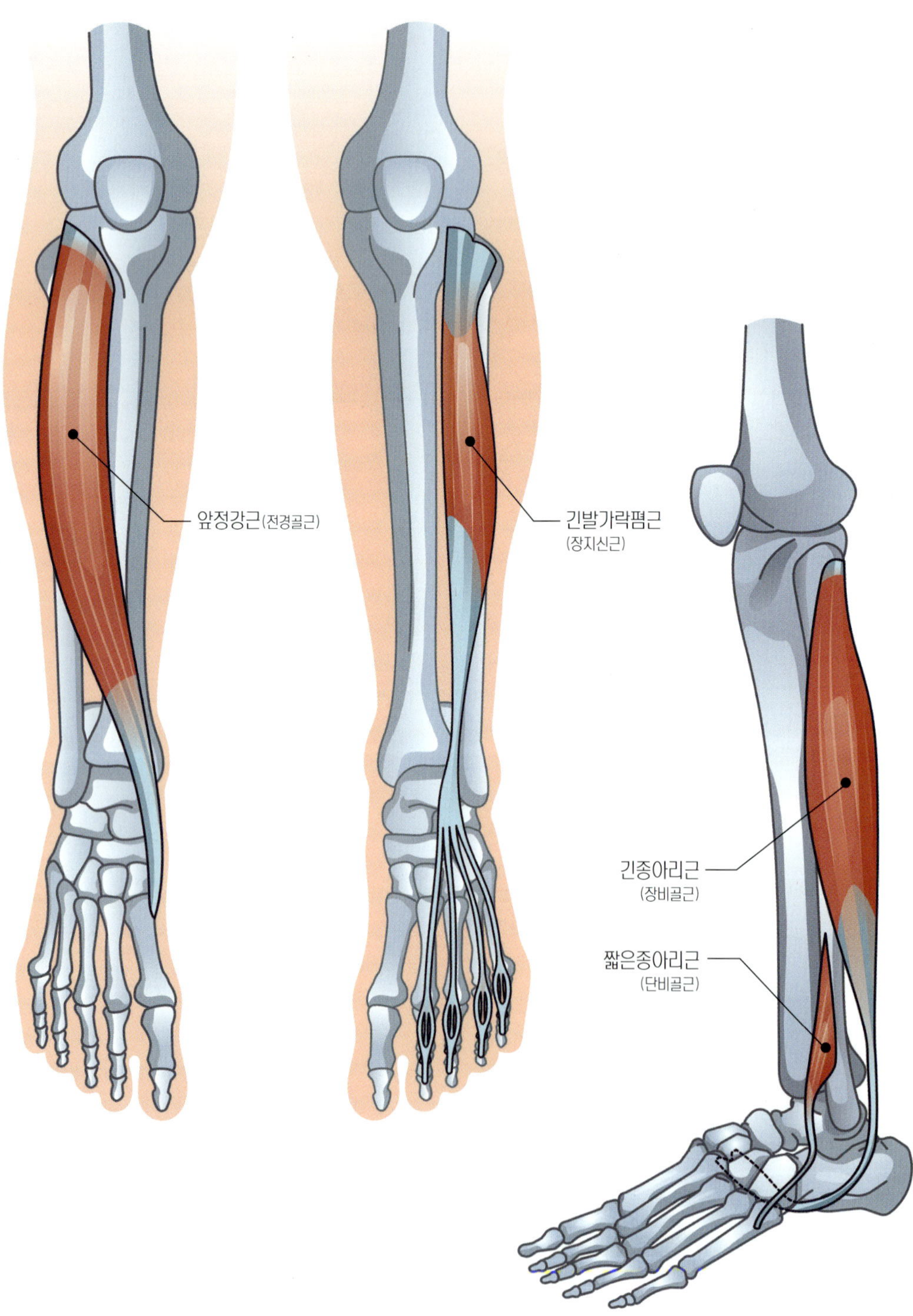
앞정강근(전경골근)
긴발가락폄근
(장지신근)
긴종아리근
(장비골근)
짧은종아리근
(단비골근)

1) 넙다리빗근(봉공근, Sartorius)

넙다리빗근(봉공근)은 우리 몸에서 가장 긴 근육으로 넙다리뼈(대퇴골) 바깥쪽에서 안쪽으로 내려가며 무릎 위에서 넙다리뼈 안쪽 관절 융기의 뒤쪽을 향해 뻗어가고, 넓은 힘줄이 되어 무릎뼈 안쪽에 닿는다. 엉덩관절을 굽히고 벌리고 바깥쪽으로 회전시킨다. 무릎관절을 굽히고 종아리를 안쪽으로 돌리는 역할을 한다.

넙다리빗근에 문제가 생길 경우 허벅지 앞쪽에서 날카롭게 찌르는 듯한 통증과 무릎 안쪽으로 통증이 느껴진다.

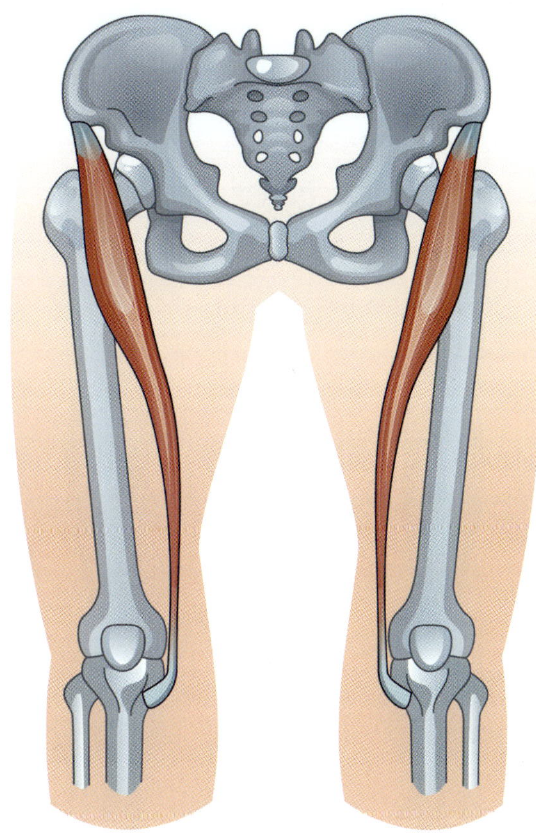

기시부(origin)	위앞엉덩뼈가시
종시부(insertion)	정강뼈 내측면 근위부

2) 넙다리곧은근(대퇴직근, Rectus Femoris)

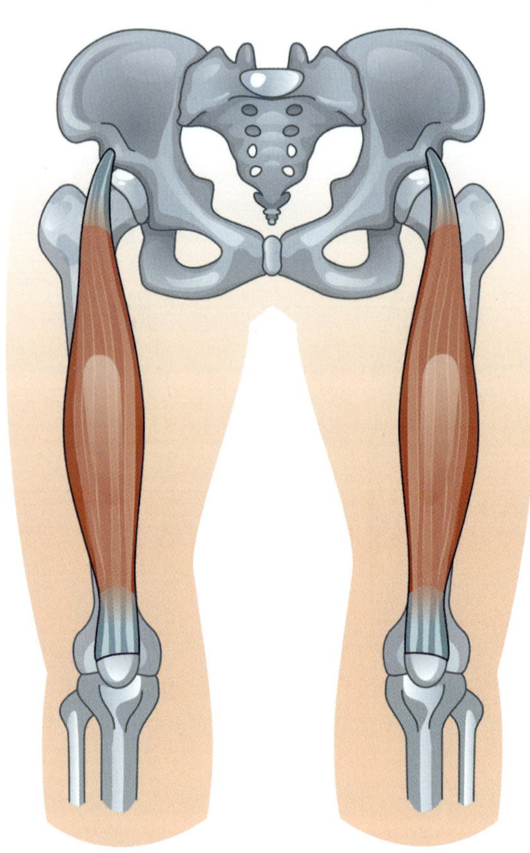

넓적다리의 전면에 존재하는 네 갈래의 근육을 넙다리네갈래근(대퇴사두근)이라고 하며, 넙다리곧은근(대퇴직근), 가쪽넓은근(외측광근), 중간넓은근(중간광근), 안쪽넓은근(내측광근)으로 구성되어 있다.

넙다리곧은근은 대퇴사두근의 가장 앞쪽에서 두 갈래로 나뉜다. 무릎관절을 펴는 기능을 하고, 엉덩관절을 굽히며 무릎관절이 고정된 상태에서 골반을 앞으로 기울이는 역할을 한다.

문제가 있을 경우, 무릎뼈 근처나 무릎관절에 통증이 나타나며, 밤새 무릎이 쑤시는 통증으로 나타난다. 계단을 내려갈 때 힘이 든다.

기시부(origin)	위앞엉덩뼈가시
종지부(insertion)	정강뼈조면

3) 안쪽넓은근(내측광근, Vastus Medialis)

안쪽넓은근(내측광근)은 넙다리네갈래근의 하나로, 네갈래근 중 가운데 안쪽 부분이다. 몸쪽의 긴 갈래와 안쪽의 빗갈래로 나뉜다. 대퇴골의 긴 지름에 대해 긴갈래는 15~18° 각도로 붙고, 빗갈래는 50~55° 각도로 붙는다. 무릎관절을 펴는 역할을 하며, 무릎의 안정에 작용한다. 점프 후 착지할 때 무릎관절의 균형을 맞추어 주는 역할을 한다. 걷기 위한 근육이다.

문제가 생길 경우, 주로 무릎의 앞면에 통증이 나타난다. 무릎관절에 움직임이 제한되며, 무릎관절이 꺽이는 것처럼 느껴져, 걸을 때 순간적으로 힘이 빠지는 증상으로 나타난다.

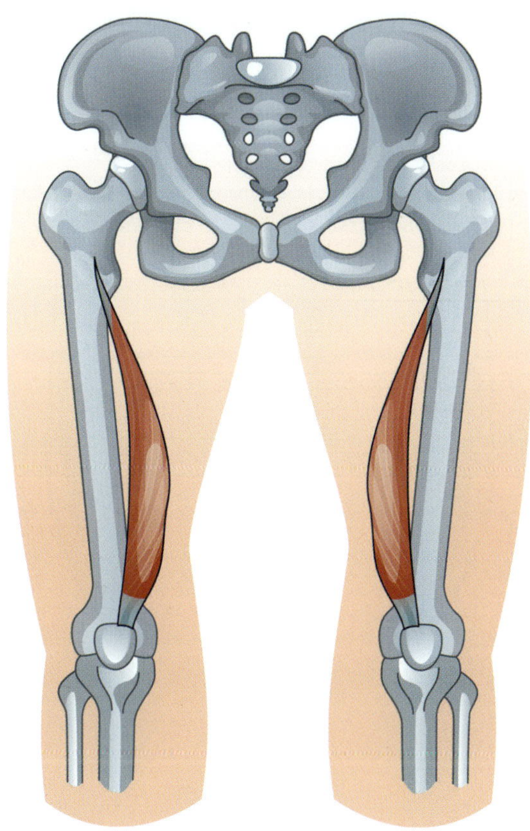

기시부(origin)	넓적다리뼈조선
종지부(insertion)	정강뼈조면, 슬개건

4) 가쪽넓은근(외측광근, Vastus Lateralis)

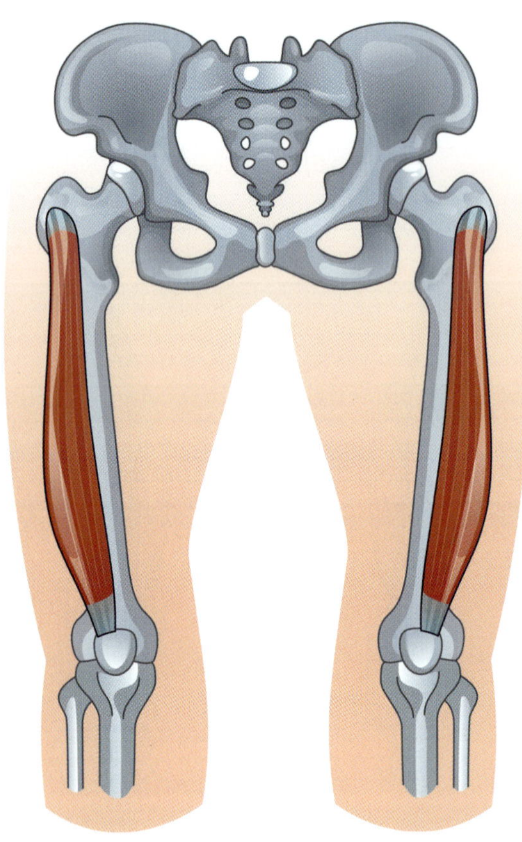

가쪽넓은근(외측광근)은 넙다리네갈래근의 하나로, 넙다리네갈래근 중 가장 크고 힘이 세며, 바깥쪽에서 근육의 융기를 만든다. 대퇴골 축에 대해 17° 각도로 뻗어 있고 엉덩정강띠의 깊은 부위를 아래쪽으로 내려간간다. 주로 무릎관절을 펴는 역할을 하며, 몸의 하중이 무릎으로 전달되지 않도록 하는 역할을 한다.

문제가 생길 경우, 무릎뼈의 통증과 골반의 통증이 나타나고, 무릎의 움직임이 제한되며 무릎관절에 불편함을 가져온다.

기시부(origin)	넓적다리뼈조선
종지부(insertion)	정강뼈조면, 슬개건

5) 두덩근(치골근, Pectineus)

두덩근(치골근)은 치골에서 넓적다리뼈까지 주행하는 납작한 근육으로, 주로 다리를 꼬고 앉을 때 많이 사용되는 근육이다. 모음근이지만 안쪽돌림의 보조 역할도 한다. 엉덩관절을 굽히고 모으는 역할을 하며 엉덩관절을 안정화시킨다. 또한 장요근(엉덩허리근)과 결합해 넓적다리를 꼬고 앉는 자세를 가능하게 하는 근육이며, 무릎관절을 모으고 굽히며 바깥쪽으로 회전하도록 하는 근육이다.

두덩근에 문제가 있을 경우 서혜부와 엉덩관절 부위에 깊은 통증으로 나타나는데, 주로 책상에 오래 앉아있는 자세가 원인이 되는 것으로 본다.

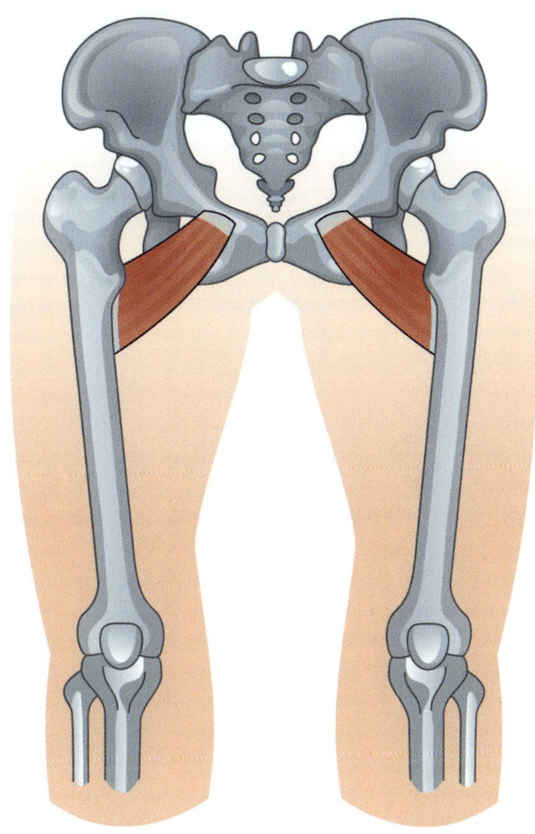

기시부(origin)	두덩뼈 전면
종지부(insertion)	작은돌기 밑부터 넙적다리뼈 후내측면

6) 두덩정강근(박근, Gracilis)

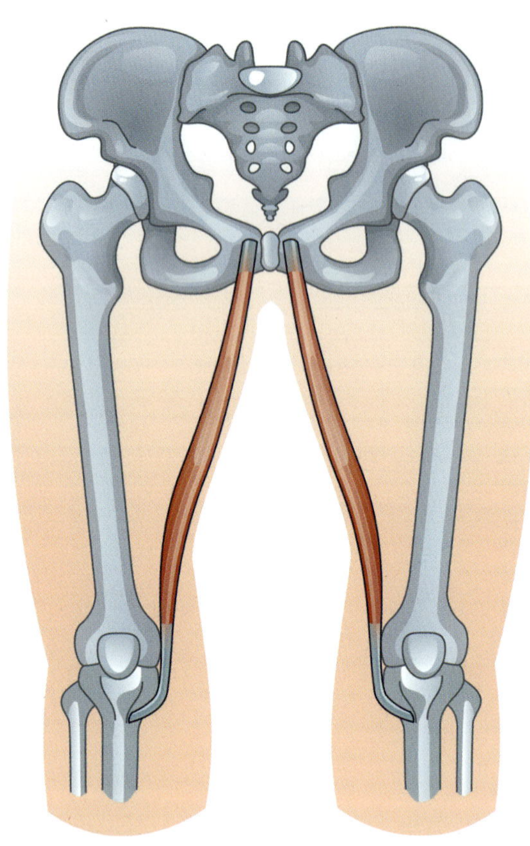

두덩정강근(박근)은 넓적다리뼈 안쪽에서 정강뼈까지 뻗어 있는 길고 가는 근육이다. 힘줄은 넙다리빗근, 반힘줄근과 합쳐져 거위발(정강이 거친면의 안쪽 가장자리에서 넙다리빗근, 두덩정강근 및 반힘줄근의 힘줄이 합쳐져 확장된 부위)을 만든다. 거위발 근육들은 무릎관절에서 종아리를 효과적으로 굽히게 만들고, 근육을 안쪽으로 돌리는 작용을 한다.

두덩정강근은 엉덩관절을 안으로 모으고 굽히며, 무릎관절을 굽히고 무릎뼈를 안쪽으로 돌리는 역할을 하여 무릎과 엉덩관절의 안정성을 높여주는 역할을 한다. 잘못된 보행이나 달리기 자세로 근육이 손상되어 무릎안쪽의 통증이 나타나며, 허벅지 안쪽으로 뜨겁고 따가운 통증이 나타난다.

기시부(origin)	치골전부
종지부(insertion)	정강뼈내측상부

7) 긴모음근(장내전근, Adductor)

넓적다리뼈의 모음근(내전근) 중 가장 앞쪽에 있는 근육으로, 가는 힘줄 형태로 시작되며. 삼각형으로 긴 힘살로 퍼지면서 뒤가쪽으로 내려와 넓적다리뼈에 부착한다.

엉덩관절을 모으도록 굽히고 안쪽으로 회전한다. 엉덩관절을 편 상태에서 바깥쪽 회전을 하도록 한다. 문제가 생길 경우, 무릎과 관련하여 통증이 생기며, 골반의 불균형으로 인해 허리통증이 유발될 수 있다. 다리를 강제로 벌릴 때 손상되는 근육이기도 하다.

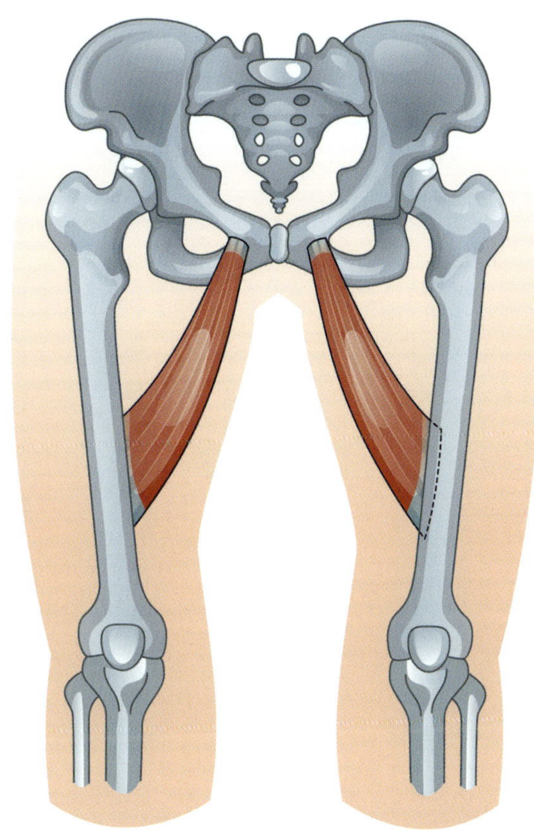

기시부(origin)	두덩뼈
종지부(insertion)	넓적다리뼈조선 2/3지점

8) 짧은모음근(단내전근, Adductor Brevis)

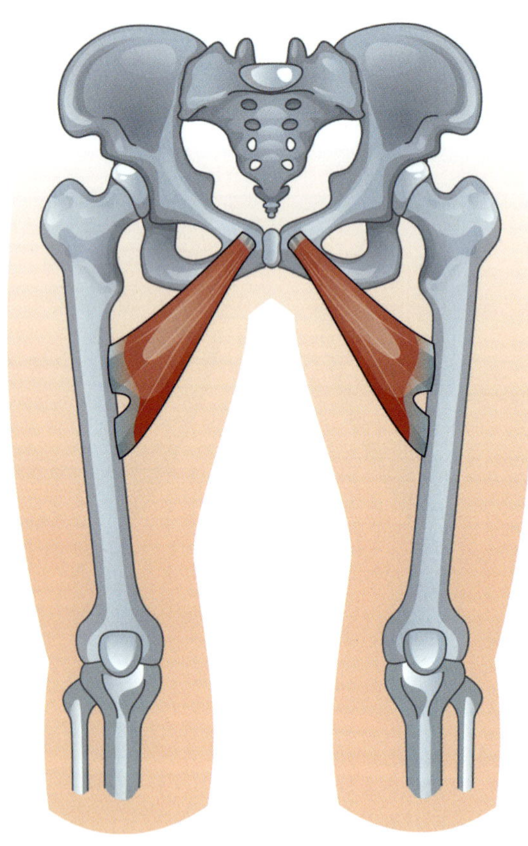

두덩뼈와 긴모음근에 덮여 있고 근육섬유는 뒤쪽을 향해 달리며, 편평한 세모꼴이 되어 내려온다. 엉덩관절을 모으고 굽히고, 안쪽으로 회전하도록 한다.

문제가 생길 경우, 허벅지 상부 안쪽, 서혜부 깊은 곳에 통증이 느껴지며, 넓적다리 앞면과 무릎 부위, 안쪽 정강뼈를 따라 통증이 나타난다. 주로 하체에 지방이 많거나, 엉덩관절에 갑작스럽게 체중이 실릴 때, 엉덩관절이 틀어졌을 경우 발생한다.

기시부(origin)	두덩뼈
종지부(insertion)	넓적다리뼈조선 근위부

9) 큰모음근(대내전근, Adductor Magnus)

큰모음근(대내전근)은 넓적다리모음근 중 가장 크고 강한 근육으로, 넓적다리 안쪽에 3개의 근육다발로 구성된다. 넓적다리의 위안쪽에서 아래가쪽을 향해 부채꼴 모양으로 퍼진 형태로 되어있다. 큰모음근은 주로 엉덩관절을 모으는 역할을 하고, 뒤부분의 섬유는 엉덩관절을 펴는 역할, 앞부분의 섬유는 굽히는 작용을 한다.

큰모음근에 문제가 생길 경우, 허벅지 안쪽면과 샅굴부위(배의 앞부분 가장 아랫부위)까지 통증이 있으며, 엉덩관절의 운동 범위가 제한되고 유연성이 떨어진다. 가끔 아랫배 통증으로도 나타난다.

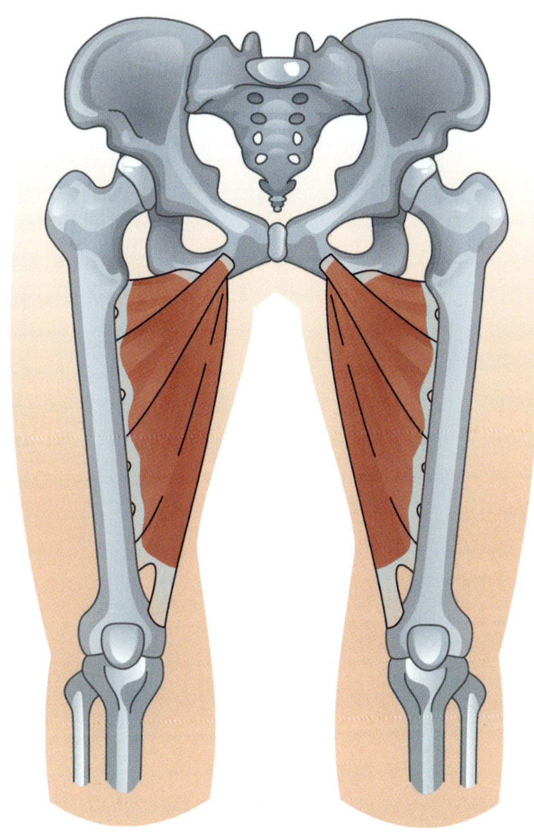

기시부(origin)	궁둥뼈와 치골, 두덩뼈
종지부(insertion)	넓적다리뼈조선과 내전근결절

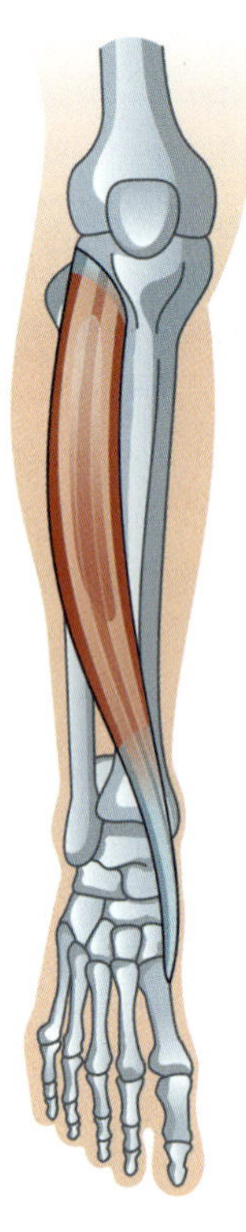

10) 앞정강근(전경골근, Tibialis Anterior)

무릎뼈 바깥쪽에 있으며 몸쪽에서의 근육은 두껍고 먼쪽이 되면 힘줄로 변한다. 근육섬유는 수직으로 내려와 종아리 먼쪽의 앞면에서 솟아난 힘줄 형태로 끝난다. 발목관절을 발등으로 굽힐 때 주로 사용한다. 발의 아치모양을 유지시키는 기능을 하며, 걸을 때 발이 끌리지 않도록 발등을 당기는 작용을 한다.

앞정강근의 문제는 너무 큰 신발을 신거나 슬리퍼를 신고 많이 걸을 때, 발목을 접지를 때 나타난다. 주로 발목 통증이나 엄지발가락의 통증으로 나타난다.

기시부(origin)	정강뼈외측과 뼈사이막
종지부(insertion)	1번 설상골, 중족골

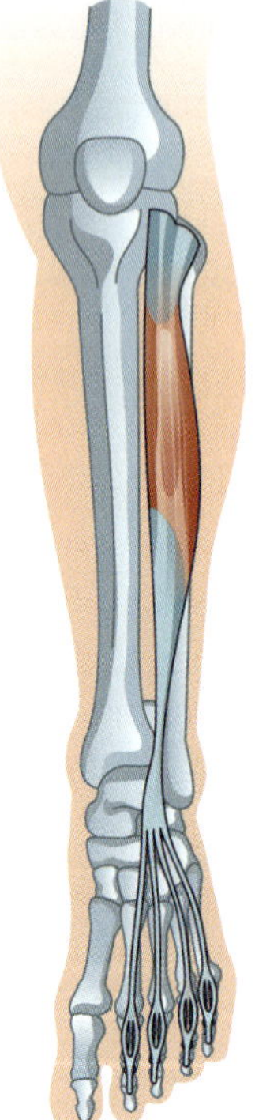

11) 긴발가락폄근(장지신근, Extensor Digitorum Longus)

2번~5번 발가락 말골절까지 종지하는 근육으로, 발가락을 신전시켜 걸을 때 발이 뒤꿈치딛기를 할 수 있도록 하며, 발목의 안정성을 가져오는 역할을 한다.

문제가 생길 경우, 발등과 발가락에 통증이 나타나고, 발가락의 모양을 변형시키며, 걸을 때 발이 바닥에 끌리게 한다.

기시부(origin)	비골, 경골, 골간막
종지부(insertion)	2, 3, 4, 5지의 말골골

12) 긴종아리근(장비골근, Peroneus Longus)

긴종아리근(장비골근)은 종아리 안쪽의 깊은 부분에서 짧은종아리근(단비골근)보다 얕은 층에 존재하며, 아래로 내려와 근육은 긴 힘줄이 된다. 발의 뒤침, 발목관절을 굽힐 때 사용한다.

긴종아리근의 문제는 하이힐을 자주 신거나, 준비운동 없이 무리하게 달리기를 한 경우, 골반의 비대칭, 습관적으로 발목을 삐는 경우 발생한다. 주로 발목 바깥쪽 복숭아뼈와 그 아래로 통증이 나타난다.

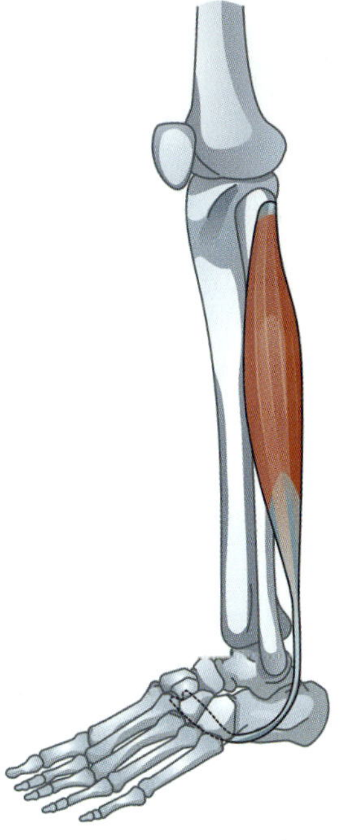

기시부(origin)	종아리뼈외측근위부, 뼈사이막, 골간막
종지부(insertion)	1번 쇄기뼈와 발허리뼈의 발바닥면

13) 짧은종아리근(단비골근, Peroneus Brevis)

긴종아리근의 깊은 부분에서 긴발가락폄근(장지신근)의 뒤쪽에 위치해 있는 근육으로, 수직으로 내려오면서 힘줄이 된다. 발을 바깥방향으로 돌리거나, 발목관절을 발바닥 쪽으로 굽힐 때 사용한다. 문제가 있을 경우 발목 바깥쪽이나 뒤쪽, 복숭아뼈로 통증이 나타나고, 근육사체에 통증이 느껴진다.

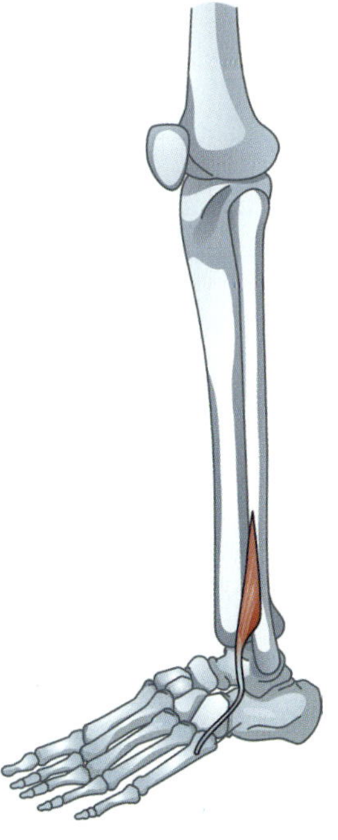

기시부(origin)	종아리뼈원위부 외측
종지부(insertion)	5번 발허리뼈 기저부

해당 근육에 색칠하시오.

a. 넙다리빗근(봉공근, Sartorius)

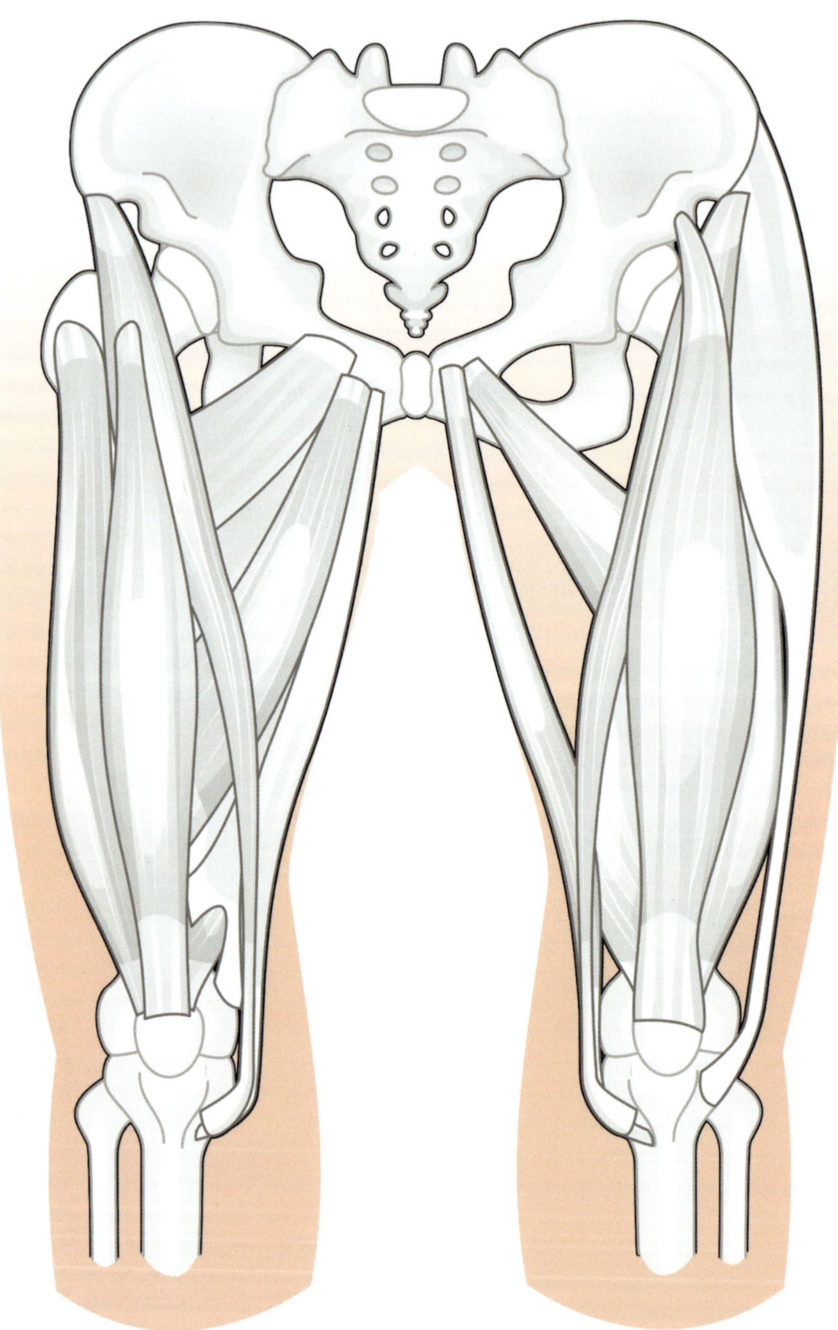

해당 근육에 색칠하시오.

b. 넙다리곧은근(대퇴직근, Rectus Femoris)

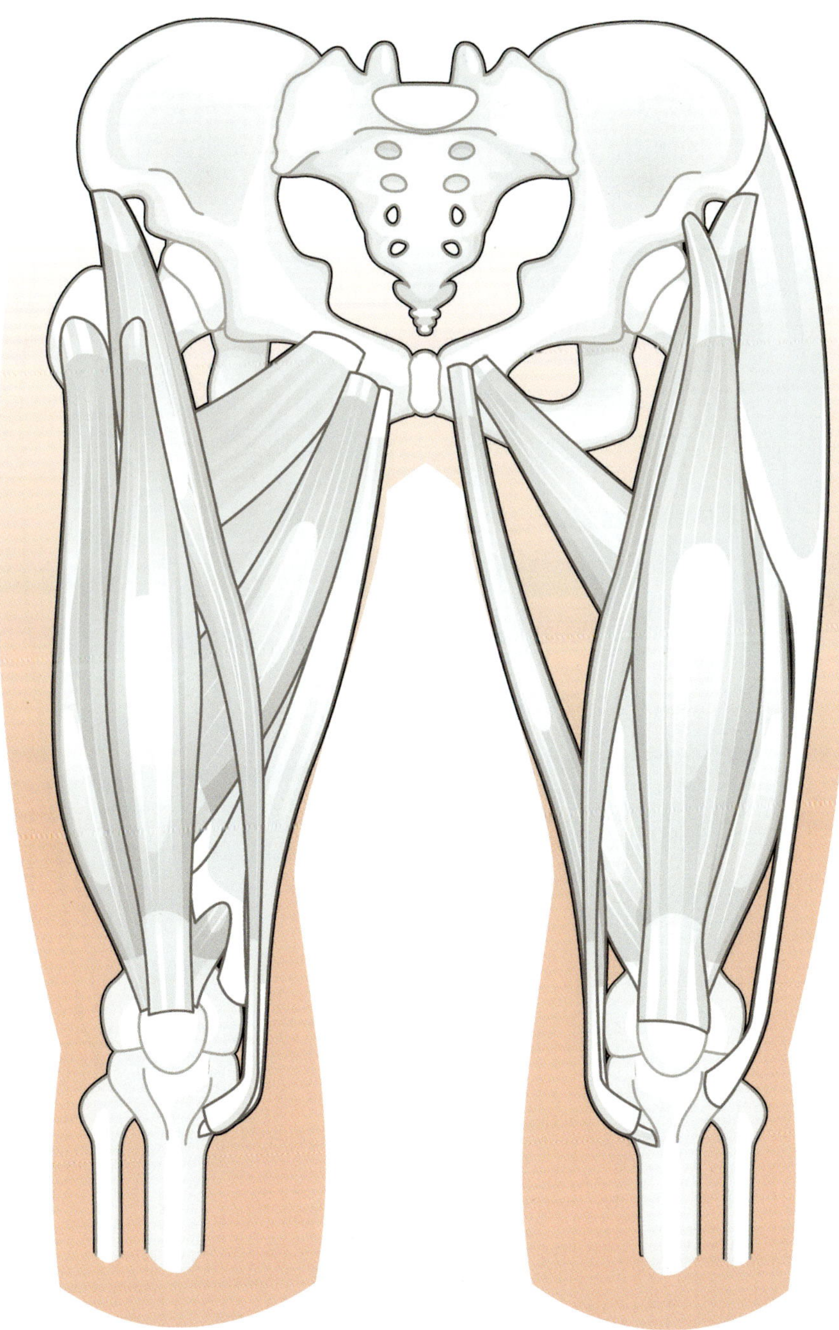

해당 근육에 색칠하시오.

c. 안쪽넓은근(내측광근, Vastus Medialis)

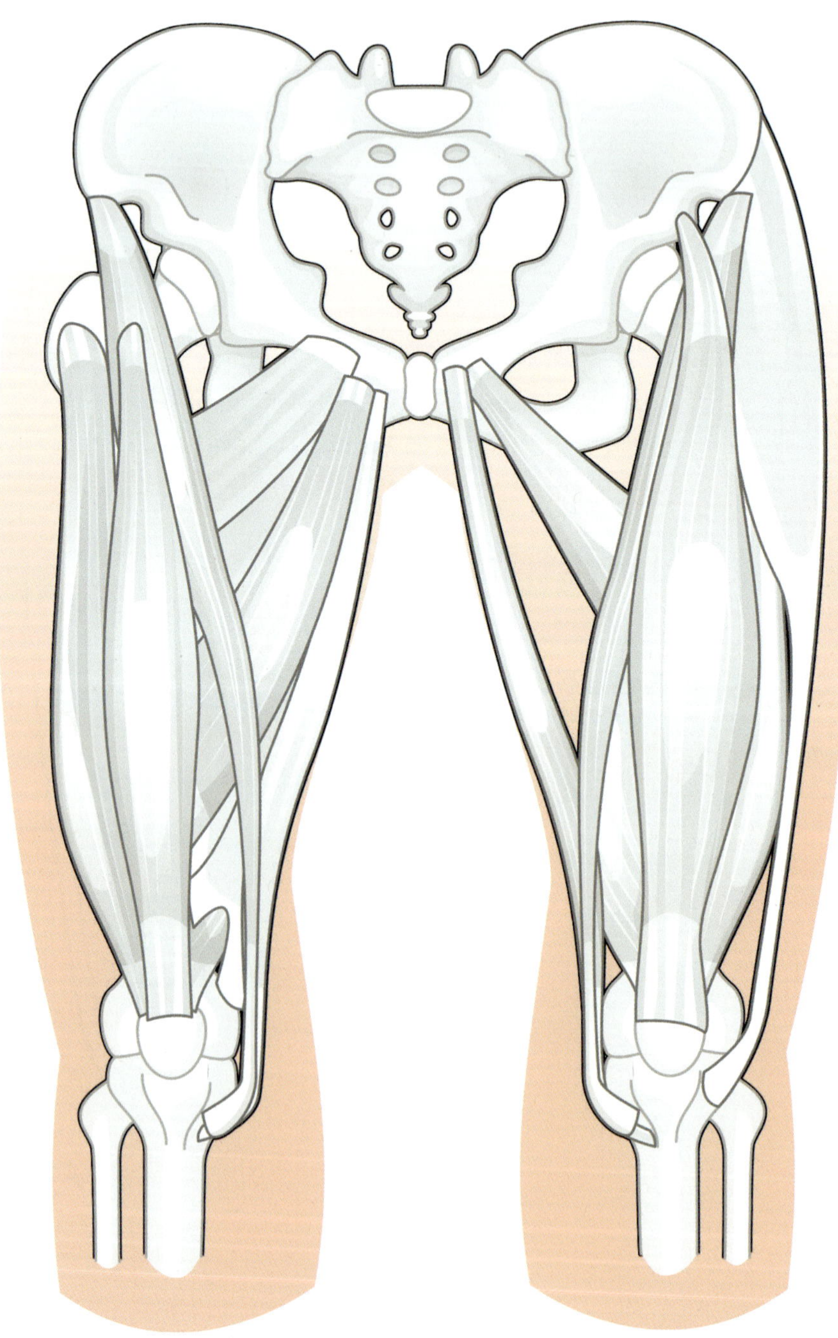

해당 근육에 색칠하시오.

d. 가쪽넓은근(외측광근, Vastus Lateralis)

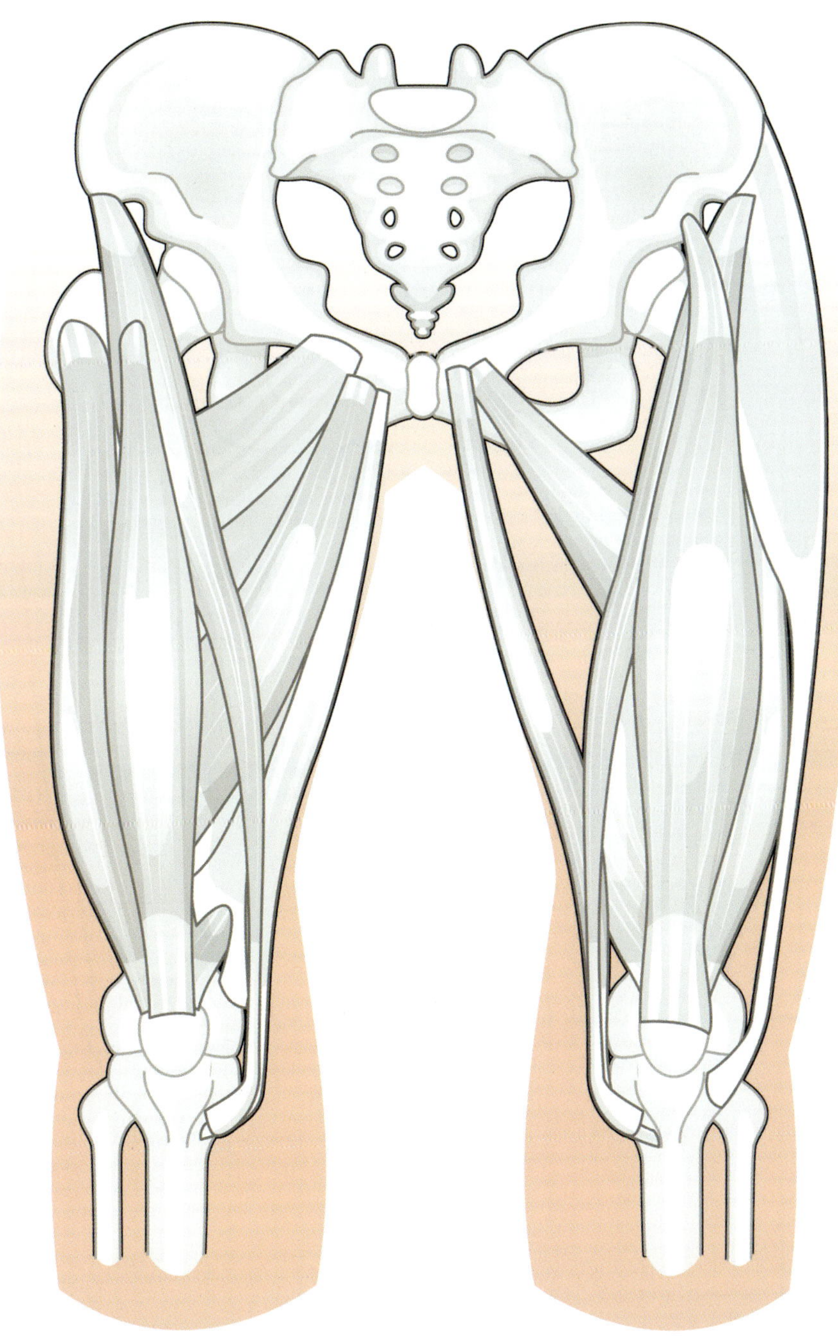

해당 근육에 색칠하시오.

e. 두덩근(치골근, Pectineus)

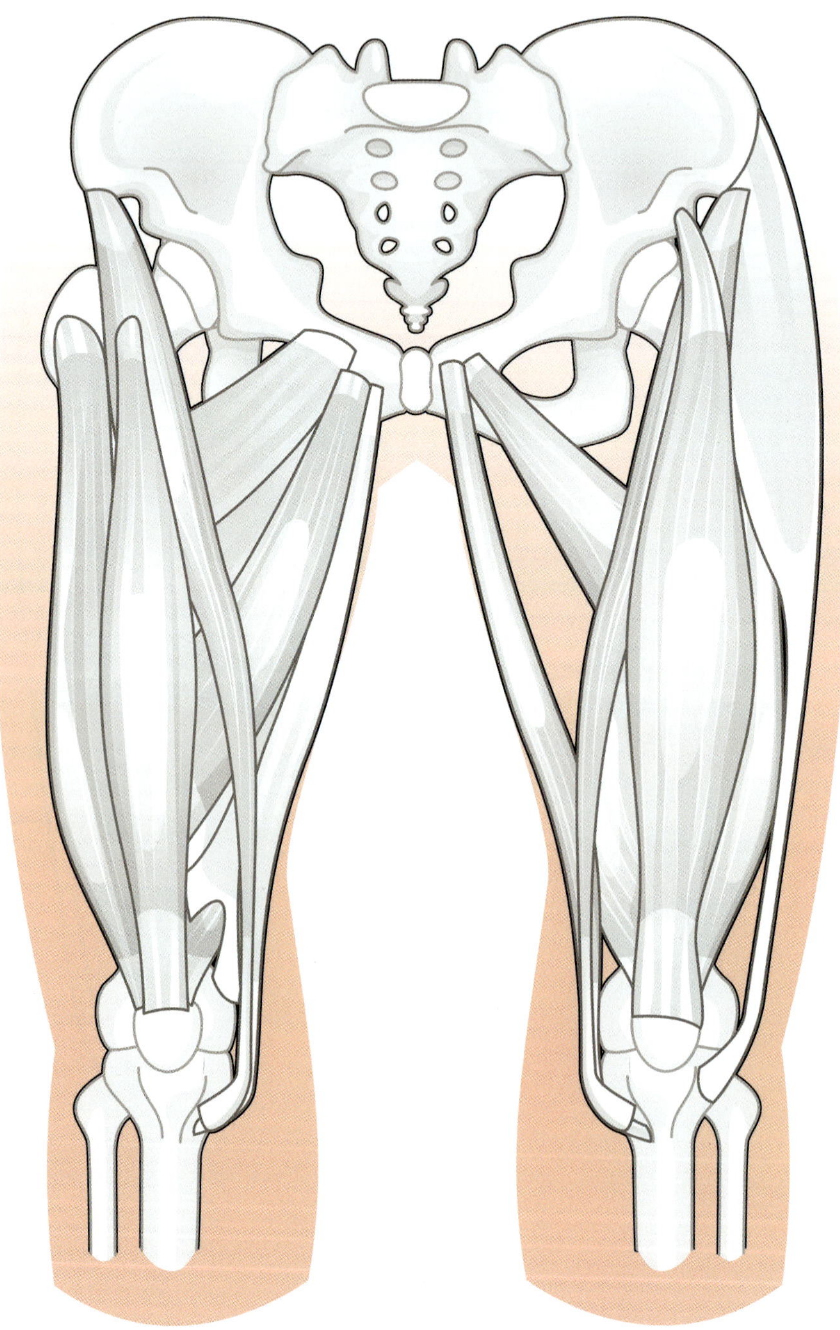

해당 근육에 색칠하시오.

f. 두덩정강근(박근, Gracilis)

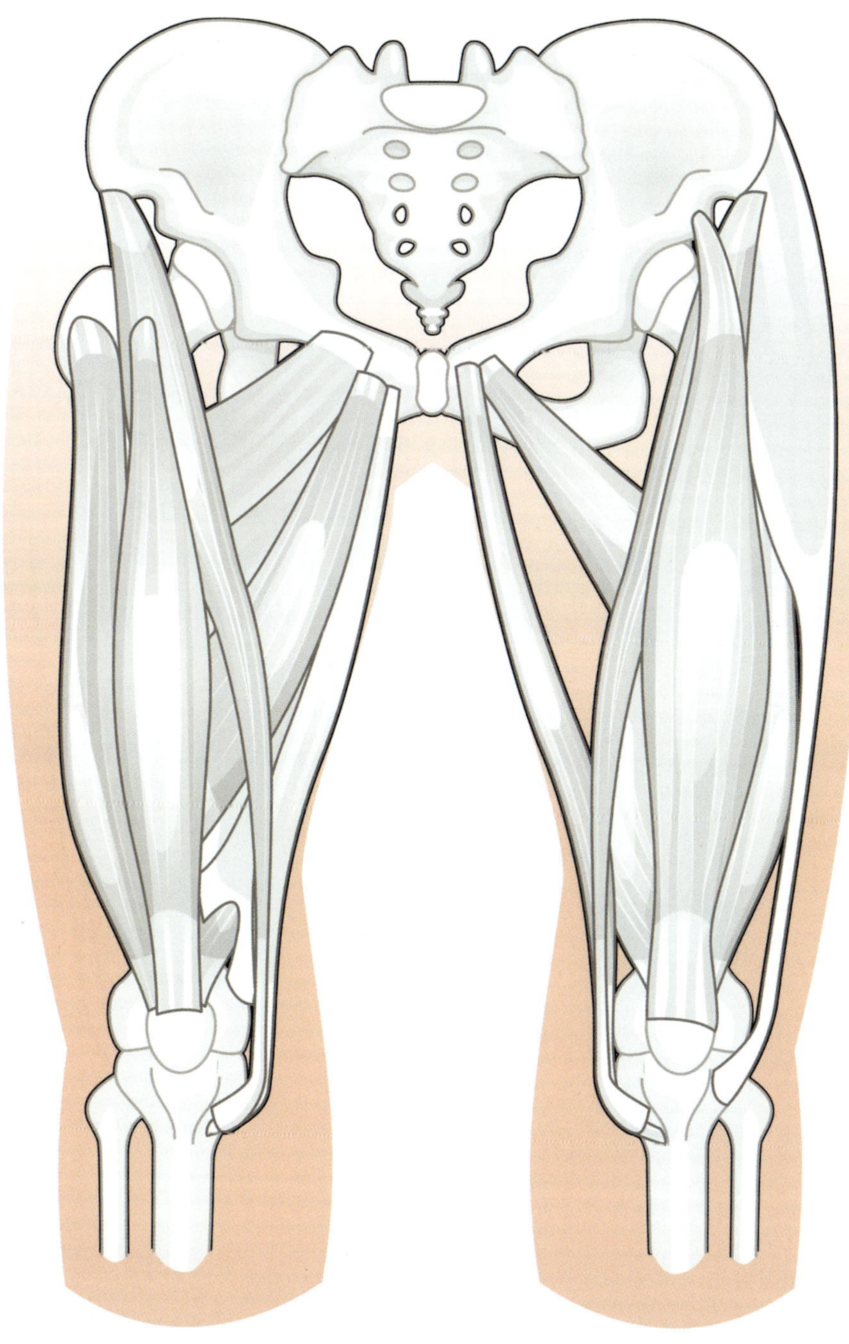

해당 근육에 색칠하시오.

g. 긴모음근(장내전근, Adductor)

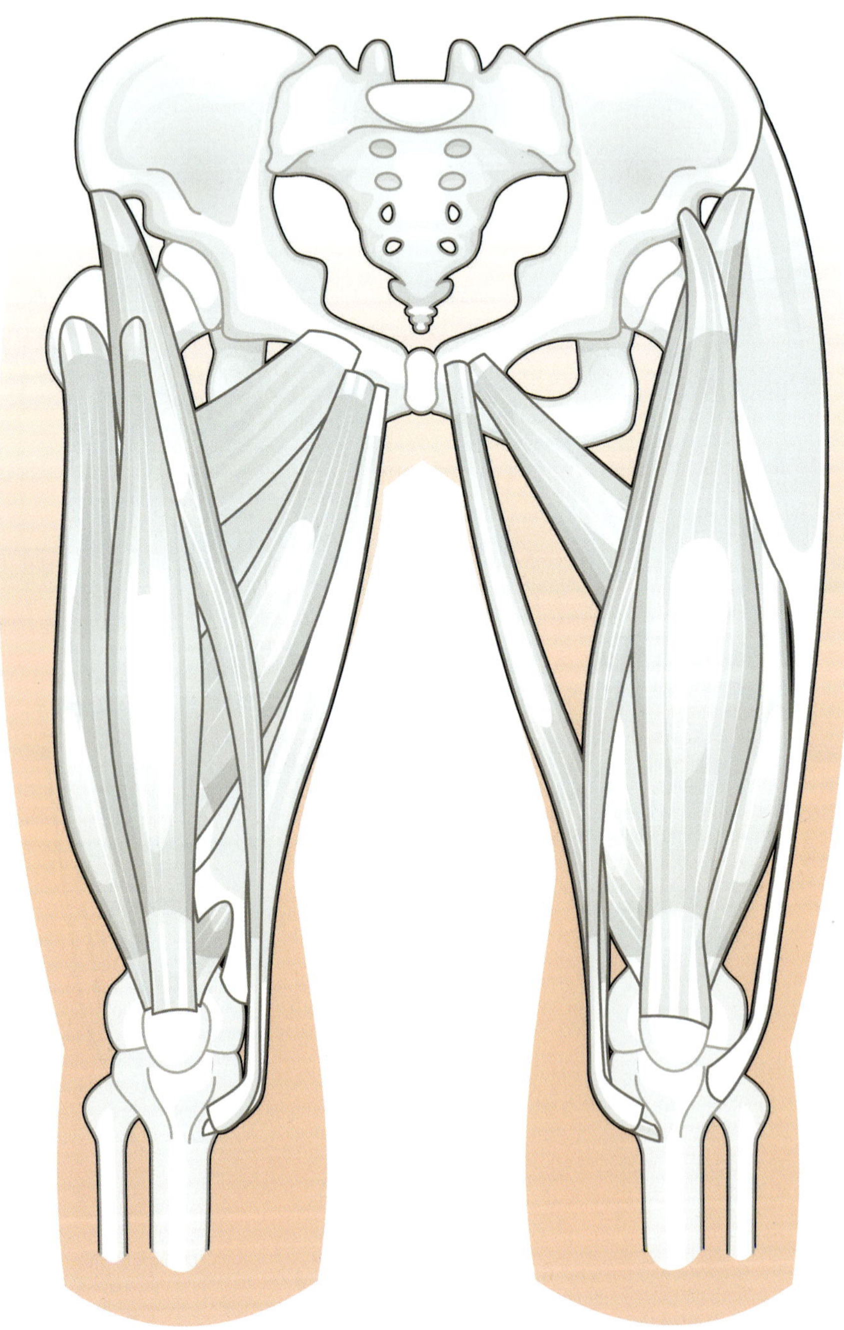

해당 근육에 색칠하시오.

h. 짧은모음근(단내전근, Adductor Brevis)

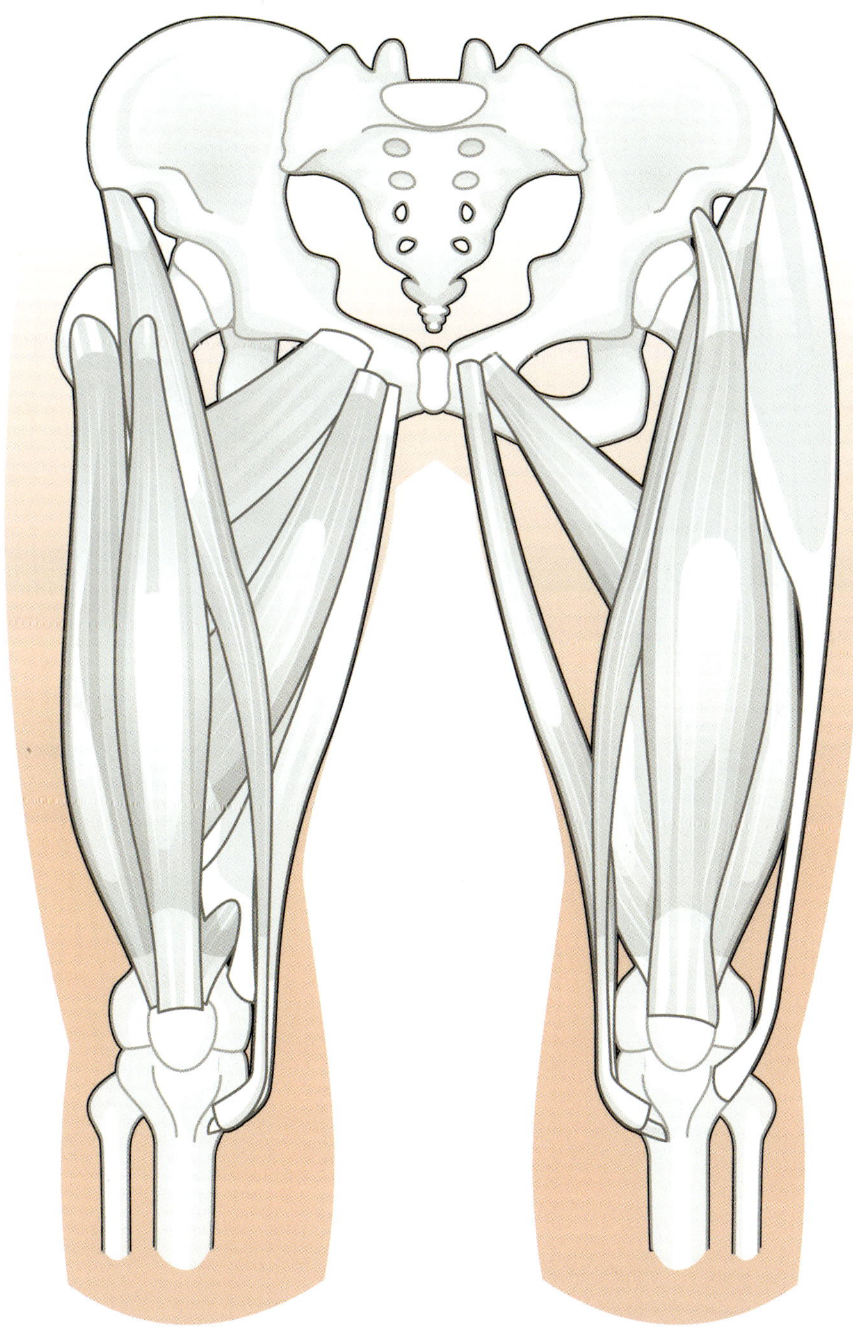

해당 근육에 색칠하시오.

i. 큰모음근(대내전근, Adductor Magnus)

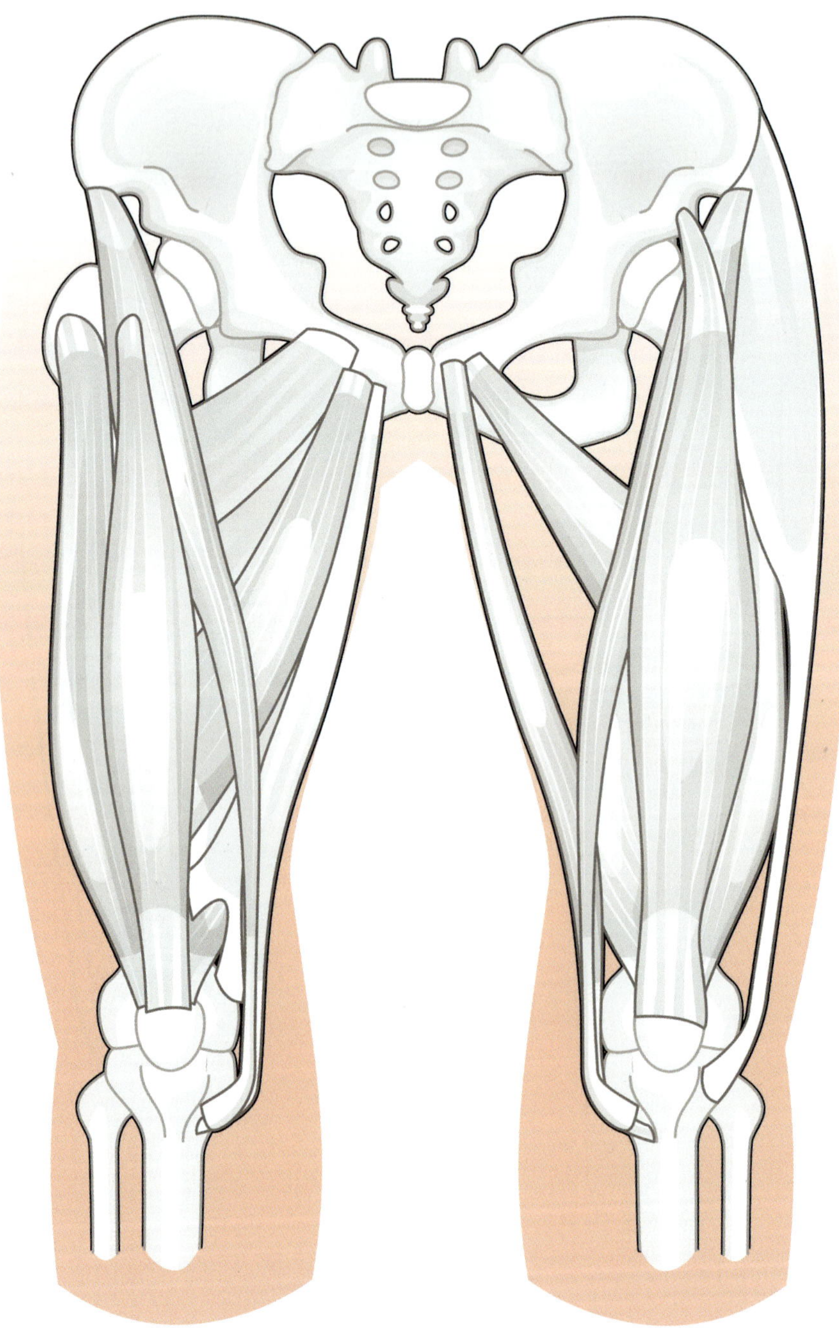

해당 근육에 색칠하시오.

j. **앞정강근**(전경골근, Tibialis Anterior)

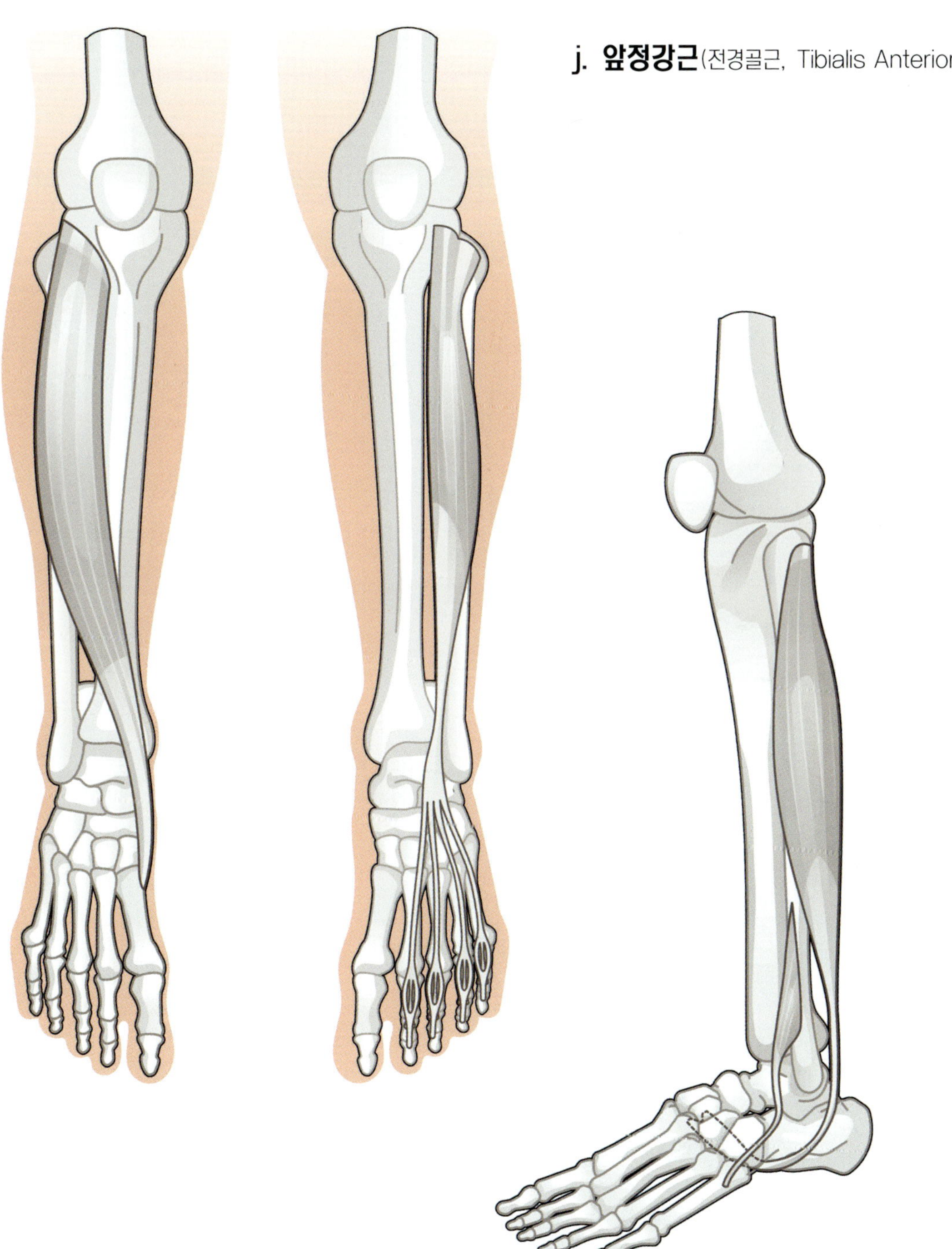

해당 근육에 색칠하시오.

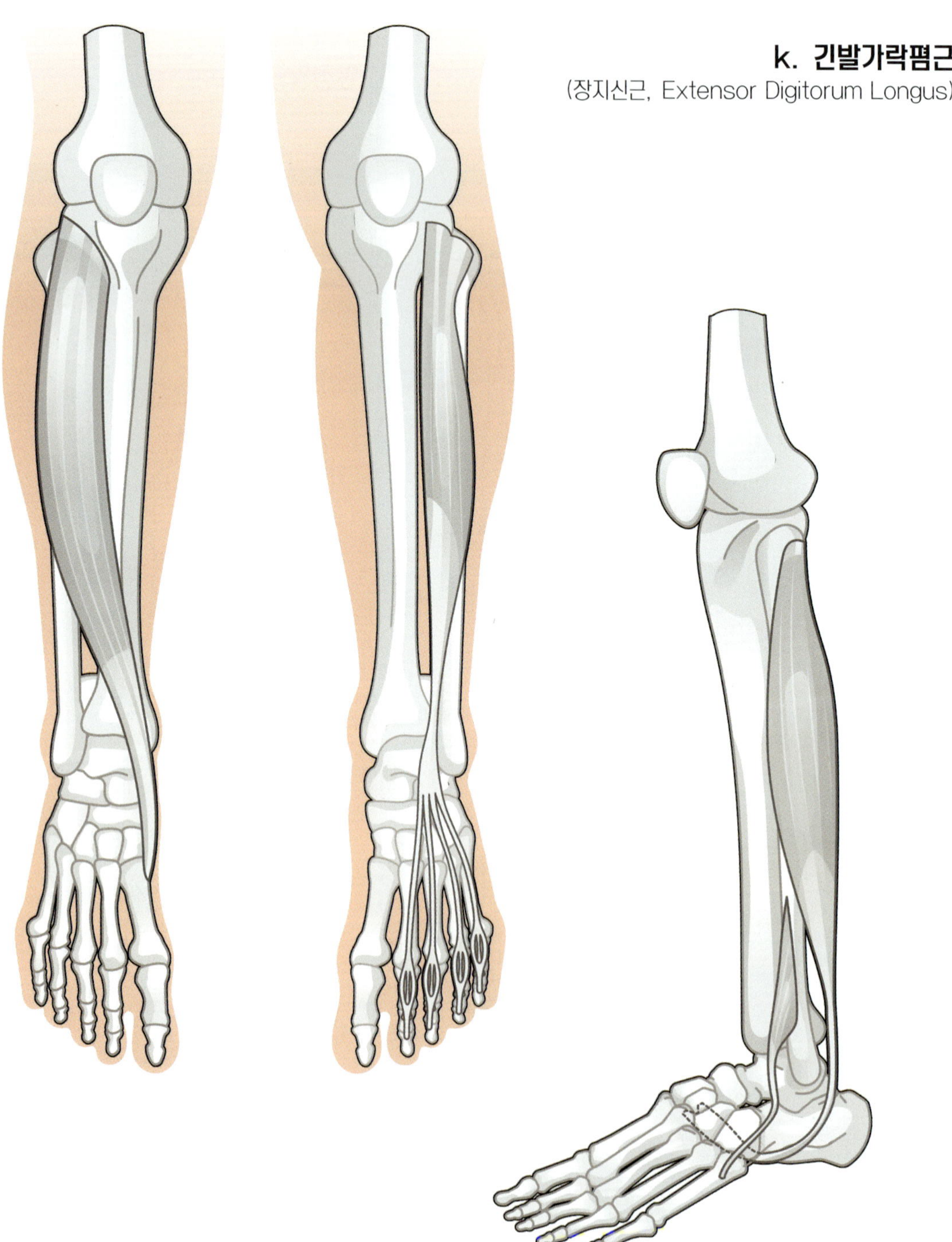

해당 근육에 색칠하시오.

l. 긴종아리근(장비골근, Peroneus Longus)
m. 짧은종아리근(단비골근, Peroneus Brevis)

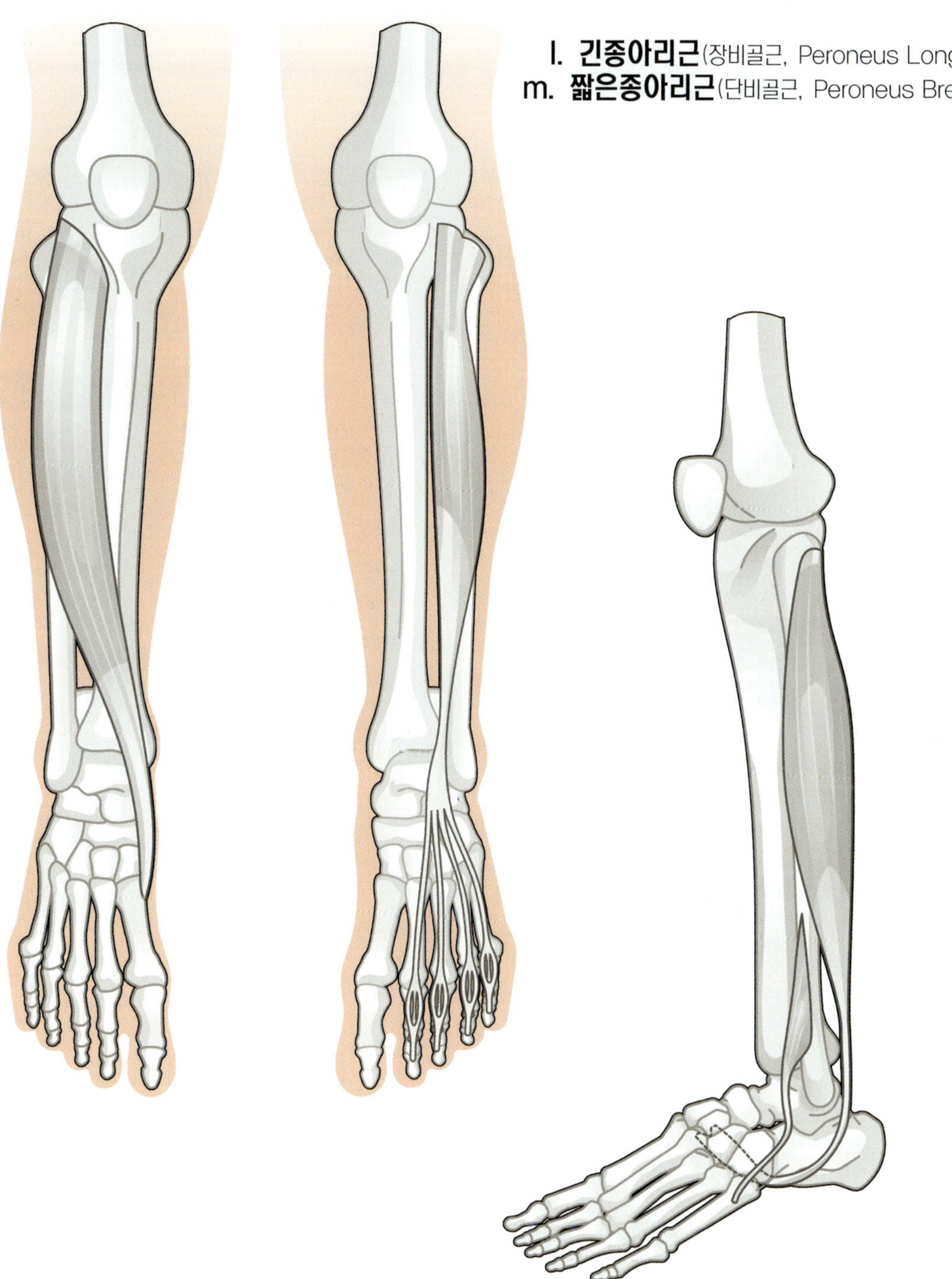

2. 하지전면 관리 테크닉

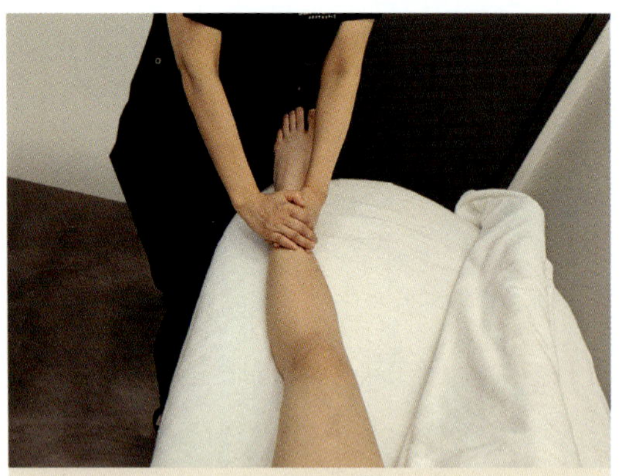

1. 소량의 오일을 이용해서 다리 전체를 스트로킹한다.

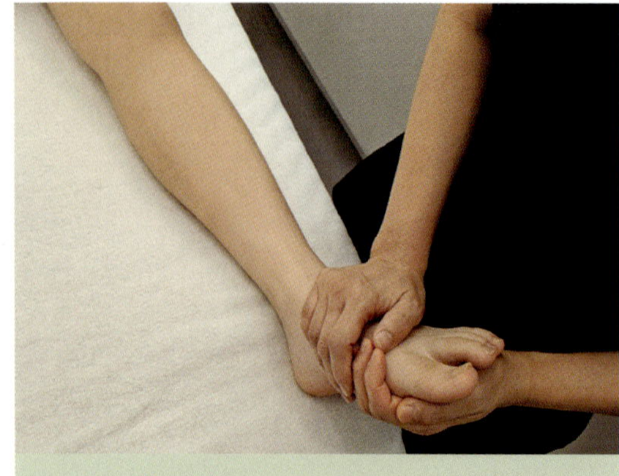

2. 발등과 발바닥을 양쪽수장을 이용해 쓸어준다.

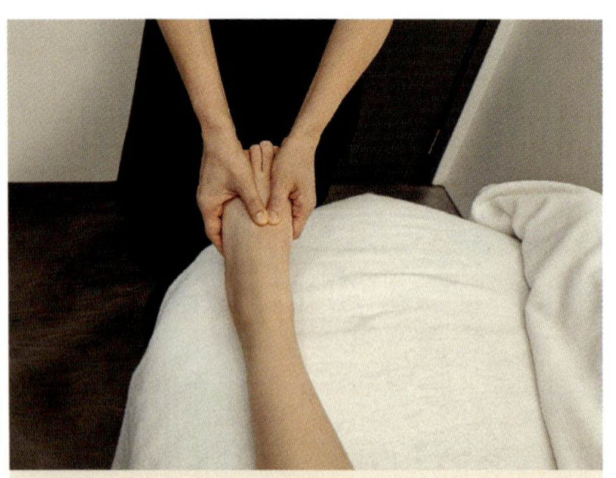

3. 발등 사이사이를 양모지를 이용해 문지른다.

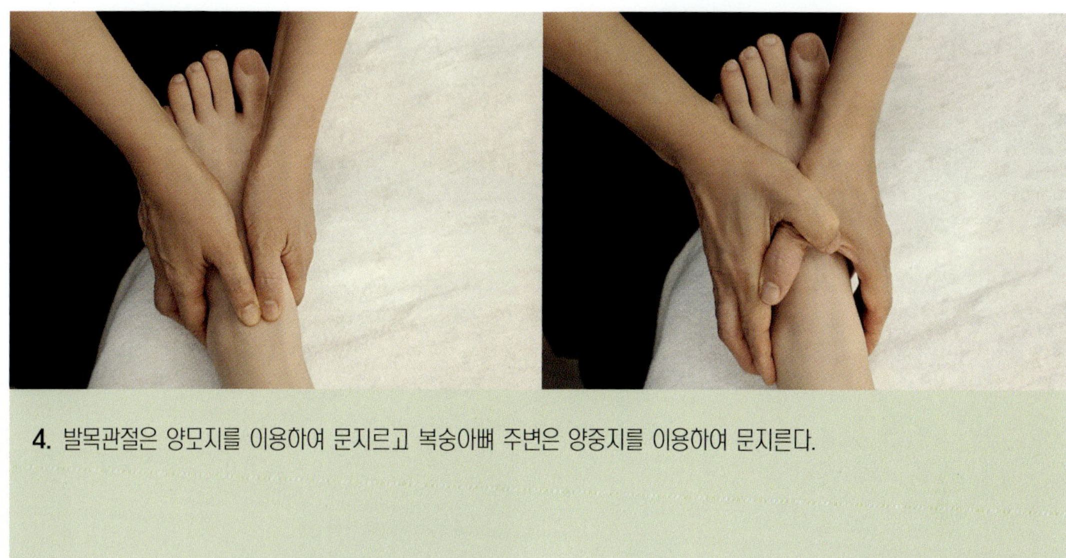

4. 발목관절은 양모지를 이용하여 문지르고 복숭아뼈 주변은 양중지를 이용하여 문지른다.

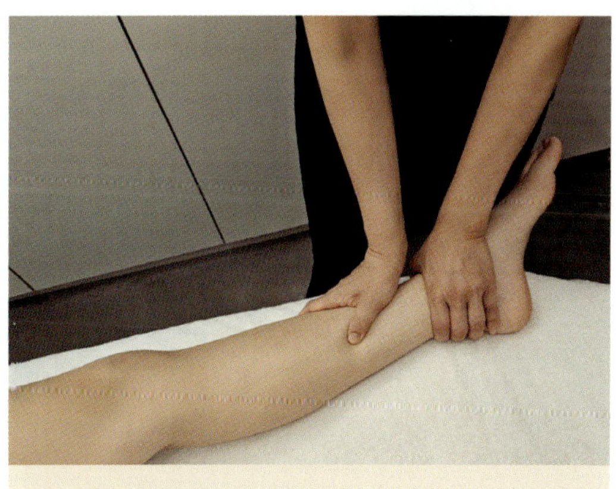

5. 한손은 발목을 고정하고 한손의 모지로 경골라인을 멜팅하면서 천천히 쓸어준다.

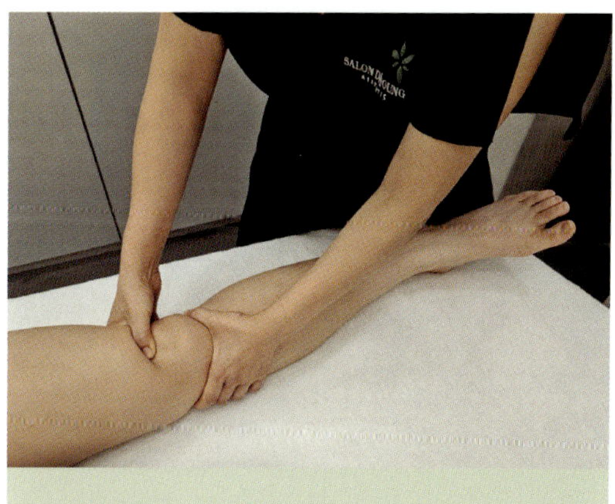

6. 무릎주변을 양 모지를 이용하여 교차섬유 마찰법으로 문지른다.

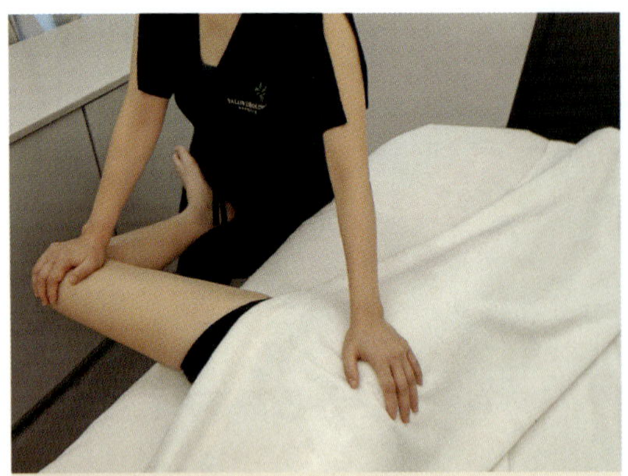

7. 내전근 스트레칭: 고객의 발바닥을 관리자의 몸에 고정시킨 후 수동신장한다.

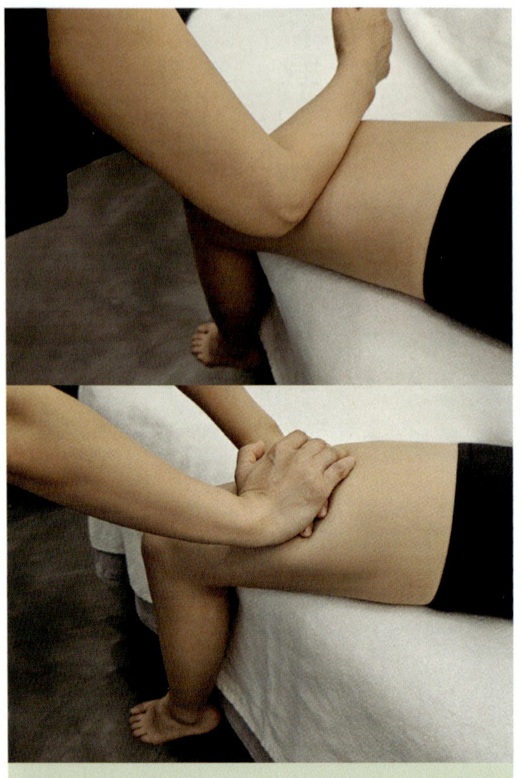

8. 고객의 발을 베드 바깥쪽으로 늘어뜨린 후 대퇴사두근을 쓸어주고 전완부위로 압을 주며 천천히 쓸어준다.

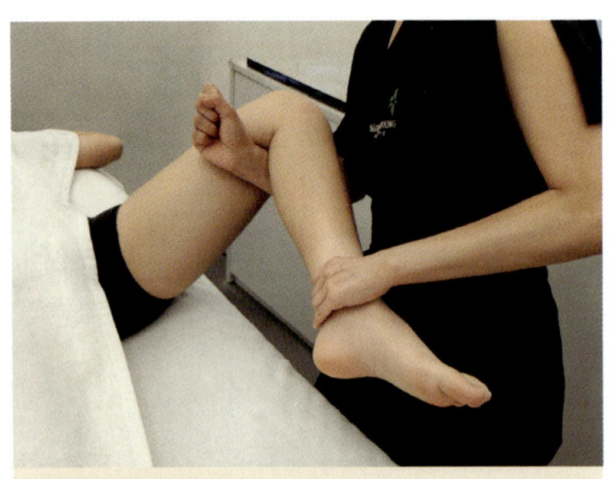

9. 고관절 운동: 고객의 오금에 관리사의 팔목을 끼우고 발목을 잡은 상태에서 외회전 한다.

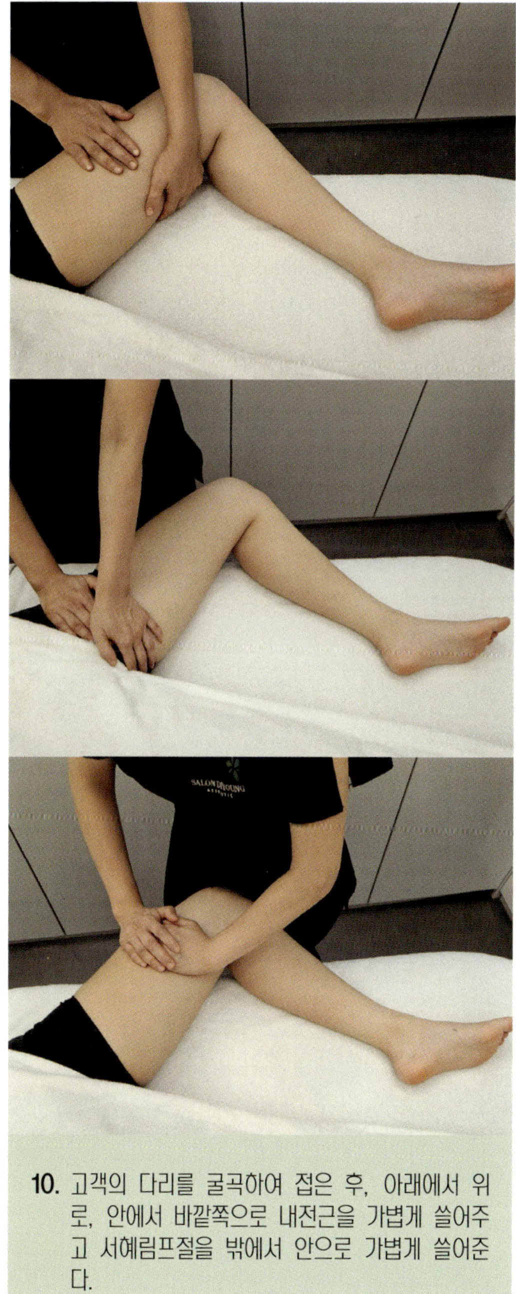

10. 고객의 다리를 굴곡하여 접은 후, 아래에서 위로, 안에서 바깥쪽으로 내전근을 가볍게 쓸어주고 서혜림프절을 밖에서 안으로 가볍게 쓸어준다.

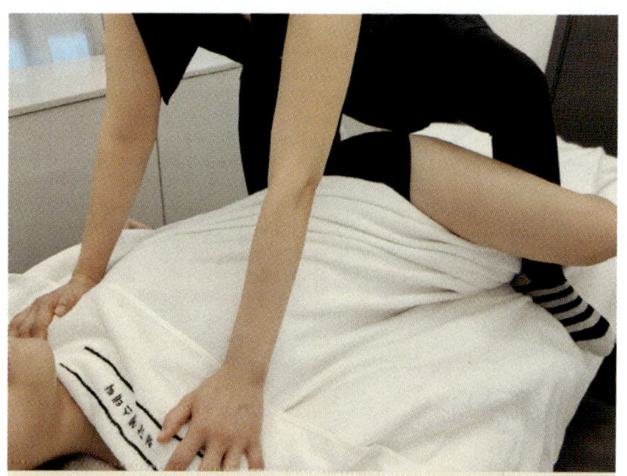

11. 허리골반스트레칭: 고객의 다리를 반대쪽 무릎옆에 놓은 후 고객의 어깨를 관리사의 손으로 고정시킨 후 트위스트해서 골반을 스트레칭 해준다.

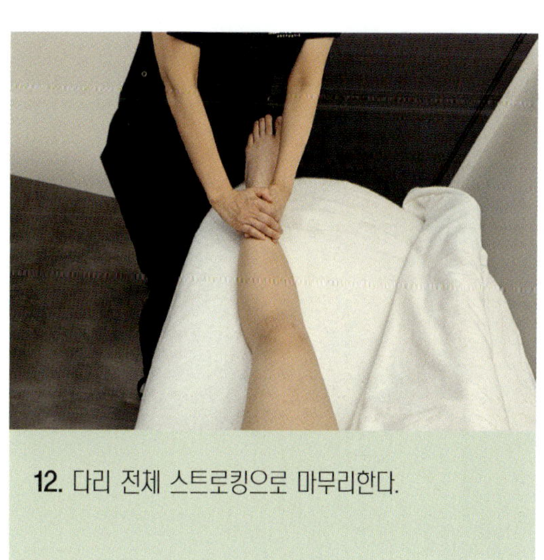

12. 다리 전체 스트로킹으로 마무리한다.

CHAPTER 07

복부 성형테라피

1. 복부 관리 시 사용되는 근육

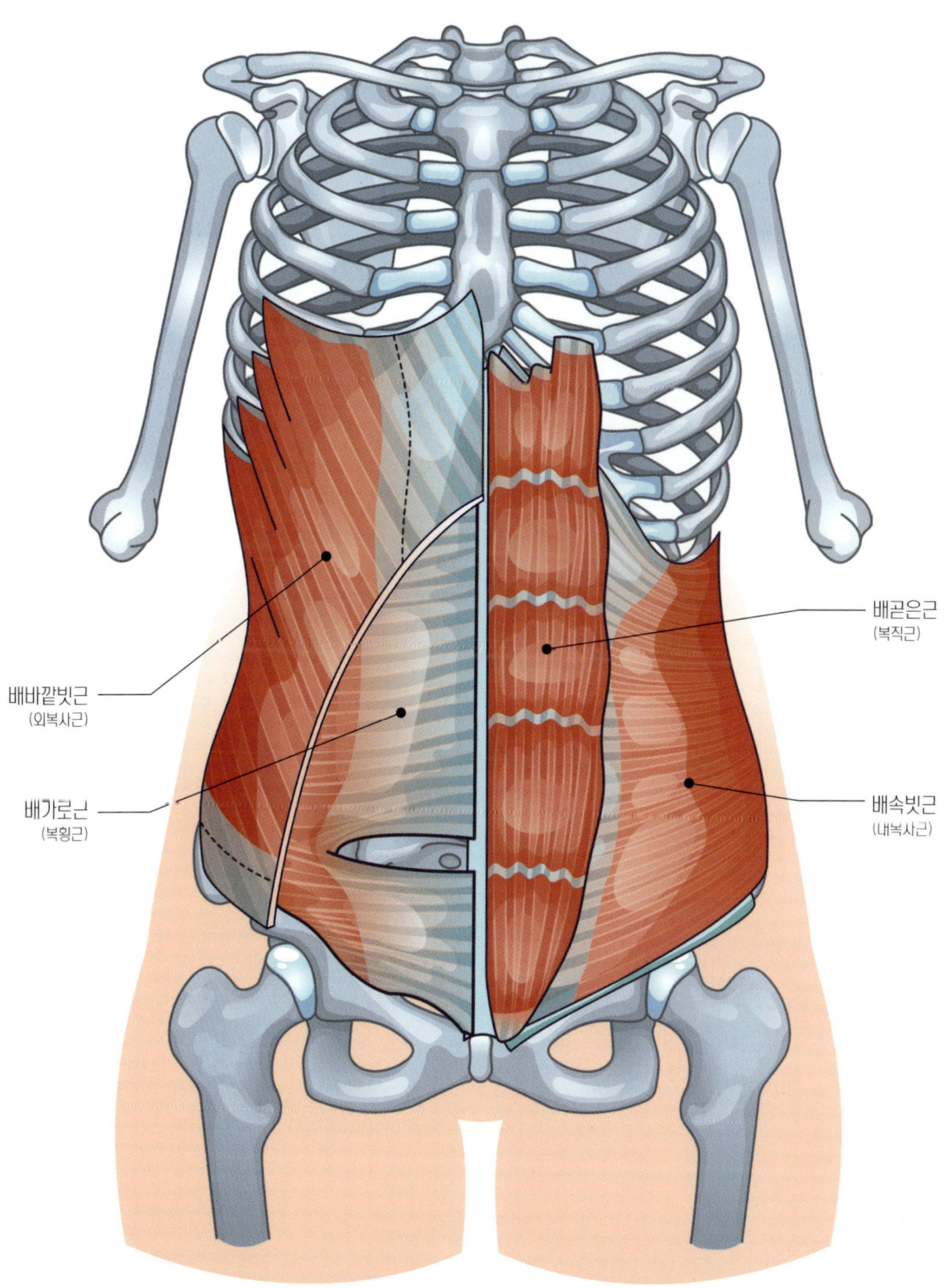

1) 배곧은근(복직근, Rectus Abdominis)

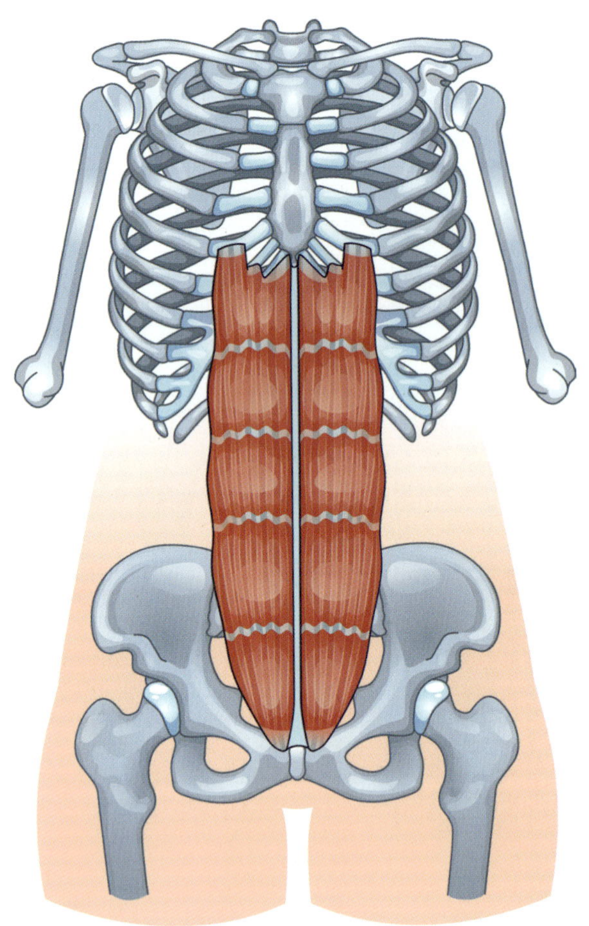

배곧은근은 우리가 '식스팩'으로 알고 있는 근육이다. 복부의 양쪽에 있는 길고 넓은 근육으로 위에서 아래로 근섬유가 뻗어 있으며, 백색선에 의해 양쪽으로 나뉜다. 근육은 3개 이상의 구획으로 구성되며, 지방이 적을 때 쉽게 육안으로 관찰된다. 복강의 내장을 보호하는 역할을 하며, 배변, 배뇨, 분만을 촉진시킨다. 복강 내압을 상승시키며, 척주와 골반을 굽히고, 골반을 앞쪽으로 기우는 것을 막아주는 역할을 해 상체와 하체의 균형을 유지하도록 해준다.

배곧은근에 문제가 있을 경우, 아랫배 주변과 허리통증으로 나타난다. 평소 구부정한 자세나 의자에 오래 앉아 생활하는 경우 근육의 수축을 일으켜 통증의 원인이 된다. 근육의 단축은 허리와 골반을 불안정하게 하고, 라운드숄더를 유발해 근육의 피로도를 증가시킨다.

기시부(origin)	치골능
종지부(insertion)	5번~7번 늑골연골

2) 배바깥빗근(외복사근, External Oblique)

배바깥빗근(외복사근)은 복부 앞쪽의 바깥부분을 이루는 3개의 근육 중 가장 표면쪽의 근육이다. 복부의 앞과 옆을 둘러싼 편평하고 얇은 근육이다. 복압으로 장기를 보호하는 역할을 하며, 몸통을 굽히고 반대쪽으로 돌린다. 골반을 뒤쪽, 옆쪽으로 기울이는 기능을 하여 몸의 균형을 유지한다.

배바깥빗근에 문제가 생길 경우, 갈비뼈 아래 통증이나 서혜부 통증으로 나타나고, 음식 섭취 후 급작스런 회전운동으로 인해 통증이 발생할 수 있다. 체한 것 같이 가슴이 답답한 증상이 나타나거나 호흡이 불편해지는 증상이 나타나기도 한다.

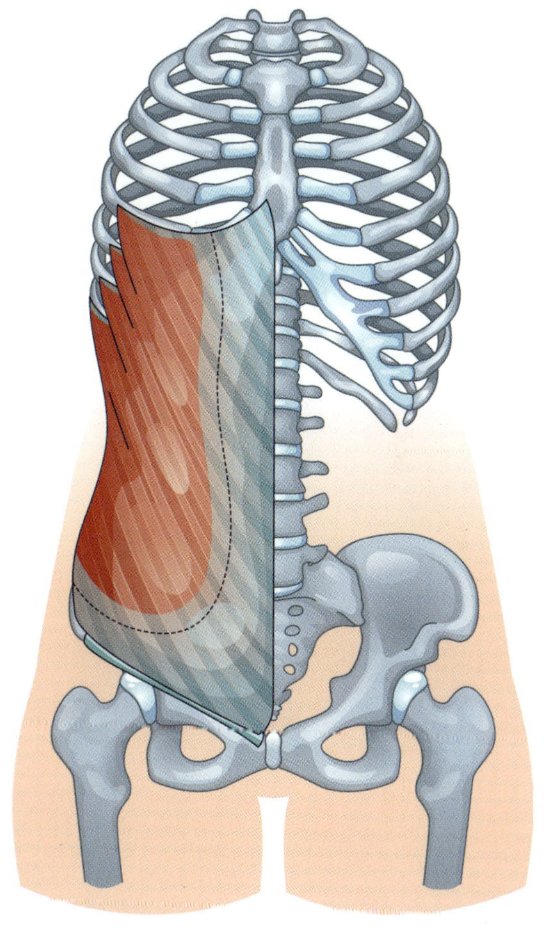

기시부(origin)	5번~12번 갈비뼈외측
종지부(insertion)	엉덩뼈능선, 백선

3) 배속빗근(내복사근, Internal Oblique)

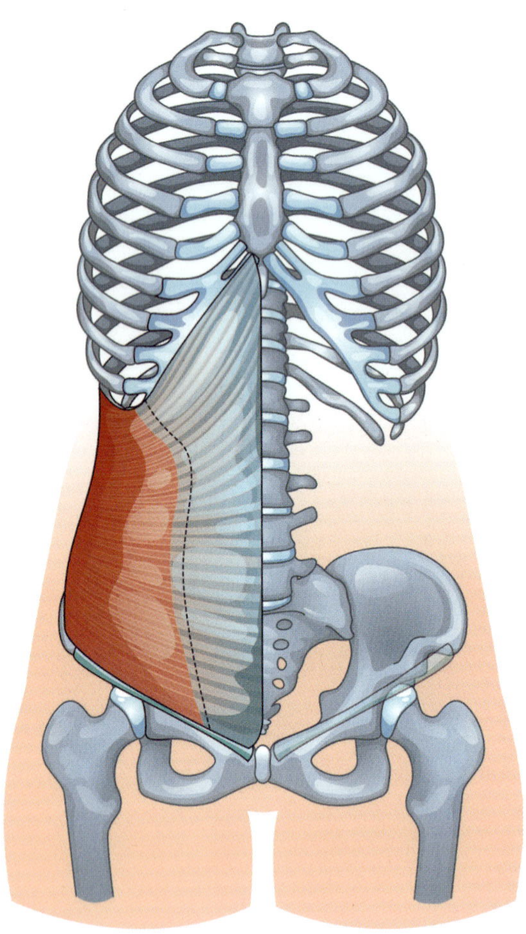

배속빗근(내복사근)은 복부의 앞면과 옆면에서 배바깥빗근 아래에 위치해 있으며, 배바깥빗근보다 작고 얇다. 근섬유는 배바깥빗근과 반대로 교차하듯이 뻗어 있다. 몸통을 굽히는 작용과 복압을 높여 복부를 압박하고 숨을 내쉬는 역할을 하며, 몸통을 바깥쪽 방향으로 굽히며, 같은쪽으로 돌리는 역할을 한다. 또한 골반을 옆쪽으로 기울이는 기능을 한다.

배속빗근에 문제가 있을 경우, 통증은 주로 허리통증으로 나타나고 심할 경우 골반통을 일으키기도 한다.

기시부(origin)	서혜인대, 엉덩뼈능선, 등허리근막
종지부(insertion)	10~12번 갈비뼈, 복막

4) 배가로근(복횡근, Transversus Abdominis)

배가로근(복횡근)은 배속빗근에 덮여 가장 깊은 곳에 위치한 복부의 근육으로 횡격막 수축과 관련이 많다. 복부의 근육은 가장 바깥에서부터 배곧은근, 배바깥빗근, 배속빗근, 배가로근 순으로 위치하고 있다. 복강을 평탄하게 하고 복강 내압을 상승시킨다. 강하게 숨을 내쉬는 것을 보조한다.

배가로근에 문제가 있을 경우, 앞쪽 갈비뼈 경계 사이에 통증이 나타나고, 기침을 할 때 통증이 심해진다.

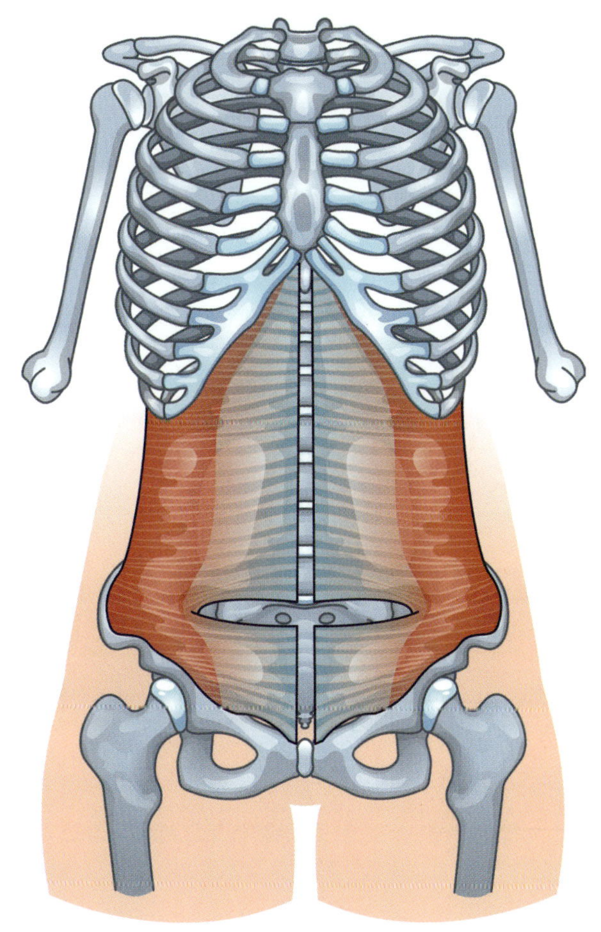

기시부(origin)	샅고랑인대, 엉덩뼈능선, 등허리근막, 6번~12번 갈비뼈
종지부(insertion)	복막, 백선

해당 근육에 색칠하시오.

a. 배곧은근(복직근, Rectus Abdominis)

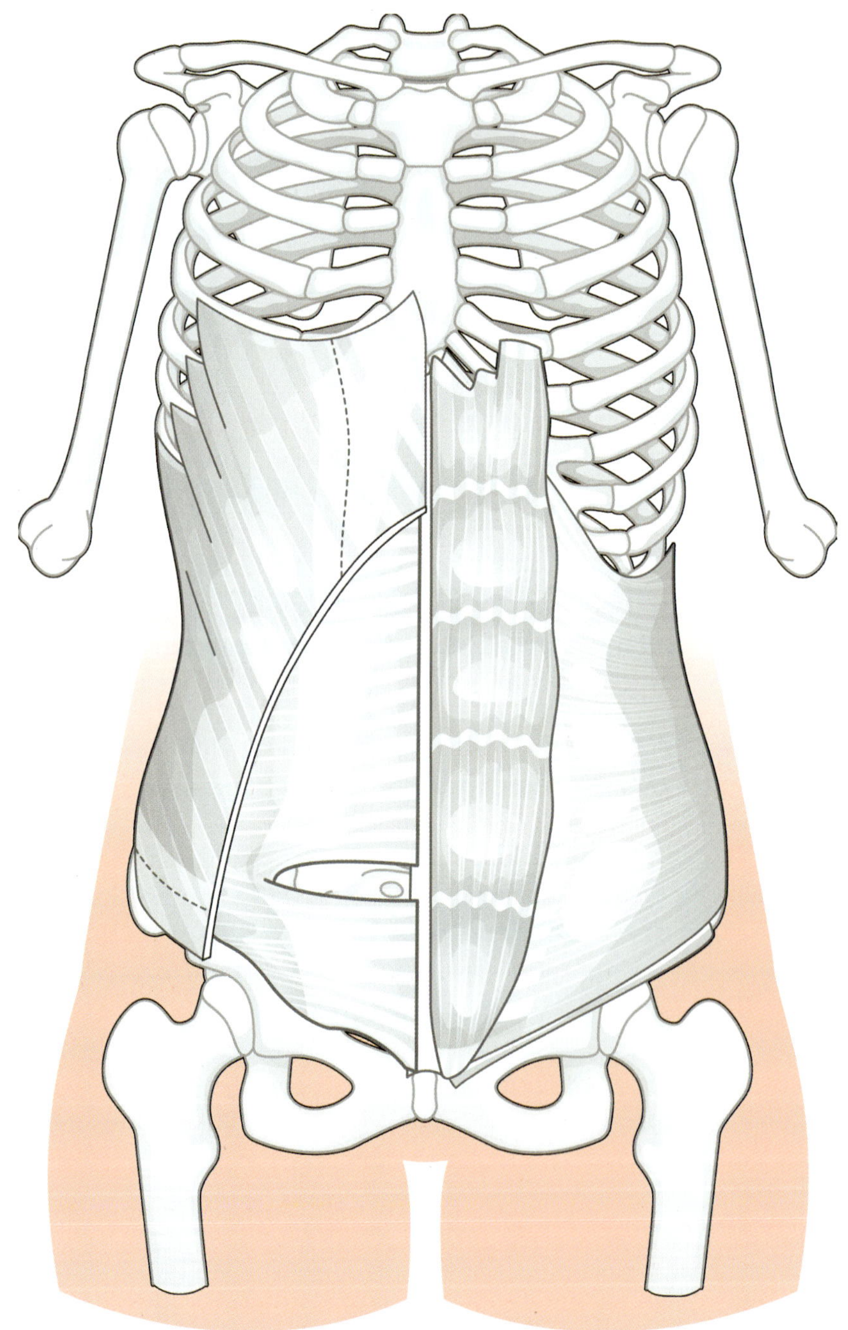

b. 배바깥빗근(외복사근, External Oblique)

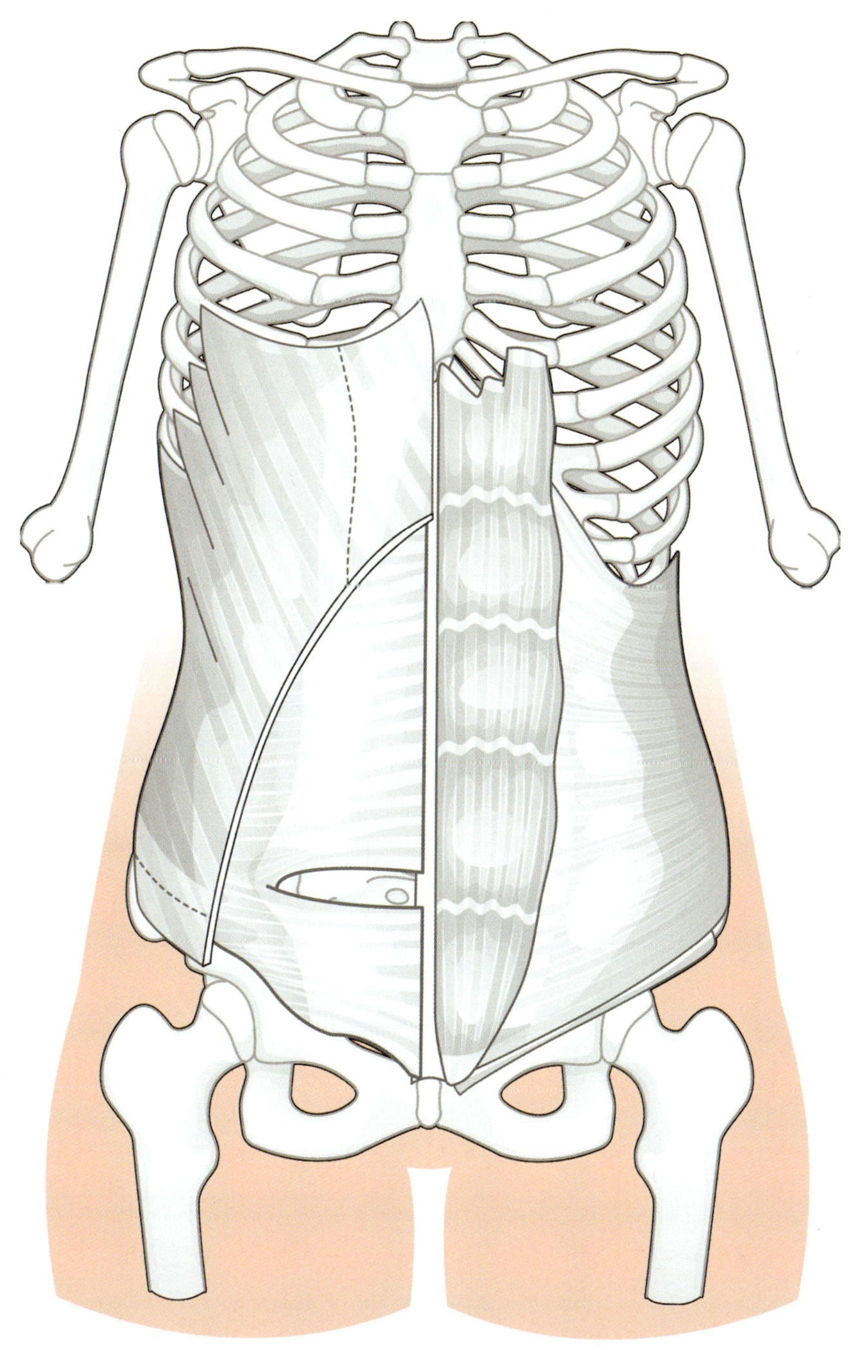

해당 근육에 색칠하시오.

c. 배속빗근(내복사근, Internal Oblique)

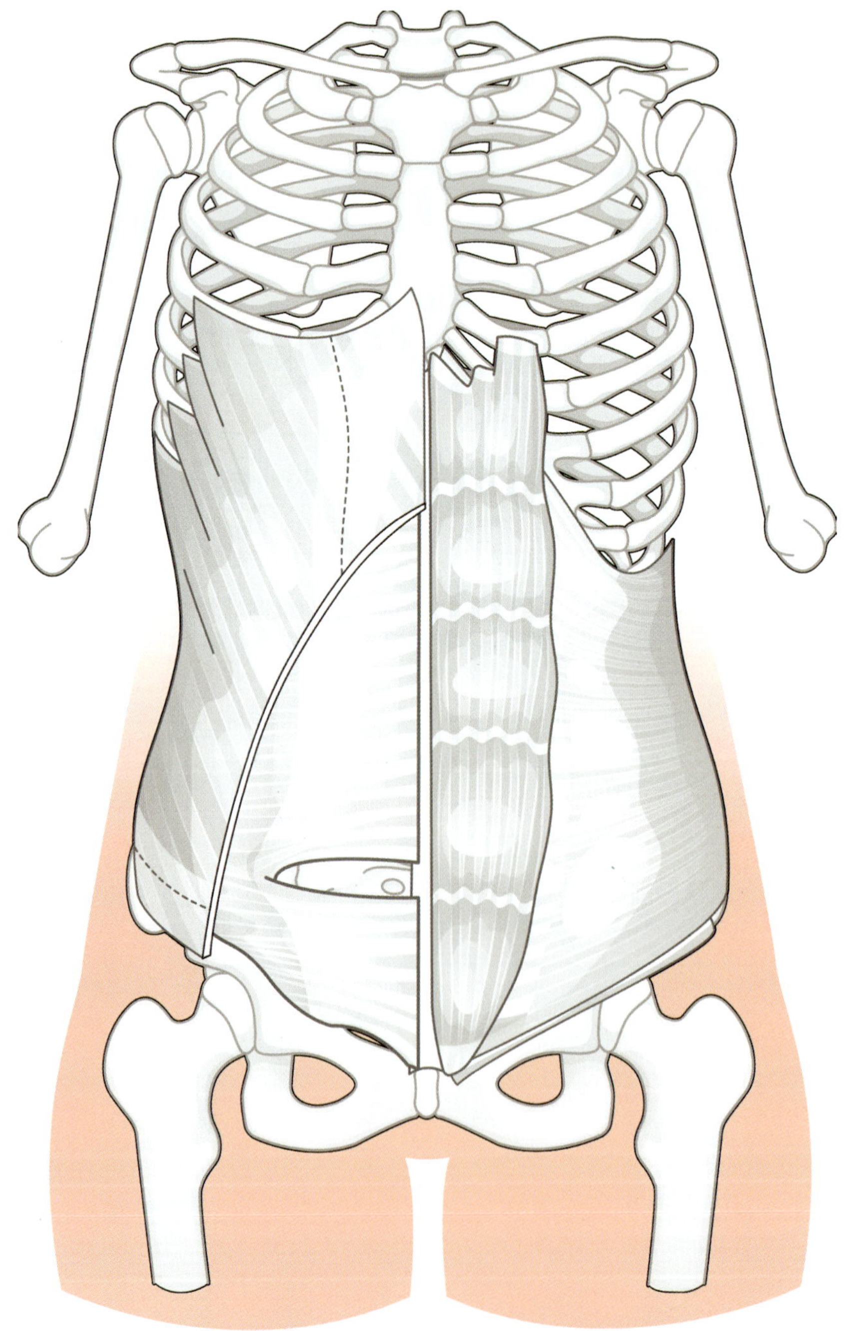

d. 배가로근(복횡근, Transversus Abdominis)

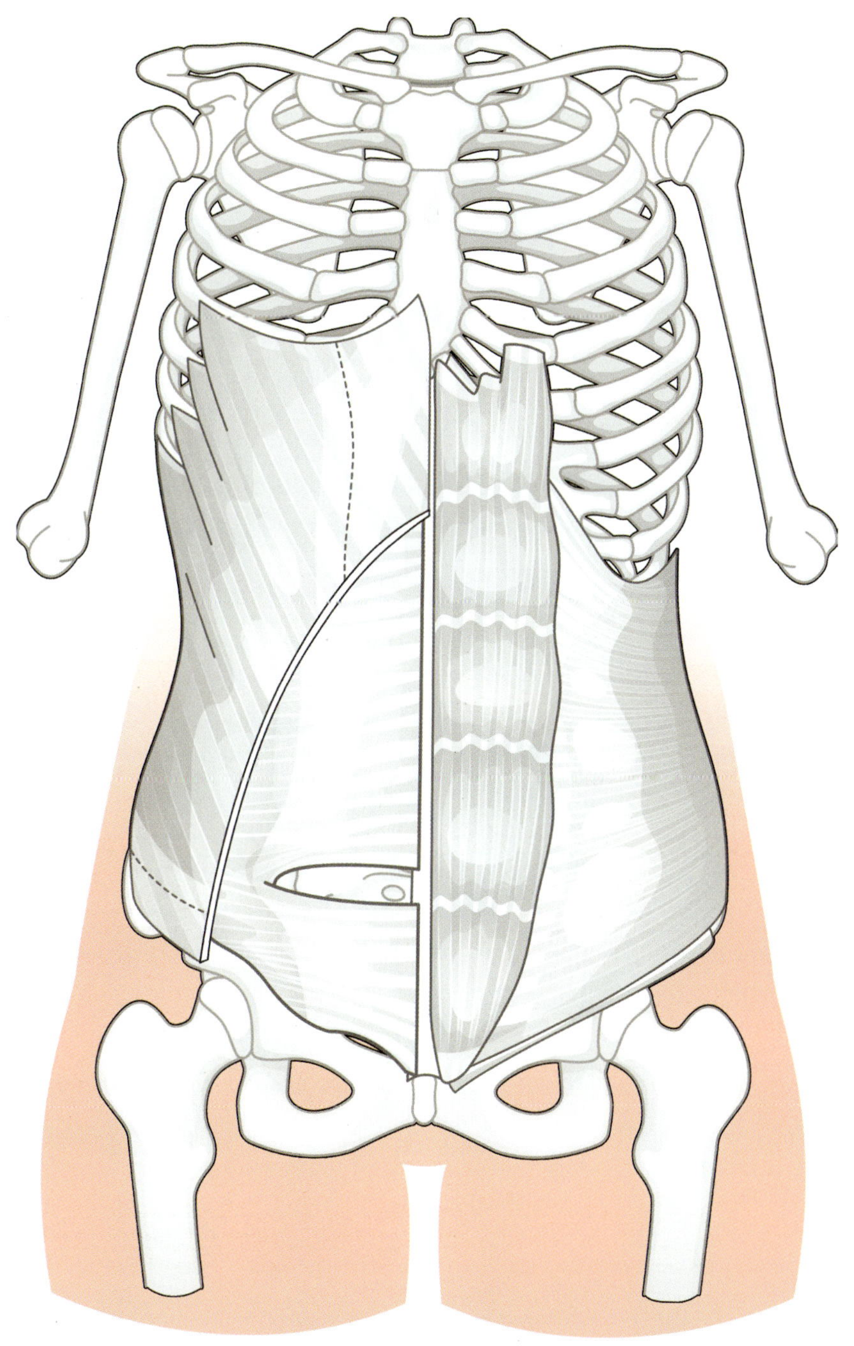

2. 복부 성형테라피 테크닉

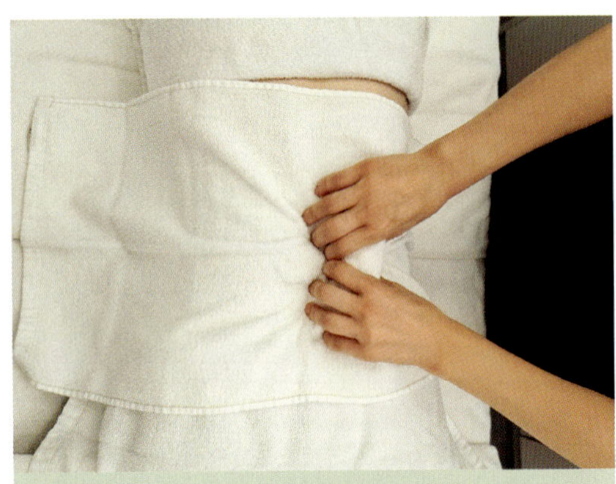

1. 마른타올로 복부의 근육을 이완시킨다.

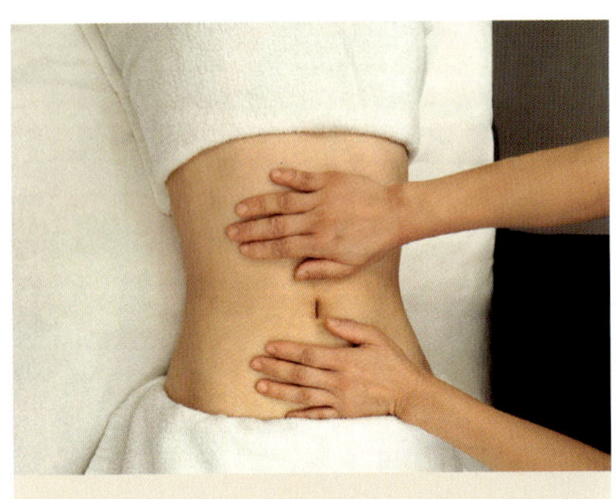

2. 소량의 오일을 도포한후 복부 전체를 시계방향으로 쓸어준다.

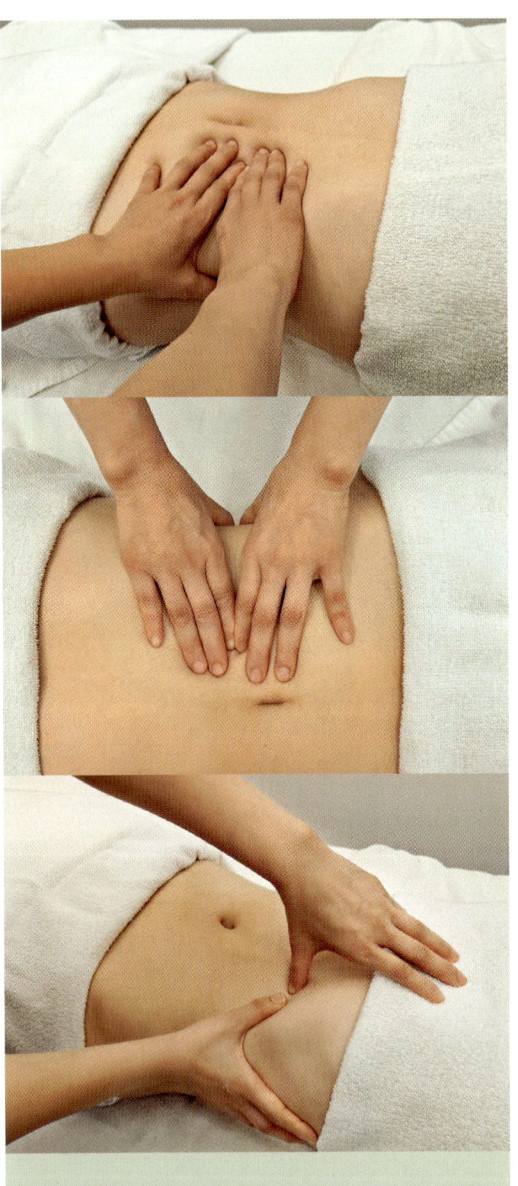

3. 늑골라인, 중앙부위, 장골능라인을 양모지를 이용하여 밀어주며 문지른다.

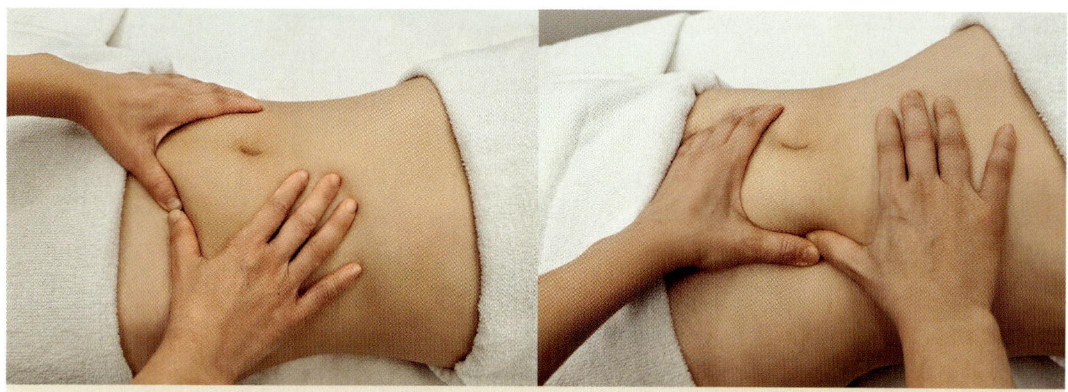

4. 양모지로 복부의 배꼽 중심방향으로 밀어주면서 문지른다.

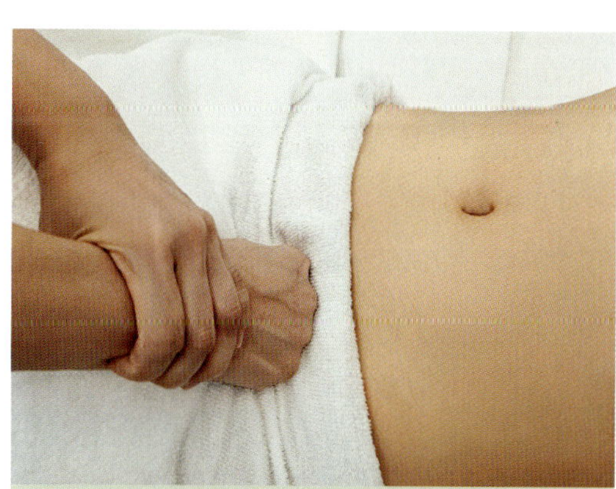

5. 한손은 주먹을 쥐고 다른 한손은 팔목을 고정시킨 상태에서 복부의 배꼽 중심방향으로 나선형을 그려주며 문지른다.

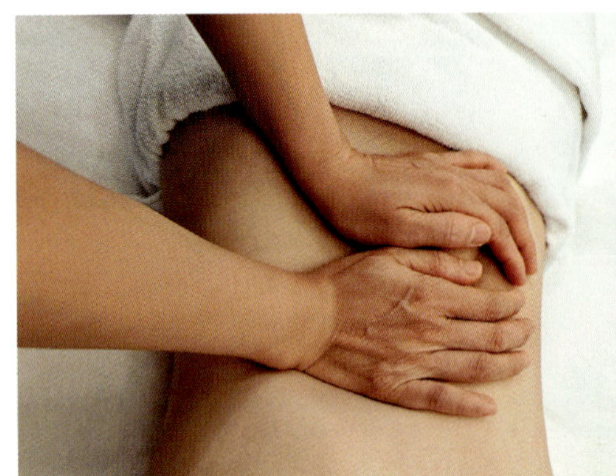
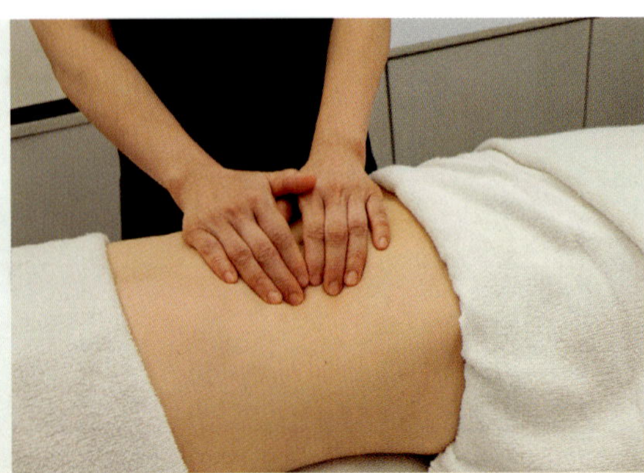

6. 양 수근부위로 배꼽방향으로 천천히 압박하며 밀어주고 손끝으로 배꼽방향으로 끌어준다.

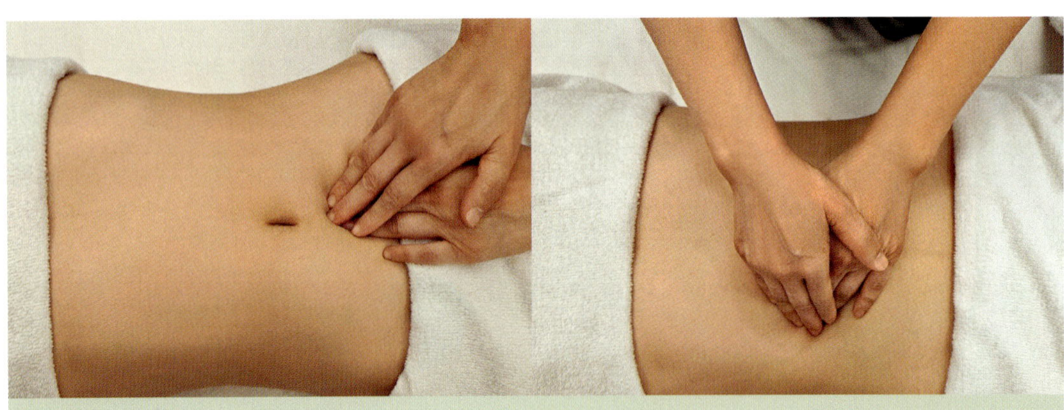

7. 복부 전체 혈점을 중심으로 압을 준다.

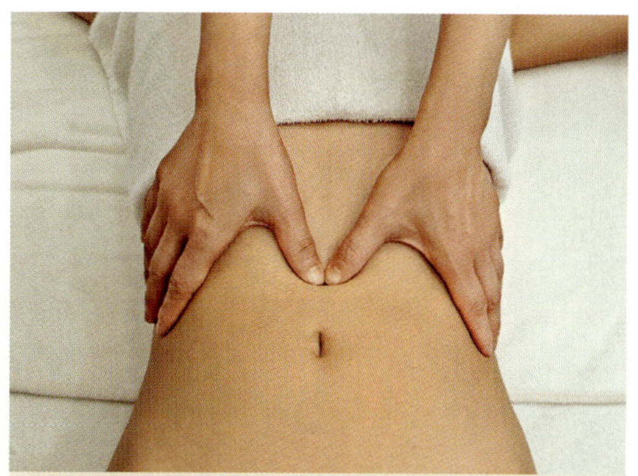

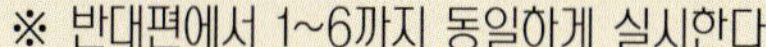

8. 고객의 위로 가서 명치부터 배꼽까지 양모지를 이용하여 쓸어준다.
※ 반대편에서 1~6까지 동일하게 실시한다.

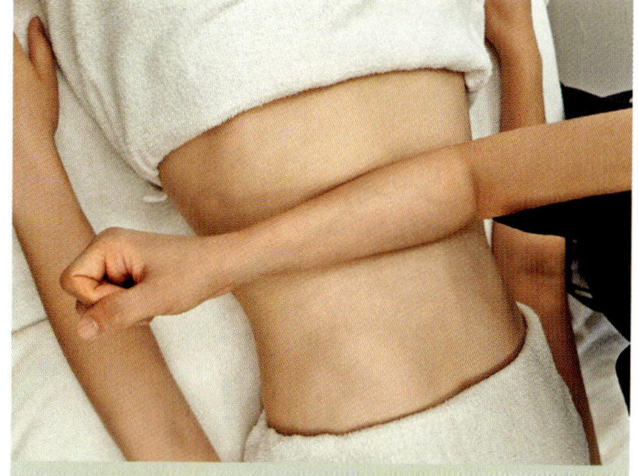

9. 고객에게 복식호흡을 시키면서 호흡을 뱉을 때 전완부위를 이용하여 위에서 치골끝까지 압박하며 쓸어준다.

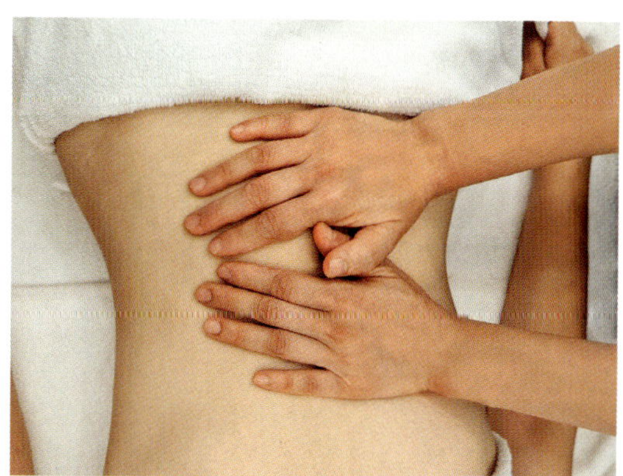

10. 마지막으로 복식호흡을 3회한 후 마무리 한다.

CHAPTER 08

팔 성형테라피

1. 팔 관리 시 사용되는 근육

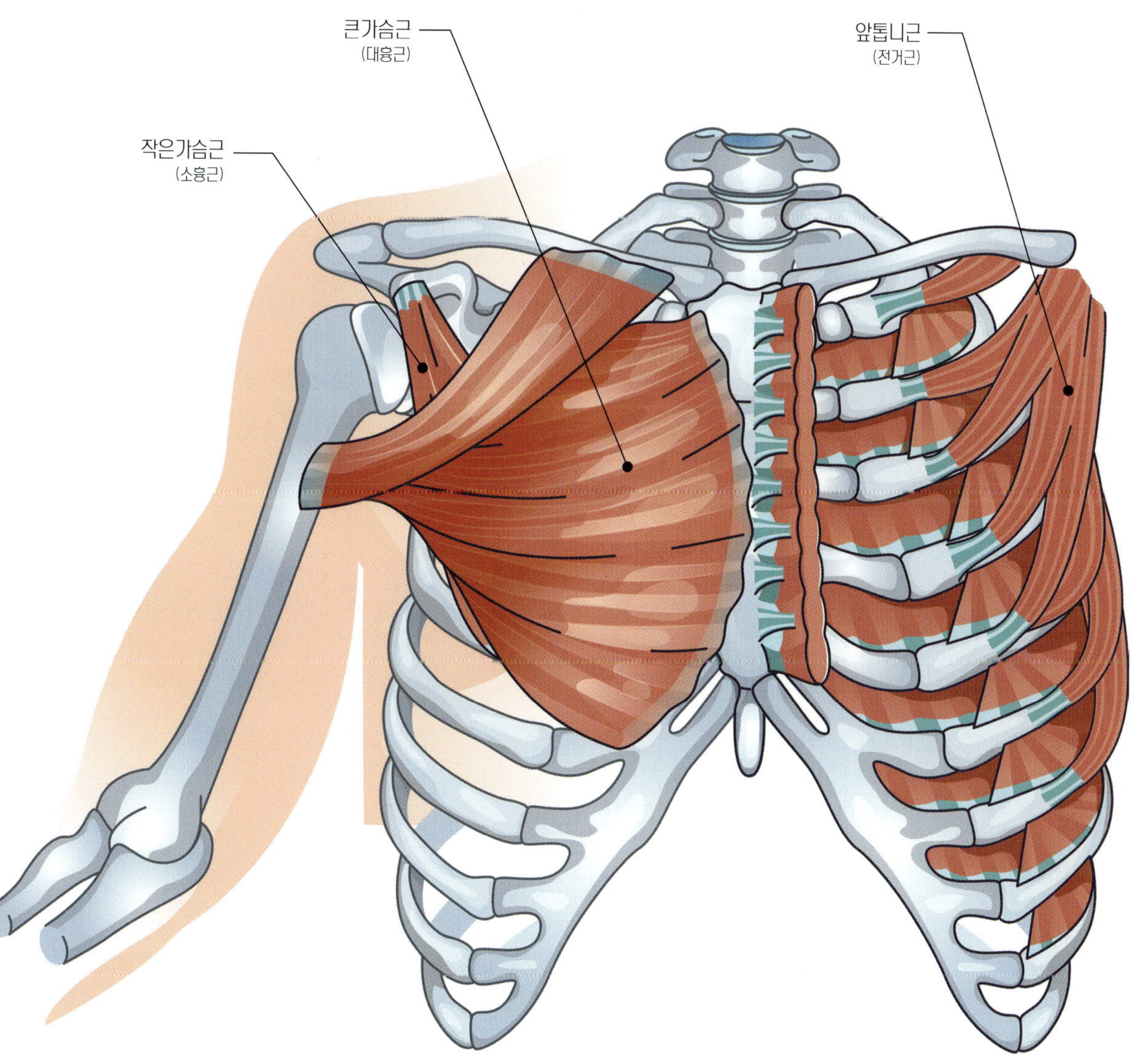

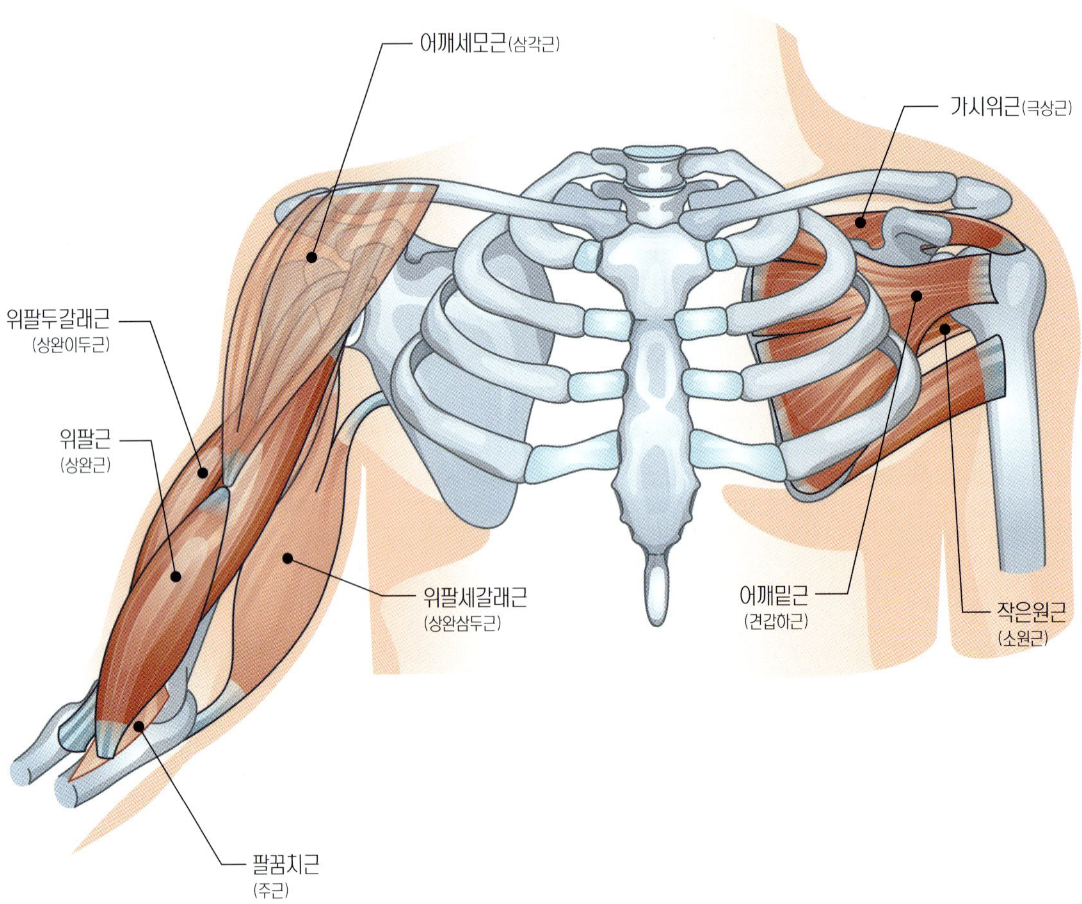
어깨세모근(삼각근)
가시위근(극상근)
위팔두갈래근
(상완이두근)
위팔근
(상완근)
위팔세갈래근
(상완삼두근)
어깨밑근
(견갑하근)
작은원근
(소원근)
팔꿈치근
(주근)

1) 큰가슴근(대흉근, Pectoralis Major)

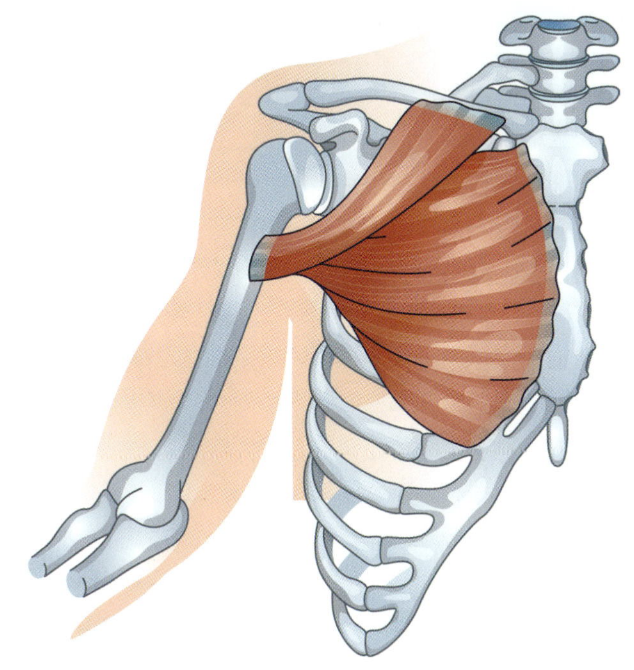

큰가슴근(대흉근)은 복장뼈 양쪽에 있는 부채꼴 모양의 커다란 근육이다. 심장과 관련한 통증을 가져오는 근육이기도 하고, 어깨관절을 사용할 때 주된 작용을 하는 근육이다. 따라서 오십견과 관련된 통증 치료시 확인하는 근육이다. 시작되는 곳은 빗장뼈, 복장갈비, 배 부위로 나타나며, 모두 겨드랑이를 향해 뻗어 위팔뼈에 닿는다. 어깨관설을 내전시키고 강제 호기시 갈비뼈를 들어 올리고, 가슴 부위를 확대한다. 윗부분은 어깨관절 굴곡시키고 수평모음을 하게 한다.

큰가슴근이 단축되면 둥근어깨(round shoulder)를 만든다. 문제가 될 경우, 어깨의 앞쪽과 쇄골 아랫부분에 통증이 느껴지고, 가슴통증을 호소하기도 한다. 가슴이 답답하고 운동시 뜨끔거림 증상이 나타나기도 하며, 깊은 호흡시 가슴통증이 나타나기도 한다.

기시부(origin)	빗장뼈(쇄골), 복장뼈(흉골), 2번~6번 늑골, 배바깥빗근 근막
종지부(insertion)	위팔뼈 이두근구 외측순

2) 작은가슴근(소흉근, Pectoralis Minor)

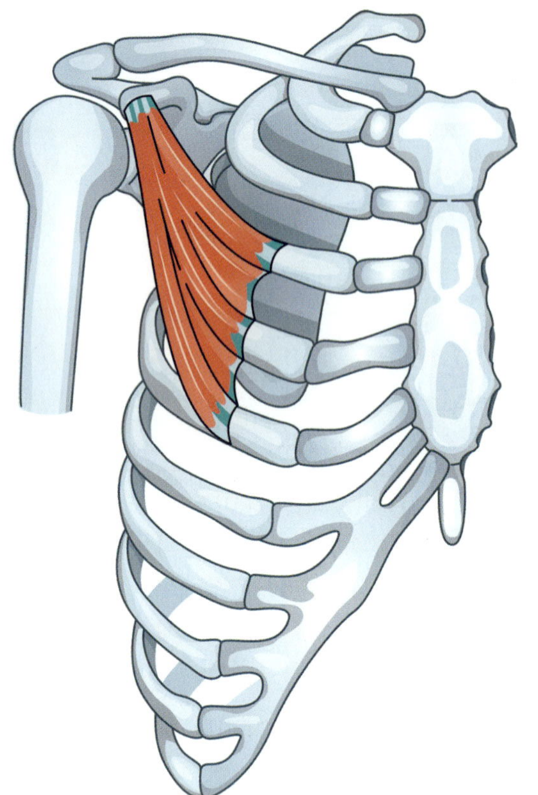

작은가슴근(소흉근)은 흉곽(가슴우리)에서 큰가슴근 아래에 있는 좁고 편평한 삼각형의 근육이다. 근섬유는 위가쪽을 향해 뻗어있어 편평한 힘줄(건)이 되어 모인다. 어깨뼈를 앞쪽으로 기울이고 아래쪽으로 돌리는 역할을 하는 근육이다. 강제 호기 시 갈비뼈를 들어올리고 흉곽을 확대하는 기능을 한다.

작은가슴근에 문제가 있을 경우, 가슴 앞쪽과 어깨 앞쪽으로 통증이 느껴져 팔의 안쪽을 따라 손가락까지 통증이 전달된다. 손가락이 잘 구부러지지 않고 손에 부종이 나타난다. 잘못된 자세는 작은가슴근 아래로 지나는 신경을 눌러 팔저림을 일으키기도 한다.

기시부(origin)	3번~5번 갈비뼈 앞면
종지부(insertion)	어깨뼈부리돌기(오훼돌기)

3) 앞톱니근(전거근, Serratus Anterior)

앞톱니근(전거근)은 '복서근'이라고도 불리는 근육으로, 복싱 자세 중 주먹을 앞으로 뻗을 때 사용하는 근육으로, 흉곽 외측에 있는 커다란 톱니모양의 근육이다. 1번 늑골에서부터 9번 늑골까지 늑골의 외측부에서 시작하여 견갑골의 앞쪽을 지나 견갑골 내측 모서리에 부착되어 있다. 앞톱니근은 견갑골을 고정하고, 전거근의 수축은 견갑골이 뒤쪽으로 밀리는 것을 방지하며, 견갑골을 외측으로 당기는 외전과 아래로 당겨 내리는 운동을 일으킨다.

앞톱니근의 이상은 주로 옆구리 통증을 유발하여 옆구리 쑤심 증상으로 나타난다. 만성적인 호흡기 질환으로 기침을 지속할 경우 근육에 과부하가 생겨 통증으로 나타나기도 한다. 골프처럼 몸을 밖으로 회전시킬 경우 가슴 외측에서 흉통을 유발한다. 심할 경우 크게 숨을 쉴때나 잠자리에 누울 때 옆쪽으로 편하게 눕기 힘들다. 어깨통증은 오십견의 형태로 나타나기도 한다.

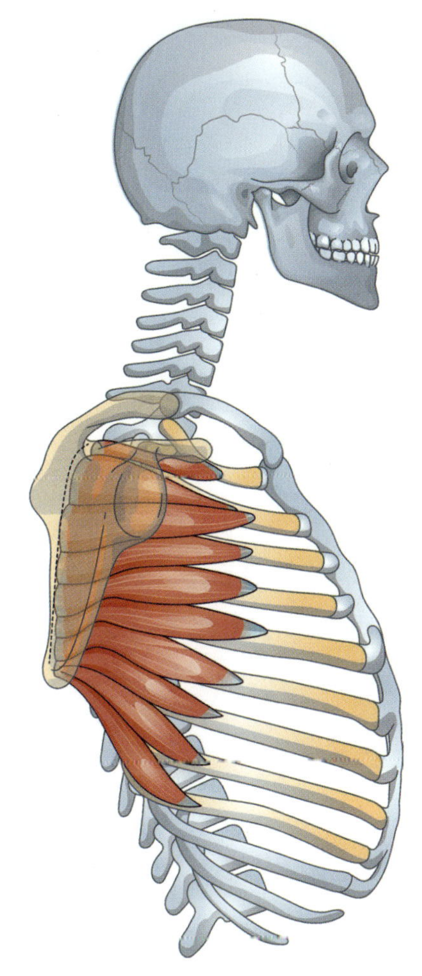

기시부(origin)	1번 갈비뼈, 2번~3번 갈비뼈, 4번~9번 갈비뼈
종지부(insertion)	어깨뼈갈비뼈면

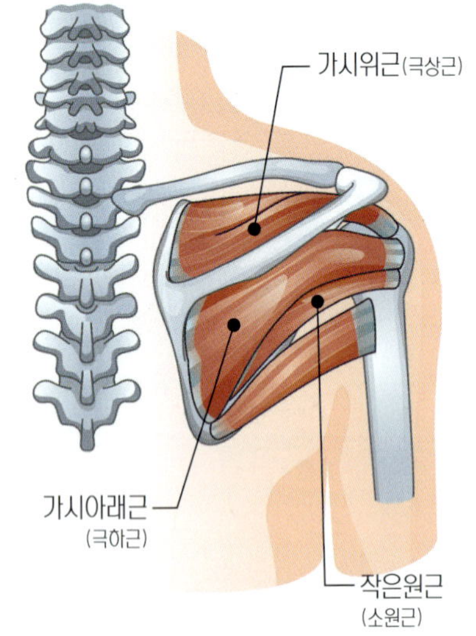

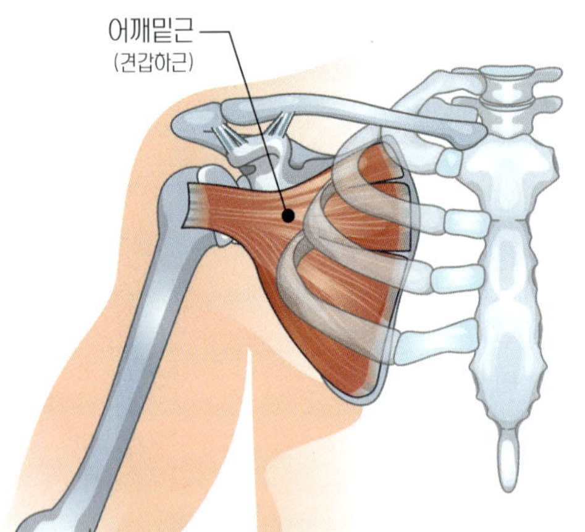

4) 회전근개(Rotator Cuff)

회전근개는 어깨뼈(견갑골)과 위팔뼈(상완골)을 연결하는 근육들로 어깨 관절의 안정화에 중요한 역할을 하는 근육들의 모임이다. 회전근개에 속하는 근육은 가시위근(극상근, Supraspinatus), 가시아래근(극하근, Infraspinatus), 작은원근(소원근, Teres Minor), 어깨밑근(견갑하근, Subscapularis)의 4개의 근육을 말한다. 이들은 삼각근 아래에서 어깨 관절의 위부분을 둥글게 감싸듯이 위치하고 있다. 어깨의 움직임과 안정성에 매우 중요한 역할을 하는 근육으로, 팔을 회전하는 기능을 하며, 어깨관절을 안정화시키는 역할을 한다.

회전근개의 손상은 야구투수나 골프선수 등의 운동선수에게 잘 일어난다. 통증은 어깨 부위 삼각근 외측에서 유발되고, 위팔과 아래팔의 외측을 따라 방산통이 나타난다. 또한 수면 중에 통증이 심하게 느껴져 잠에서 깨는 경우가 많은 것이 특징이다. 회전근개의 이상은 팔의 외전을 제한하고, 손을 등 뒤로 올리게 하는 동작, 즉 팔을 내전하고 내측 회전하는 운동을 제한하여 손이 반대쪽 어깨뼈까지 움직이기 어려워 오십견으로 오인되기도 한다. 통증은 주로 밤에 나타나며 팔을 움직이지 않아도 통증을 느끼게 된다.

가시위근 (극상근)	기시부(origin)	어깨뼈의 가시위오목
	종지부(insertion)	위팔뼈의 대결절
가시아래근 (극하근)	기시부(origin)	어깨뼈의 가시아래오목
	종지부(insertion)	위팔뼈의 대결절
작은원근 (소원근)	기시부(origin)	어깨뼈의 액와연
	종지부(insertion)	위팔뼈 대결절
어깨밑근 (견갑하근)	기시부(origin)	어깨뼈밑오목
	종지부(insertion)	위팔뼈 소결절

5) 어깨세모근(삼각근, Deltoid)

어깨세모근(삼각근)은 어깨의 곡선을 만드는 근육으로, 어깨 관절을 앞과 옆, 뒤쪽을 감싸듯이 둥글게 덮고 있다. 하나의 근육이기는 하지만 전, 중, 후 어깨세모근이 각기 개별적인 운동을 수행한다. 어깨세모근은 주로 팔을 들어올려 모든 방향으로 운동을 하게 하는 근육이다.

어깨세모근은 매우 견고한 근육으로 다양한 운동에 관여하고, 외적으로도 작은 손상을 자주 받기는 하지만 큰 문제를 일으키지는 않는다. 또한 통증이 자주 발생하기도 하지만 쉽게 완화되는 특성을 가지고 있다.

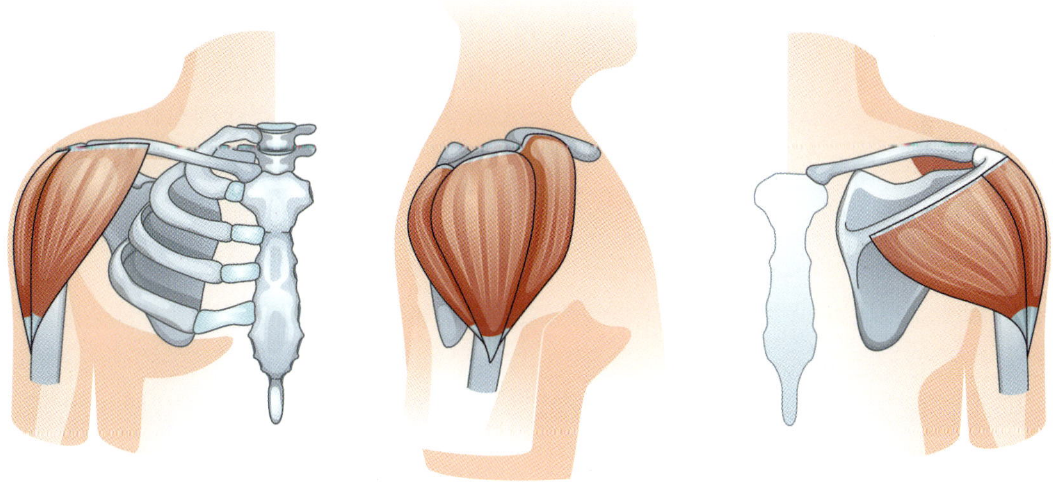

기시부(origin)	빗장뼈의 외측 1/3, 어깨봉우리, 어깨뼈가시
종지부(insertion)	세모근거친면

6) 위팔두갈래근(상완이두근, Biceps Brachii)

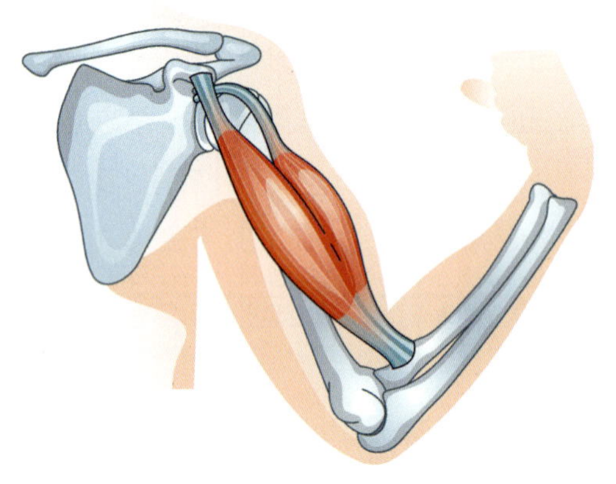

위팔두갈래근(상완이두근)은 '이두박근'이라고도 하는 근육으로, 어깨관절과 팔꿈치관절을 가로지르며, 긴머리 근육과 짧은머리 근육으로 구성되어 있다. 어깨팔을 굽히는 대표적인 근육으로, 위팔 앞면의 전체 얕은 층에 있으며 알통을 만드는 근육이기도 하다. 팔꿈치관절을 굽히고 아래팔을 돌리며, 어깨관절을 굽히는 작용을 한다.

위팔두갈래근의 통증은 주로 어깨관절이나 팔꿈치로 통증으로 나타나는데, 이는 팔꿈치관절을 과다하게 사용하거나 장시간 팔꿈치를 접고 있을 때, 무거운 물건을 머리 위로 들어올릴 때, 손목을 강하게 회전할 때 문제가 생긴다. 그러나 근육에는 통증이 잘 나타나지 않는 특징이 있다.

기시부(origin)	긴머리: 관절위결절, 짧은머리: 어깨뼈의 부리돌기
종지부(insertion)	노뼈(요골)조면

7) 위팔근(상완근, Brachialis)

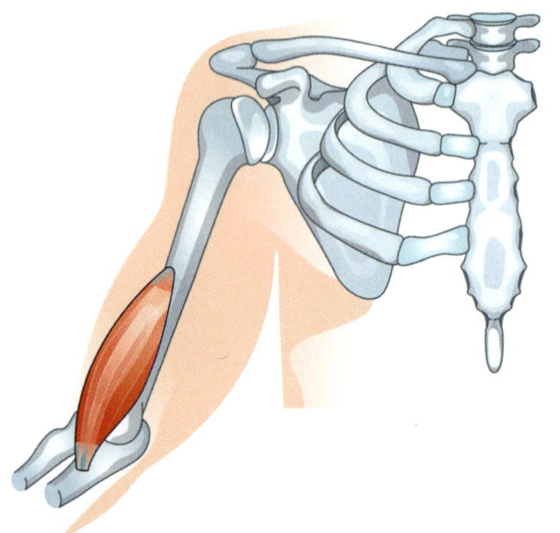

위팔근(상완근)은 팔꿈치 굽힘근으로 팔의 굽힘 동작을 유지하는 기능을 하는 근육이다. 팔꿈치를 굽힌 상태에서 압력을 가하면, 위팔 먼쪽에서 위팔두갈래근널힘줄의 가쪽과 안쪽에서 힘살(근육)을 관찰, 촉진할 수 있다.

위팔근에 문제는 주로 장시간 앉아서 생활할 경우 생길 수 있는데, 통증은 팔꿈치 안쪽, 위팔 앞부분과 엄지손가락으로 나타나고, 손 전체가 저리는 증상이 나타나기도 한다.

기시부(origin)	위팔뼈 근간 중격 앞쪽 부위
종지부(insertion)	자뼈(척골)조면

8) 위팔세갈래근(상완삼두근, Triceps Brachii)

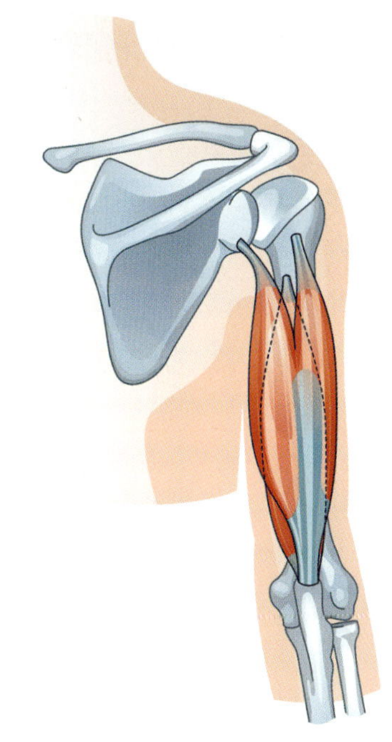

위팔세갈래근(상와삼두근)은 위팔 뒤쪽에 유일하게 위치한 근육으로, 테니스엘보나 골프엘보를 유발하는 '팔꿈치 통증' 근육으로 알려져 있다. 위팔세갈래근은 긴갈래, 가쪽갈래, 안쪽갈래의 3부분으로 이루어진다. 안쪽갈래는 가장 깊은 곳에 있으며 대부분이 긴갈래와 가쪽갈래로 덮여 있다. 위팔세갈래근은 주로 팔꿈치관절을 펴는 기능을 하며, 손바닥을 천장에서 바닥으로 뒤집을 때 사용한다. 긴갈래는 어깨관절을 펴고 안쪽으로 돌리는 역할을 한다.

위팔세갈래근은 과도하게 팔을 사용하거나, 목발사용을 이용하거나 운전 등 팔꿈치를 지지하지 않고 팔을 움직일 때 문제가 생긴다. 수로 팔꿈치, 어깨, 팔, 손가락의 통증으로 나타나며, 팔꿈치의 변형을 가져올 수 있다. 또한 팔꿈치를 편 상태에서 팔을 벌리거나 굽히기 어려운 등의 운동의 제한이 생길 수 있다.

기시부(origin)	긴갈래: 어깨뼈의 관절아래 결절, 가쪽갈래:위팔뼈 대결절의 아래쪽, 안쪽갈래: 위팔뼈뒷면
종지부(insertion)	자뼈(척골)의 주두돌기

9) 팔꿈치근(주근, Anconeus)

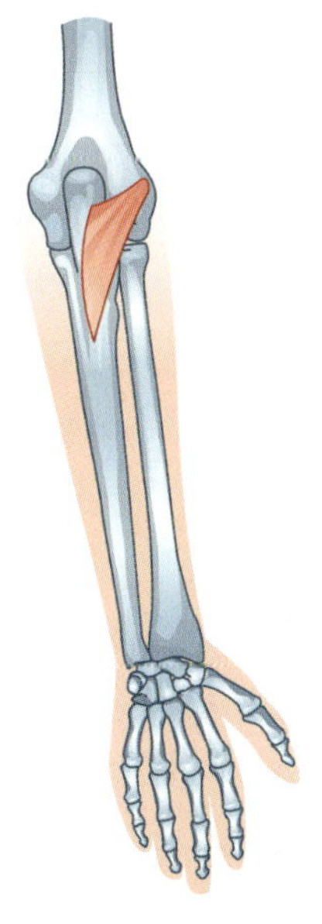

팔꿈치근(주근)은 팔꿈치의 외측과 뒤쪽에서 확인되는 작은 부채꼴 모양의 근육이다. 위팔세갈래근의 팔을 펴는 운동을 도와주고, 팔꿉관절을 펴고, 팔꿉관절주머니를 당기는 기능을 한다.

팔을 장시간 굽히고 있을 때 문제가 생기는데, 주로 팔꿈치 외측 후면 통증을 유발한다.

기시부(origin)	외측상과
종지부(insertion)	자뼈(척골)의 주두돌기

해당 근육에 색칠하시오.

a. 큰가슴근(대흉근, Pectoralis Major)

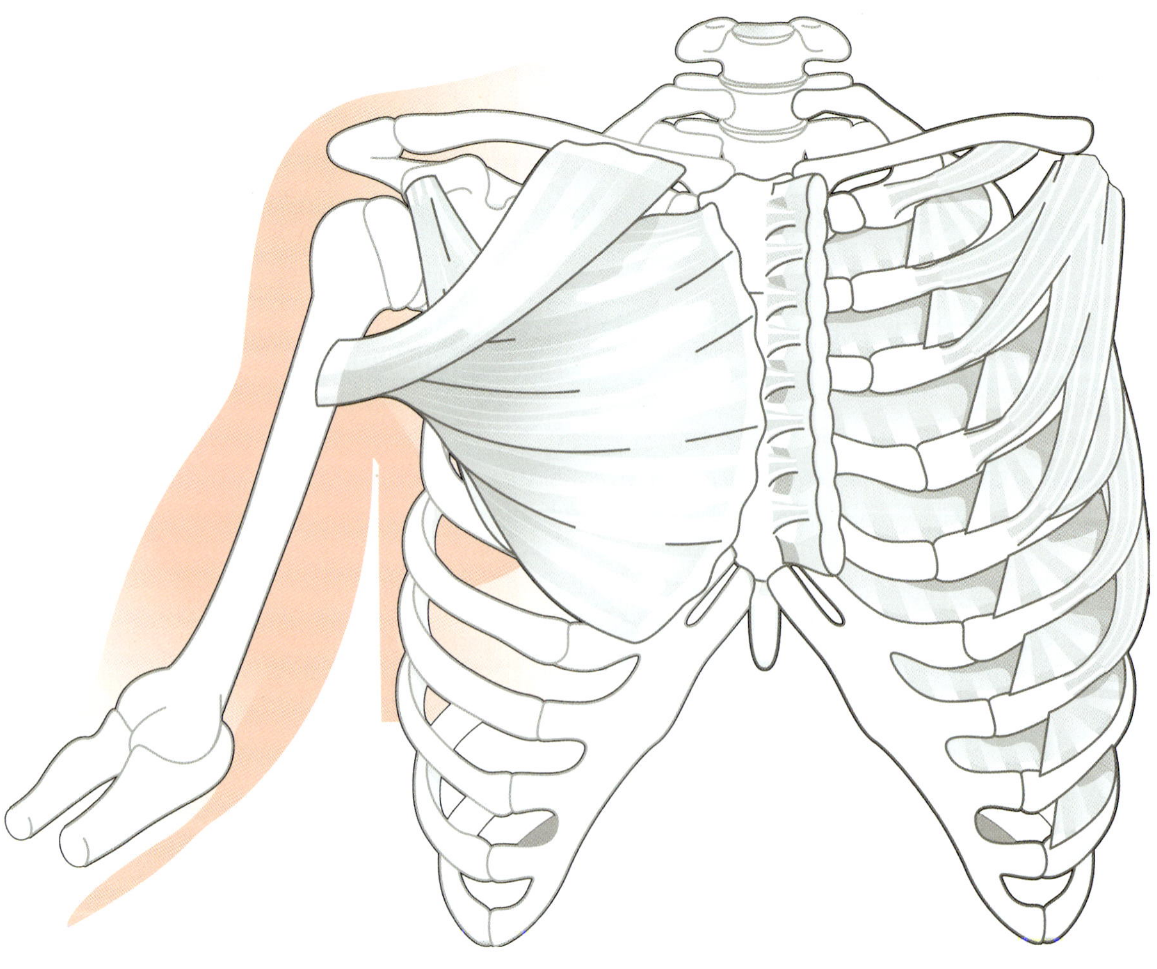

b. 작은가슴근(소흉근, Pectoralis Minor)

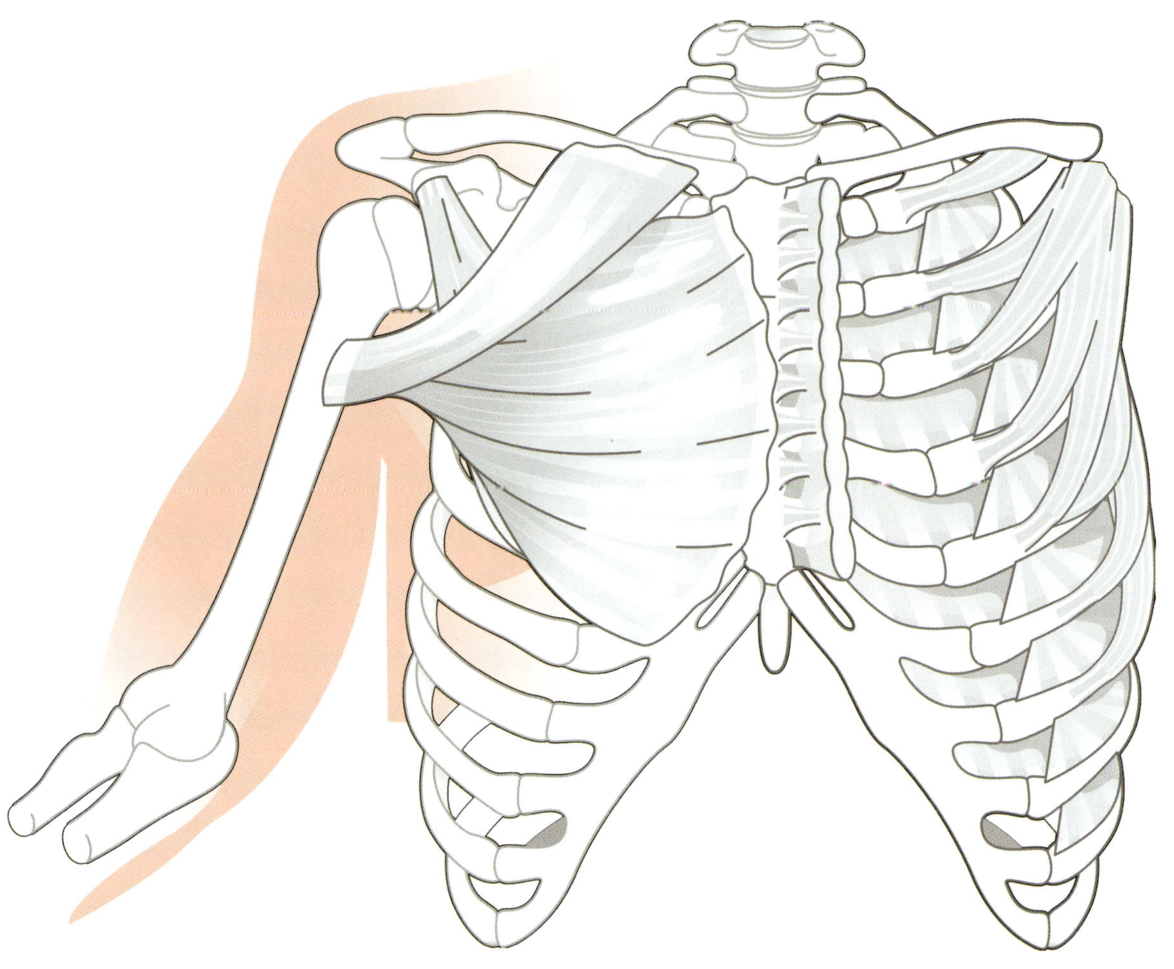

해당 근육에 색칠하시오.

c. **앞톱니근**(전거근, Serratus Anterior)

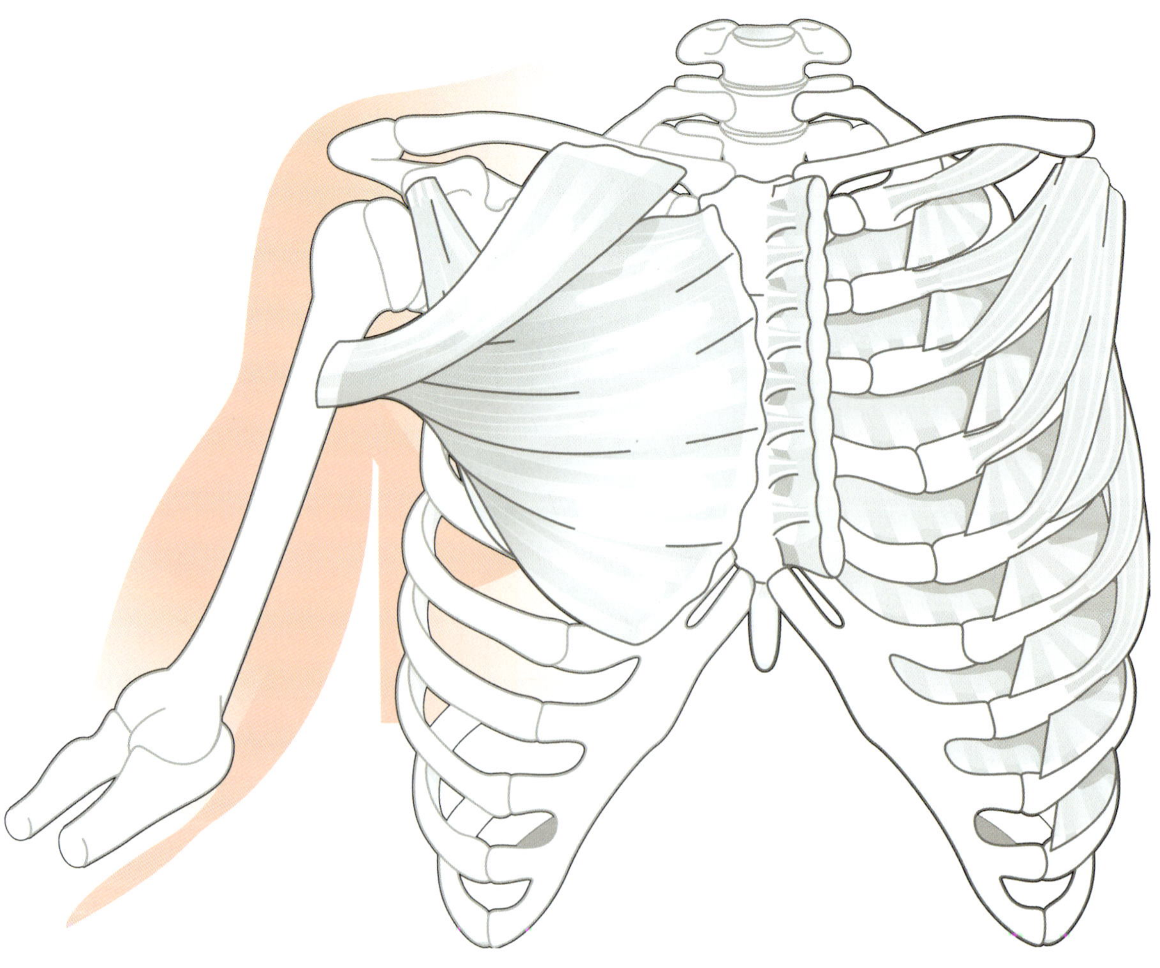

[회전근개(Rotator Cuff)]

d. **가시위근**(극상근)

e. **가시아래근**(극하근)

f. **작은원근**(소원근)

g. **어깨밑근**(견갑하근)

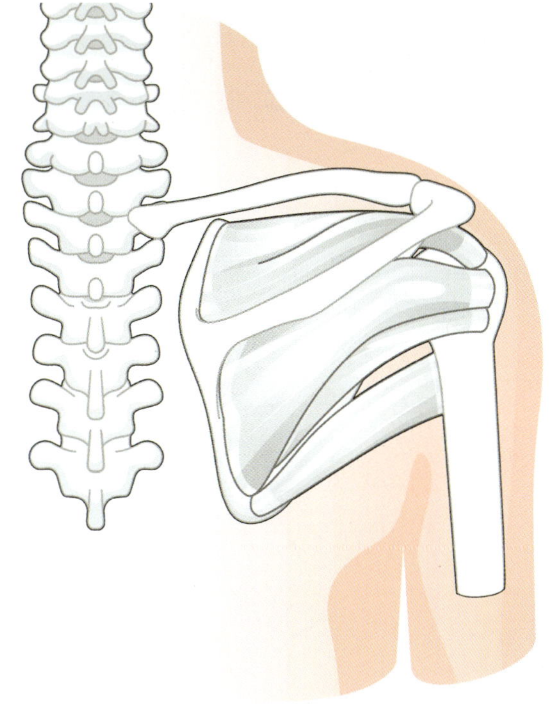

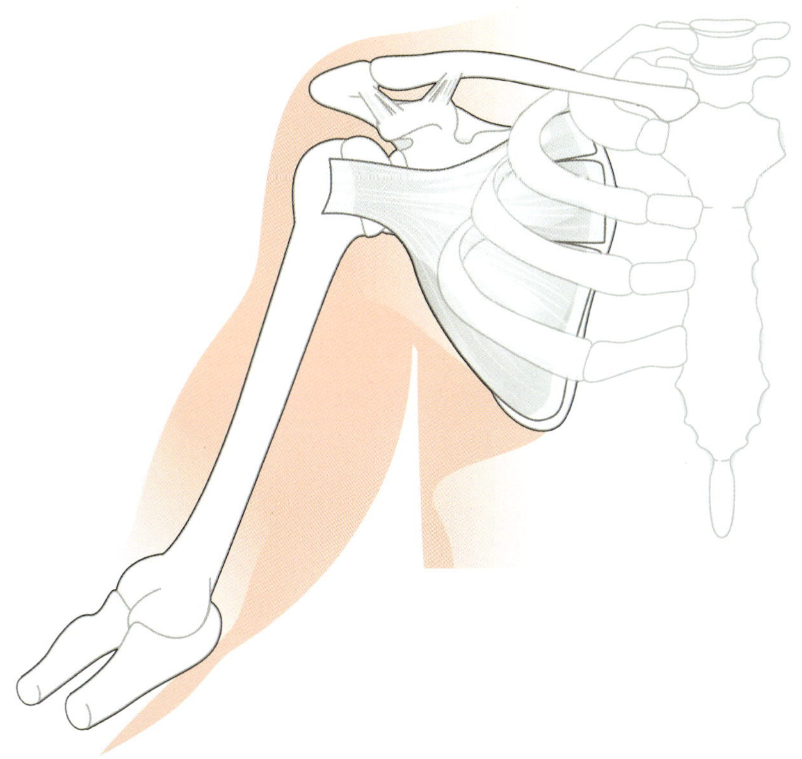

해당 근육에 색칠하시오.

h. **어깨세모근**(삼각근, Deltoid)

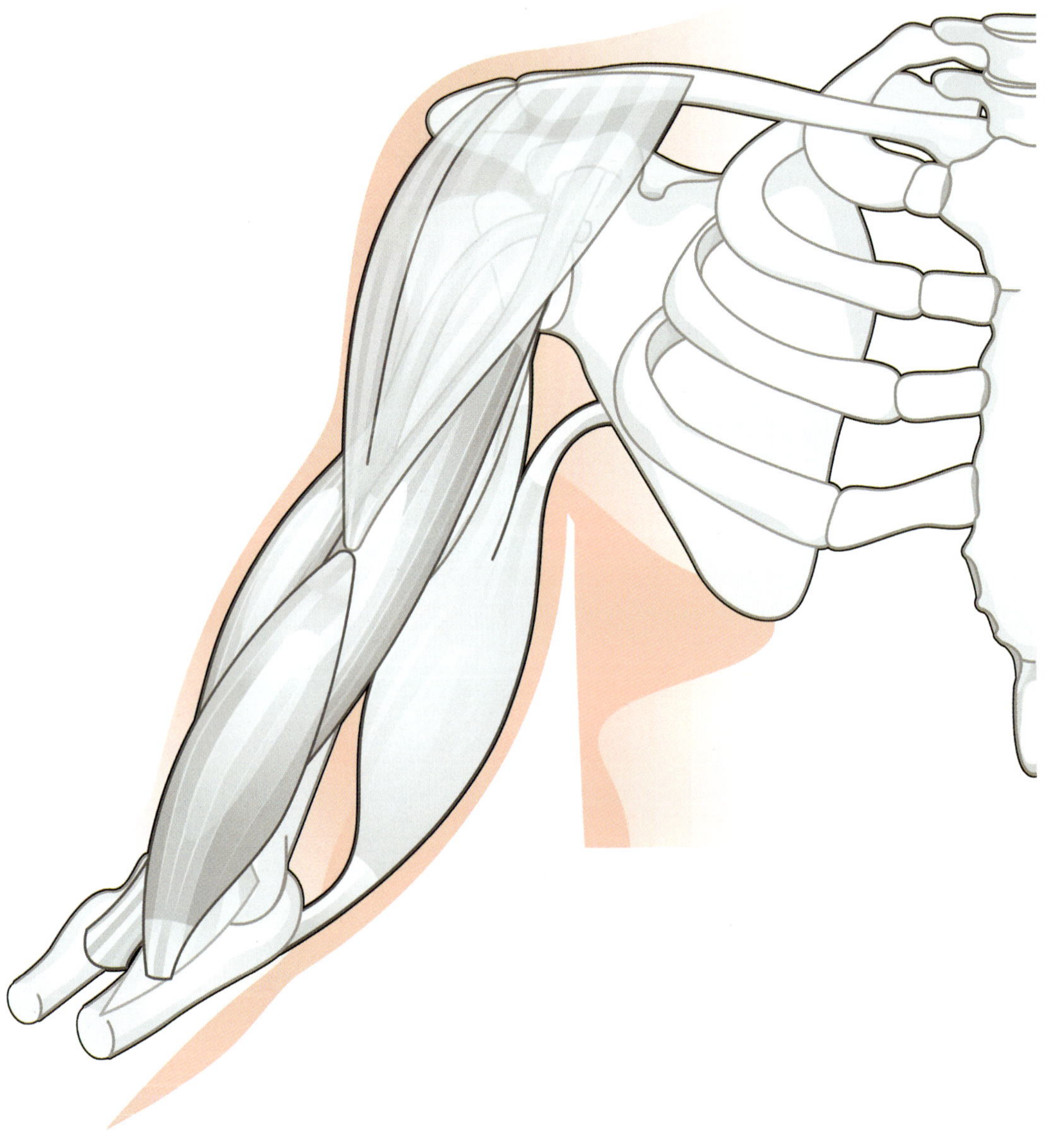

i. 위팔두갈래근(상완이두근, Biceps Brachii)

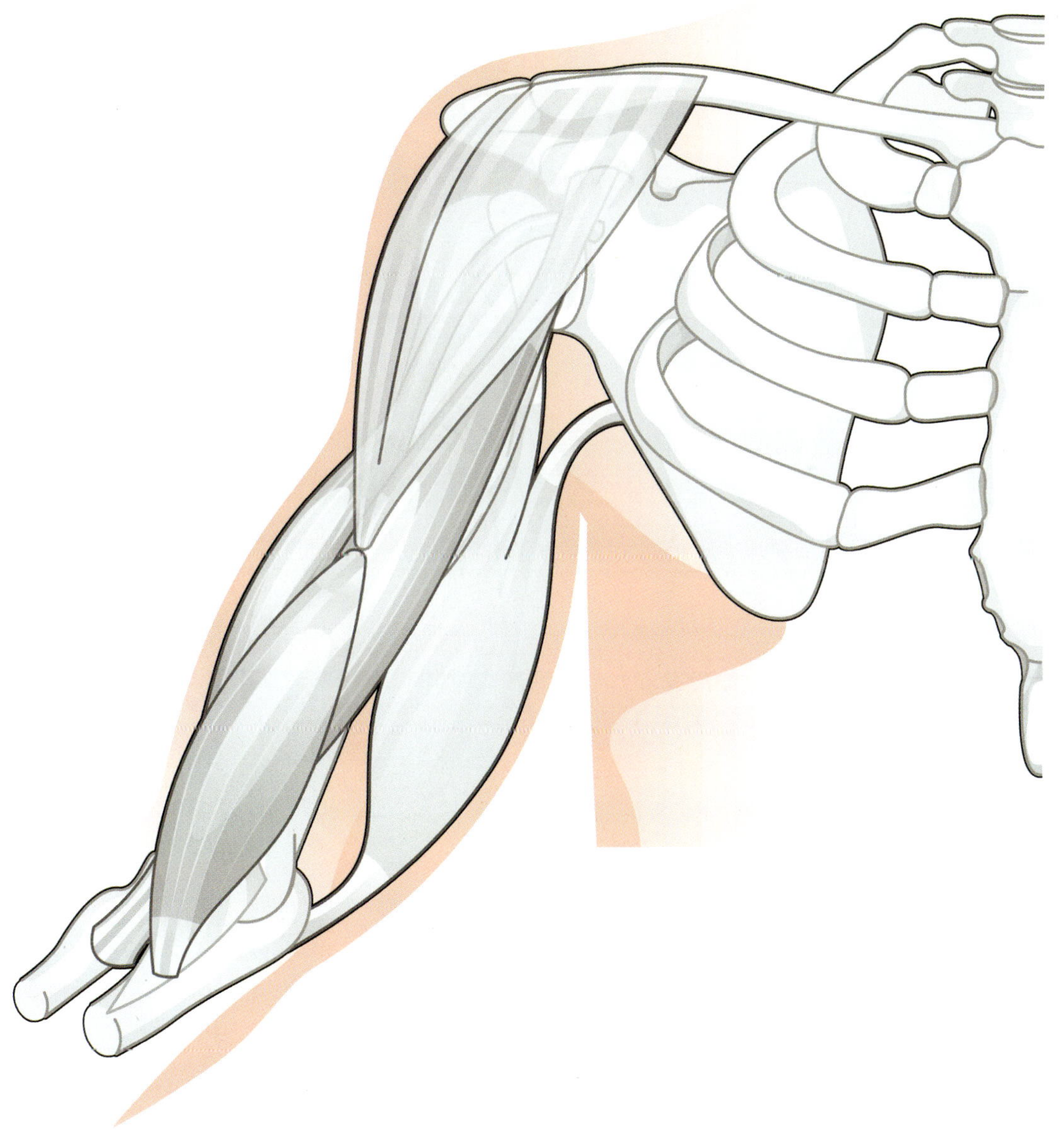

해당 근육에 색칠하시오.

j. 위팔근(상완근, Brachialis)

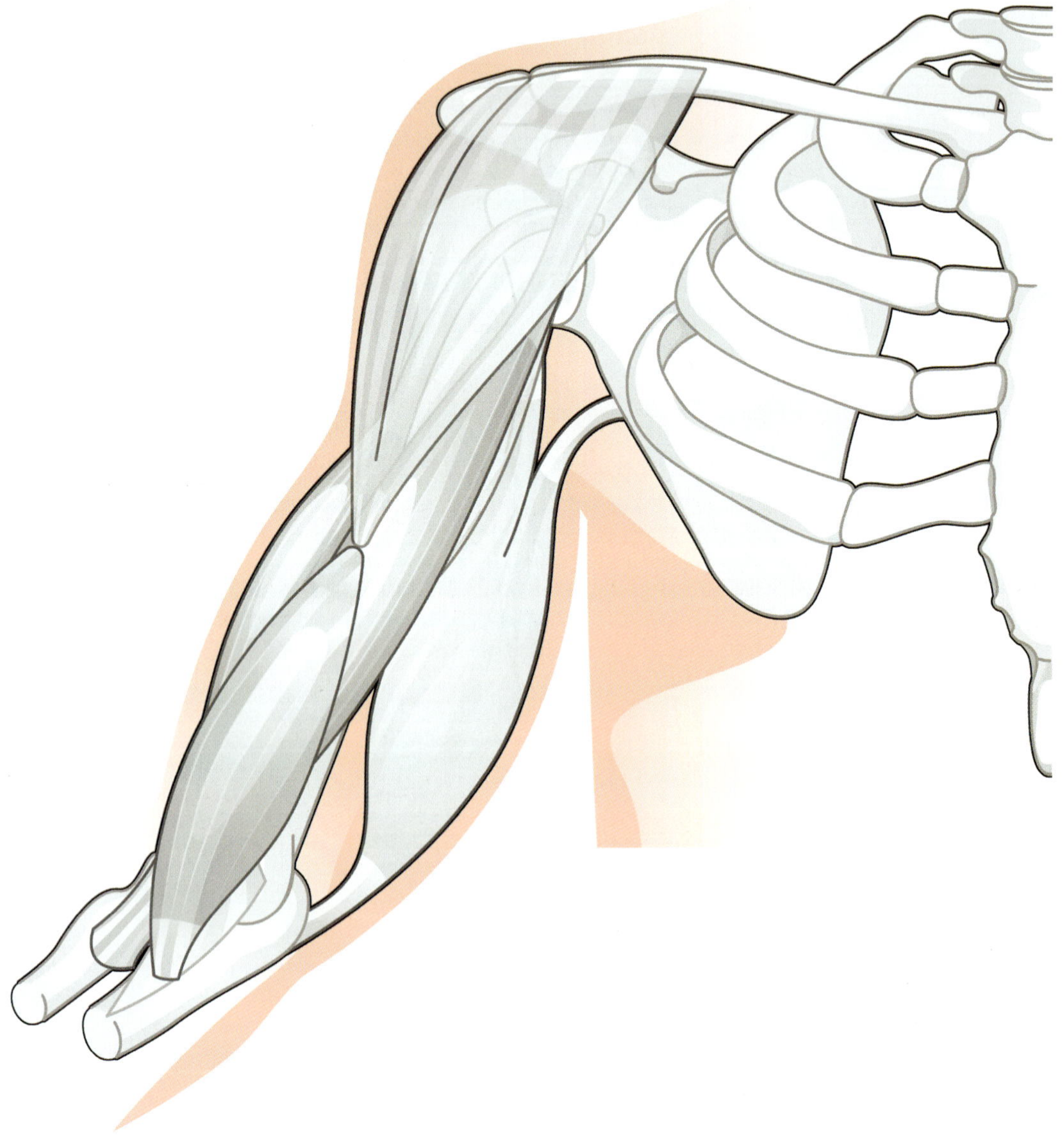

k. 위팔세갈래근(상완삼두근, Triceps Brachii)
l. 팔꿈치근(주근, Anconeus)

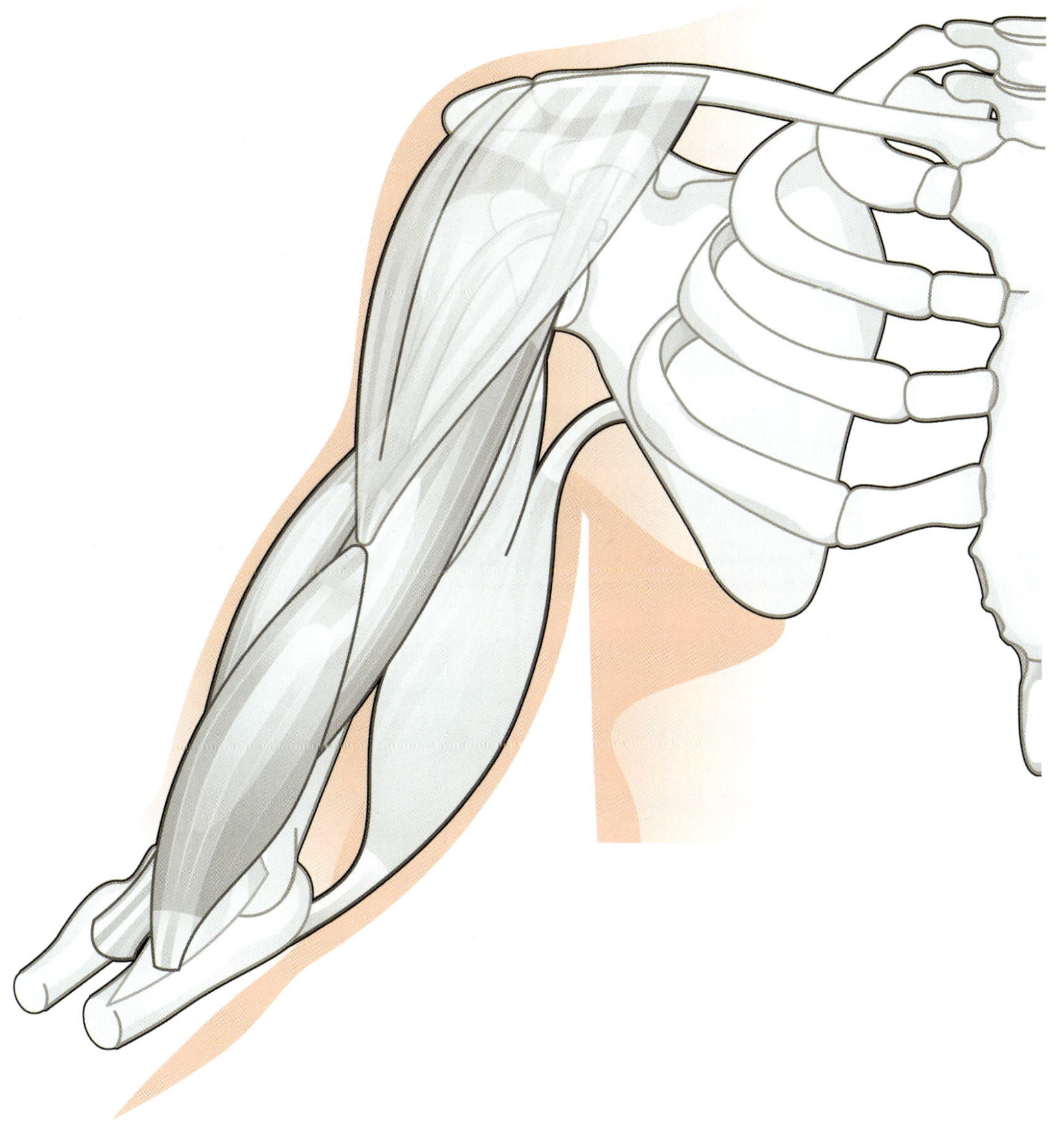

2. 팔 성형테라피 테크닉

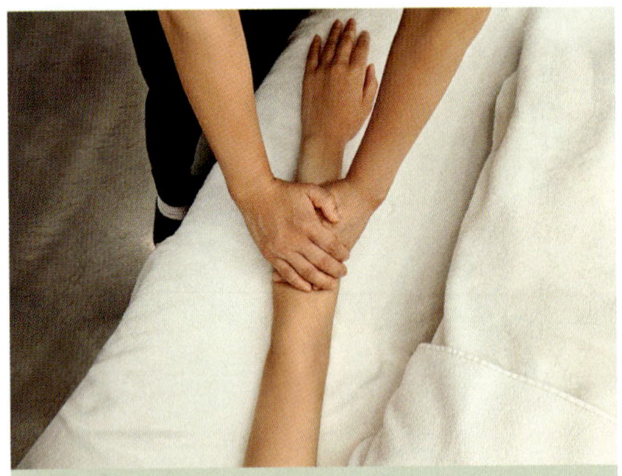

1. 소량의 오일을 이용하여 핸드 전체를 쓸어준다.

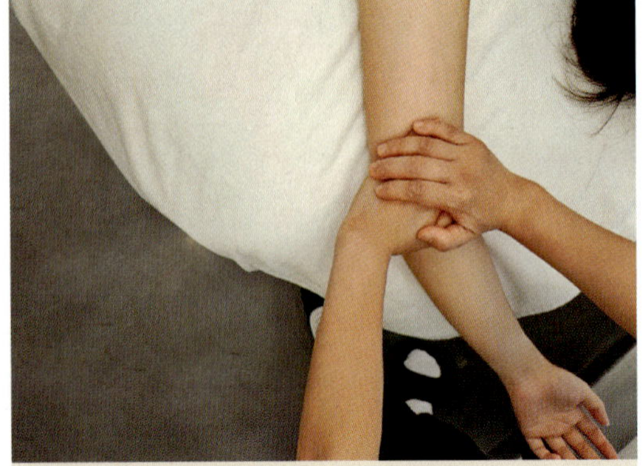

2. 고객의 손을 위로 올리고 핸드 전체를 쓸어주면서 스트레칭 한다.

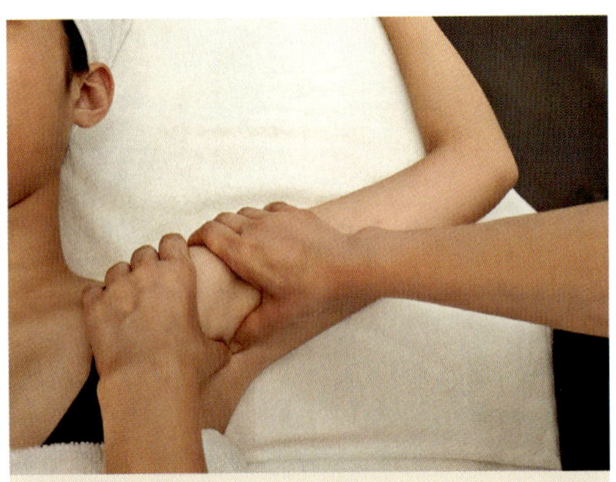

3. 양손에 상완과 액와부위를 압박하여 잡아주고 압박한다.

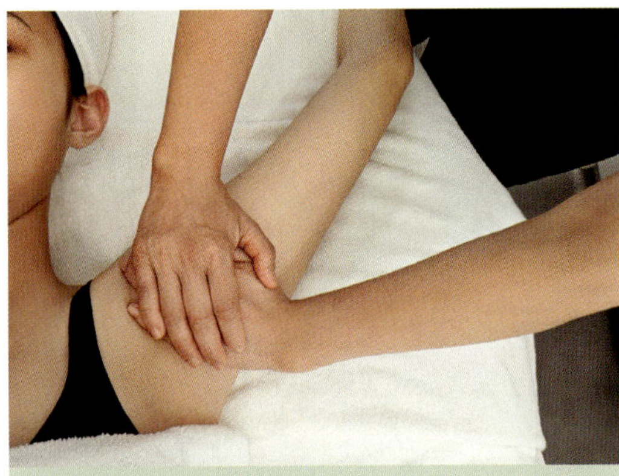

4. 양손을 이용하여 소흉근과 삼각근을 쓸어준다.

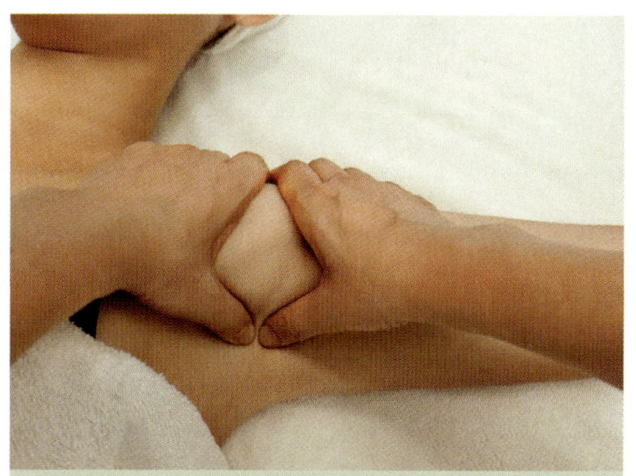

5. 양모지를 이용하여 겨드랑이 안쪽 근육을 가볍게 쓸어주고 때로는 압을주어 문지른다.

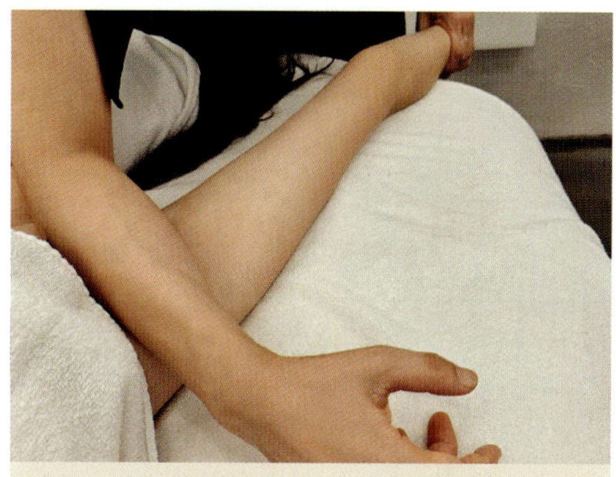

6. 고객의 손을 위로 올린후 소흉근을 압박한다.

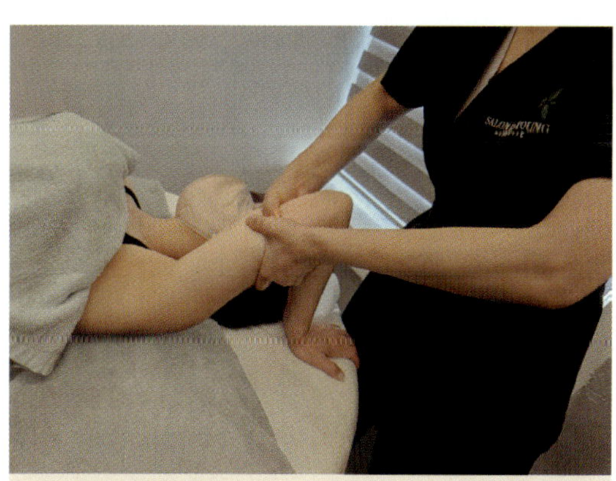

7. 고객의 팔을 위로 접은 상태에서 상완부위를 위에서 아래로 깊은 압으로 문지른다.

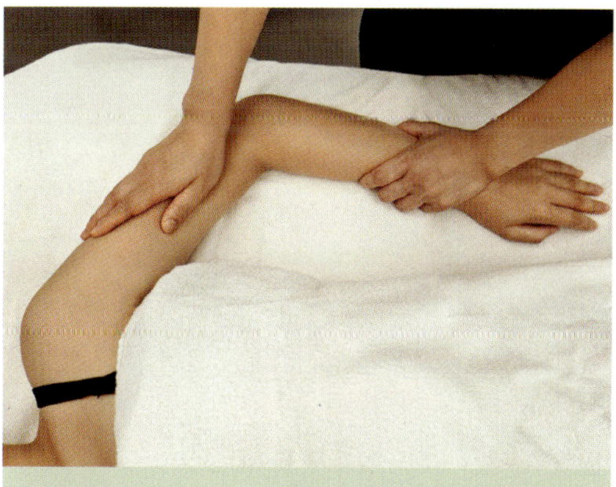

8. 쓸어주고 때로는 압을주어 문지른다.

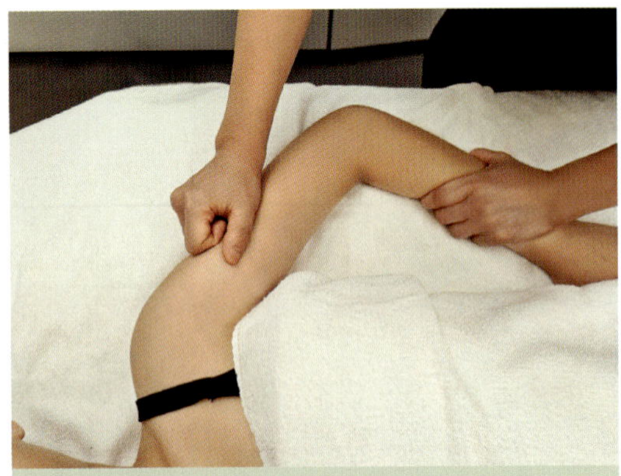

9. 너클을 이용해 팔의 바깥쪽 부위를 문지른다.

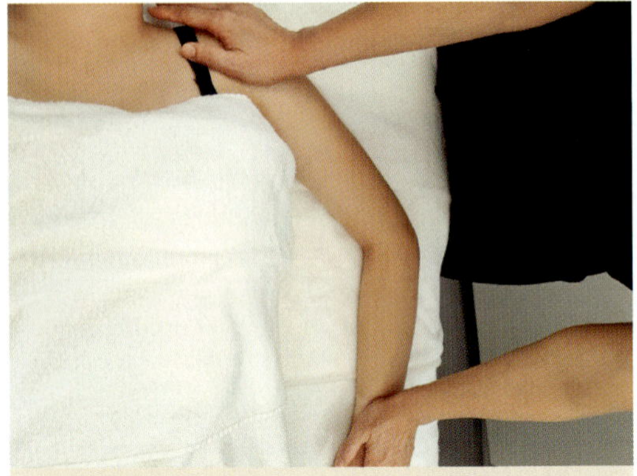

10. 팔을 접은 상태에서 어깨와 손목을 고정시킨후 수동신장한다.

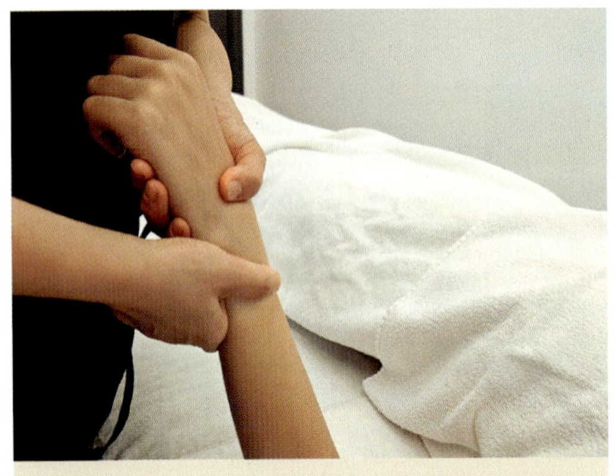

11. 하완부위를 세우고 한손으로는 고객의 손목을 고정하고 엄지를 중심으로 위에서 아래로 문지른다.

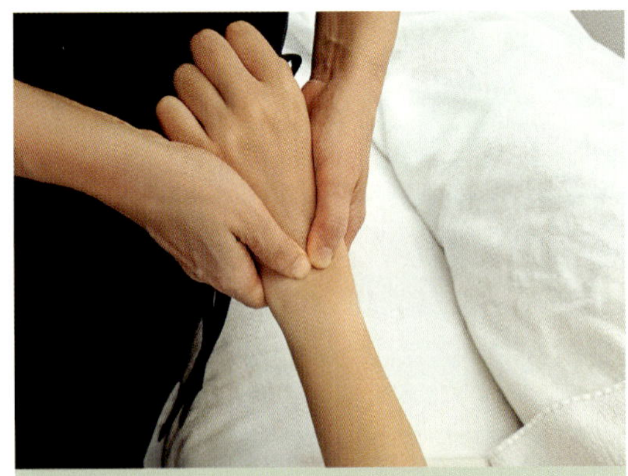

12. 팔목 관절을 양모지를 이용해 문지른다.

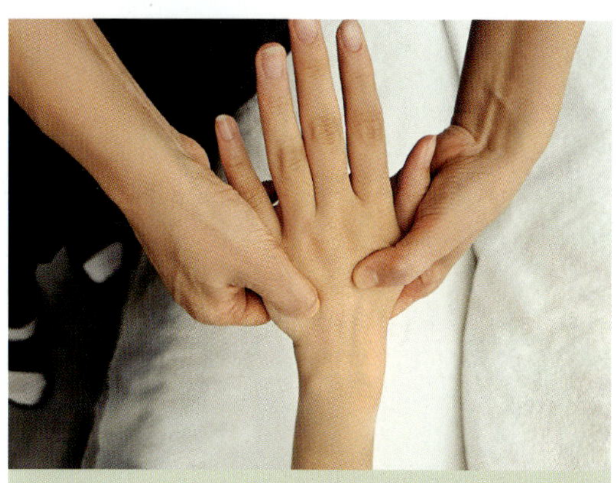

13. 손등을 쓸어주고 손등라인의 관절 사이사이와 마디를 문지르고 손가락 압박한다.

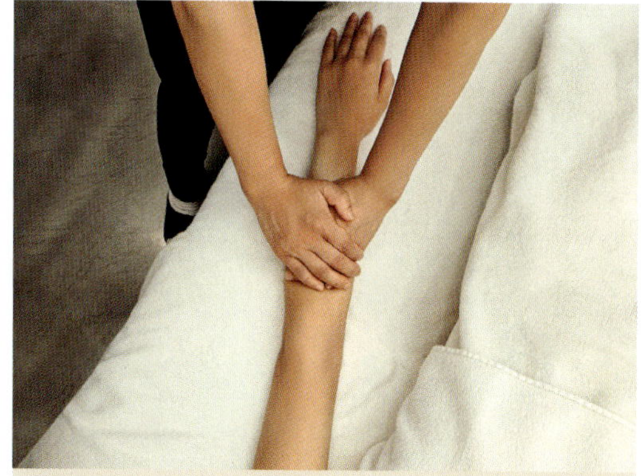

14. 팔선제 가볍게 쓸어주고 마무리한다.

성형테라피 참고문헌

1. 고혜정 외 4인, 미용과 근육, 메디시언, 2014
2. 김지운, 황인, ONE-STOP 통증 타파 체형 교정, 지식과 감성, 2019
3. 안희경, 한상희, 색칠하며 이해하는 인체해부학실습, 고문사, 1998
4. 강태우 외 21명, 보건인을 위한 해부생리학, 의학교육, 2020
5. 김유정, 이현진, 김현주, 체형관리 실습서, 구민사, 2016

성형테라피 저자 (가나다 순)

김 경 영

용인예술과학대학교 뷰티케어과 교수

배 유 경

연성대학교 뷰티스타일리스트과 교수

이 선 영

얼굴리셋스튜디오 바이 살롱드영 대표 원장

건강한 face & body를 위한

성형테라피

인쇄 2024년 6월 15일 1판 1쇄
발행 2024년 6월 21일 1판 1쇄

지은이 김경영 · 배유경 · 이선영
펴낸이 고범석
발행처 Gadam PLUS 가담플러스
주소 서울시 마포구 동교로 144-7 영일빌딩
전화 02.322.7303 / 팩스 070.4324.1775
홈페이지 www.gadamplus.com
메일 gadambooks@naver.com
출판등록 2014년 3월 18일 제2014-000094호
ISBN 979-11-86447-53-6 (93590)
정가 25,000원